MÁS ALLÁ DE LA PÍLDORA

Un plan de 30 días para equilibrar tus hormonas, sanar tu cuerpo y revertir los efectos secundarios de los anticonceptivos

JOLENE BRIGHTEN
Traducción de Yvette Torres Rivera

HarperCollins *Español*

Queda expresamente prohibido todo uso no autorizado de esta publicación para entrenar cualquier tecnología de inteligencia artificial (IA) generativa, sin limitación a los derechos exclusivos de cualquier autor, colaborador o editor de esta publicación. HarperCollins también ejerce sus derechos bajo el Artículo 4(3) de la Directiva 2019/790 del Mercado Único Digital y excluye esta publicación de la excepción de minería de textos y datos.

Este libro contiene consejos e información concernientes al cuidado de la salud. Debe usarse para complementar y no para reemplazar las recomendaciones de su doctor o de cualquier otro profesional de la salud. Si sabe o sospecha que tiene un problema de salud, consulte a su médico antes de seguir un régimen o tratamiento clínico. Nos hemos esforzado para asegurarnos de que toda la información contenida en este libro sea exacta y actual a partir de su fecha de publicación. La editorial y el autor no se hacen responsables de ninguna eventualidad médica que pueda suscitar la aplicación de los métodos sugeridos en este libro.

Imagen en la página 37 cortesía de Tefi/Shutterstock
Imagen en la página 143 cortesía de gritsalak karalak/Shutterstock
Imagen en la página 272 cortesía de Olga Zelenkova/Shutterstock

MÁS ALLÁ DE LA PÍLDORA. Copyright © 2019 de Jolene Brighten. Copyright de la traducción © 2026 de HarperCollins Publishers. Todos los derechos reservados. Ninguna sección de este libro podrá ser utilizada ni reproducida bajo ningún concepto sin autorización previa y por escrito, salvo citas breves para artículos y reseñas en revistas. Para más información, póngase en contacto con HarperCollins Publishers, 195 Broadway, New York, NY 10007. En Europa, HarperCollins Publishers, Macken House, 39/40 Mayor Street Upper, Dublín 1, D01 C9W8, Irlanda.

Los libros de HarperCollins Español pueden ser adquiridos con fines educativos, empresariales o promocionales. Para más información, envíe un correo electrónico a SPsales@harpercollins.com.

harpercollins.com

Título original: *Beyond the Pill*

Publicado en inglés por HarperOne en los Estados Unidos de América en 2019.

PRIMERA EDICIÓN EN ESPAÑOL, 2026

Traducción: Yvette Torres Rivera

Diseño: SBI Book Arts, LLC

Este libro ha sido debidamente catalogado en la Biblioteca del Congreso de los Estados Unidos.

ISBN 978-0-06-346292-2

Impreso en los Estados Unidos de América.

26 27 28 29 30 LBC 5 4 3 2 1

A todas las niñas a quienes les han dicho que hablan mucho o hacen demasiadas preguntas.

Y a todas las mujeres que vinieron antes para que nosotras pudiésemos ver que hay un camino mejor.

CONTENIDO

Prólogo a la edición en español ... 1

Primera parte: El problema de la píldora

1. Hablemos en serio sobre la píldora ... 5
2. Toda la verdad acerca de tus hormonas ... 31
3. El síndrome posanticonceptivos ... 55
4. Recupera el período ... 81

Segunda parte: Tu cuerpo cuando tomas la píldora

5. El ABC de la desintoxicación hormonal ... 115
6. El chequeo intestinal ... 137
7. Revitaliza la tiroides y las suprarrenales ... 175
8. Revierte el caos metabólico ... 207
9. Controla los altibajos emocionales, la ansiedad y la depresión ... 237
10. Aumenta el deseo sexual y la fertilidad ... 261

Tercera parte: Rescata tu cuerpo

11. Pautas para empezar ... 289
12. El Programa Brighten de 30 días ... 315
13. Otros métodos anticonceptivos ... 367

Conclusión ... 389
Recetas ... 391
Apéndice 1 ... 437
Apéndice 2 ... 438
Recursos ... 440
Bibliografía ... 447
Agradecimientos ... 479

PRÓLOGO A LA EDICIÓN EN ESPAÑOL

A muchas de nosotras —demasiadas— nos han dicho que el dolor de la regla es «normal», que nuestros cambios de humor son «hormonales» y que la única solución a cualquier problema con la regla es empezar a usar anticonceptivos —y seguir usándolos—, sin cuestionar.

Nos dicen que tenemos el cuerpo demasiado roto para funcionar sin ayuda y que la única solución es tomar anticonceptivos. Y cuando esos medicamentos nos causan efectos secundarios, como depresión, por ejemplo, nos dicen que esas hormonas jamás provocarían eso, que el problema son las nuestras. Es curioso que enseguida le echen la culpa de la ansiedad y la depresión con la que lidiamos a nuestras hormonas, pero que a la píldora la coloquen en un pedestal y jamás permitan que se le cuestione.

¿Y si, para comenzar, nunca estuviste rota? ¿Y si tu cuerpo solo ha sido incomprendido, ignorado o menospreciado? No tienes la culpa de que nunca te dijeran cómo funciona tu cuerpo, qué significan sus síntomas y cómo darle lo que necesita para estar sano. La verdad es que tus síntomas son la forma que este tiene de comunicarse contigo y, con lo que vas a aprender en este libro, podrás responder a sus demandas con lo que necesita para estar bien.

Mereces sentirte a gusto en tu cuerpo. Mereces entender tus hormonas, tener acceso a alternativas reales y a una atención médica que te vea como una persona completa, no tan solo como un útero que hay que gestionar.

Me llamo Jolene Brighten y escribí *Más allá de la píldora* para que las mujeres de todas partes puedan recuperar el control de su salud. Pero esta edición significa algo profundamente personal para mí. Mi línea materna viene de México, y la fortaleza, intuición y resiliencia de las mujeres de mi familia han dado forma a todos los componentes de lo que soy. Traer esta obra de vuelta a la cultura que me ha formado es un verdadero honor.

En Latinoamérica hay un pozo profundo de sabiduría ancestral sobre la sanación. Remedios, rituales y el respeto por el cuerpo han sido transmitidos de generación en generación. Y, sin embargo, los sistemas de salud modernos en muchas partes de la región han dejado a las mujeres sin la información y el apoyo que necesitan para prosperar de verdad. Este libro quiere cerrar esa brecha.

Si estás tomando anticonceptivos, o estás pensando dejarlos, o solo tratando de entender tus síntomas, este libro te ayudará a entender tus hormonas de una forma que toma en cuenta tanto la ciencia como tus experiencias. Hablaremos de todo, desde los cambios drásticos de estado de ánimo y las migrañas hasta la salud del intestino, el deseo sexual, el acné y el dolor de la regla; y te daré una hoja de ruta para la recuperación de la salud que te pone *a ti* a cargo.

No te haré sentir avergonzada. No sentirás temor. Pero sí encontrarás claridad, compasión y herramientas basadas en evidencia que te ayudarán a sentirte mejor física, emocional y mentalmente.

Esta es tu autorización para cuestionar lo que te han dicho (y lo que no) y trabajar con tus hormonas, en lugar de contra ellas. Te invito a reconectar con el poder que siempre has tenido dentro. Y como siempre, es un honor ser parte de tu trayectoria.

PRIMERA PARTE

EL PROBLEMA DE LA PÍLDORA

CAPÍTULO 1

HABLEMOS EN SERIO SOBRE LA PÍLDORA

A Ángela no le llegaba la regla hacía más de un año. Después de meses de sufrir los efectos de la retirada de la progesterona, de hacerse análisis de sangre y una resonancia magnética, y de escuchar una recomendación tras otra de que volviese a tomar la píldora o se sometiera a la fecundación *in vitro*, llegó desesperada a mi consultorio con la esperanza de recuperar su ciclo menstrual. Ella había dejado de usar la píldora más de un año antes de intentar quedar embarazada. Pero dejar de usarla también significó el fin de sus períodos y, para Ángela, esto quería decir que no había esperanzas de tener un bebé. Después de más de una década tomando la píldora, su cuerpo ya no seguía su ritmo original.

Ángela comenzó a usar la píldora cuando su médico la propuso como solución a su dolor menstrual y sugirió que también podía ayudar a controlarle el acné. A los dieciséis años de edad, la píldora había parecido un regalo: los períodos eran más llevaderos y con menos sangrado, y la piel se le veía mejor. Pero a los veintinueve, Ángela empezó a preocuparse; sabía que siempre tenía la posibilidad de concebir un babé mediante la fertilización *in vitro*, pero se preguntaba: ¿Qué había sucedido con su regla? ¿Por qué había cambiado su ciclo menstrual de manera tan drástica?

Lo que el médico no le dijo a Ángela es que algunas mujeres *nunca* recuperan la regla después de dejar la píldora. Esto se conoce como amenorrea pospíldora y se define como la ausencia de períodos menstruales por más de tres meses después de dejar de tomar la píldora anticonceptiva si los ciclos eran regulares antes de empezar a tomarla, o seis meses si los ciclos eran irregulares. En el caso de Ángela, sus médicos debieron haber visto las señales de alerta cuando fue a verlos después de cuatro meses sin menstruación.

A pesar de que hasta 40 por ciento de las mujeres que dejan los anticonceptivos orales experimentan irregularidades menstruales, como la amenorrea pospíldora o una fase lútea corta (es decir, períodos frecuentes), independientemente de cuánto tiempo la hayan tomado, a la mayoría de las mujeres nunca se les advierte de este riesgo.

Y este no es el único riesgo del que tu médico no te ha hablado.

Si escogiste este libro, es probable que te estés cuestionando tu relación con la píldora anticonceptiva. ¿Estás considerando empezar a tomarla? ¿O dejarla? En cualquier caso, puedes contar con mi ayuda. ¿Quieres saber cómo la píldora afecta de verdad tu cuerpo (créeme, no es positivamente) o lo que puedes hacer para minimizar el riesgo mientras la usas? ¿O te preguntas si algunos de esos efectos secundarios que aparecen en el paquete (como un derrame cerebral) son reales y si hay algo que puedas hacer para protegerte? Sí, son reales, y quiero decirte que esos efectos secundarios no son los únicos. ¿Te preocupa que, si dejas de tomar la píldora, vas a tener períodos horribles o acné otra vez? ¿O ya dejaste la píldora anticonceptiva y, en lugar de tener períodos maravillosos y predecibles, estás lidiando con un caos hormonal? ¡Uf! Veo esto en mi clínica todos los días y tengo que decir que no es poco común que los períodos vuelvan con saña: con mucho sangrado, dolor y acné agudo, o cambios de humor repentinos. Si alguna de estas situaciones hipotéticas te parece familiar, entonces este libro es para ti.

> ## En este capítulo
>
> - Los hechos reales y crudos sobre la píldora
> - Por qué la píldora no va a arreglar tu período
> - Por qué el síndrome posanticonceptivos podría ser tu peor pesadilla
> - Cómo el Programa Brighten de 30 Días puede reprogramar tus hormonas
> - Lo que te dicen tus hormonas

No importa la relación que tengas con la píldora, *estás en el lugar correcto*. Donde sea que estés en tu travesía, *este libro te brindará las mejores herramientas para ayudarte*. De entrada, quiero que sepas que no estoy en contra de la píldora. No es así. Estoy a favor del consentimiento informado, que significa que los médicos te proporcionen toda la información que necesitas para aceptar tomar anticonceptivos.

Tomé la píldora durante más de una década y conozco muy bien los síntomas del caos hormonal que sigue cuando la dejas para siempre. **A más de la mitad de nosotras nos la recetan por otros motivos que no son evitar el embarazo, y acabar con esa relación puede tener como consecuencia problemas graves con el período.** Este libro te ayudará a entender lo que significan esos síntomas hormonales, cómo la píldora afecta tu cuerpo, y qué hacer si necesitas seguir tomándola o si estás lista para dejarla. Estás por descubrir cómo acabar con los síntomas hormonales indeseados, reclamar la salud hormonal y llevarte bien con tu regla, todo en 30 días.

La píldora: lo bueno, lo malo... y lo feo

Sin duda, la píldora ha sido tremendamente beneficiosa para las mujeres. Quiero que quede claro: no te voy a juzgar si la usas. (Como mencioné, yo misma la tomé por una eternidad). Su llegada fue algo revolucionario, y tuvo como consecuencia amplias mejoras sociales y económicas que dieron a las mujeres la libertad de escoger si tener o no tener hijos, y trabajar fuera de la casa. Literalmente, cambió la vida de las mujeres. De hecho, una investigación reveló que, para la década de 1990, un incremento de 30 por ciento en los salarios de las mujeres podía atribuirse en parte a la píldora. Su accesibilidad también contribuyó a tasas más altas de matrícula y de compleción de grado entre las mujeres en las décadas de 1960 y 1970.

Aunque creo firmemente que las mujeres deben tener acceso a todas las formas de control de la natalidad, también pienso que cada mujer debe tener un recurso al que acudir a fin de decidir lo que es mejor para *su* cuerpo y reducir el riesgo si comienza a tomar la píldora. La verdad es que esta no se ha mantenido al día con los tiempos, y la actitud ha sido un poco «no hay que complicarse la vida sin necesidad». Las compañías farmacéuticas tienen muy pocos incentivos para mejorarla porque saben que el peso del embarazo recae sobre nosotras. Somos mujeres; cultivamos, gestamos y damos vida, lo que es bastante impresionante, pero también puede robarnos nuestras aspiraciones si no estamos preparadas. Por esta razón, todas podemos sentirnos agradecidas de tener un medio para evitar el embarazo, pero nos quedamos con la pregunta: «¿Por qué no hemos visto más adelantos en este campo?». Las mujeres se han quejado de efectos secundarios desde que se introdujo la píldora en la década de 1960, pero con frecuencia se ha hecho caso omiso a sus preocupaciones; además, los estudios científicos, así como los médicos, nos han dicho que lo que estamos experimentando no es verdadero. (Para ser justos, la mayoría de los estudios solo han podido demostrar una asociación de la píldora con los síntomas, no su causalidad). Hay una verdad no expresada en todo esto: las mujeres tolerarán hasta los peores efectos secundarios con tal de mantener su libertad. Algunos de estos efectos son graves y, al igual que Ángela, es probable que ni siquiera conozcas muchos de ellos porque nadie te los ha hecho notar. Hasta ahora.

Los riesgos de la píldora

Probablemente hayas oído decir que la píldora puede causarte aumento de peso o un «humor variable». Pues bien, un estudio de más de un millón de mujeres publicado en la revista *Journal of the American Medical Association* mostró que la probabilidad de que se les recetara un antidepresivo era más alta para las mujeres que comenzaban a tomar la píldora, lo que significa que contribuye a algo más que a un humor variable. Quizás también hayas leído sobre el riesgo de un derrame cerebral en el paquete si tienes más de treinta y cinco años o eres fumadora. Pero ¿sabías que la píldora también se asocia con un aumento en el riesgo de desarrollar enfermedades autoinmunitarias, infartos y trastornos de las glándulas tiroides y suprarrenales?

Lamentablemente, a demasiadas mujeres les recetan la píldora por razones no contraceptivas —menstruaciones dolorosas, endometriosis, síndrome del ovario poliquístico (SOPQ), acné— sin informarles sobre las posibles ramificaciones en su cuerpo y sus hormonas. Tu doctor o doctora en realidad quiere que te sientas mejor; es solo que les enseñan a ver la píldora como una solución sencilla para... (llena el blanco con el «problema femenino» que desees). Si te han recetado la píldora para algo que no sea el control de la natalidad, quizás hayas escuchado una voz interior que te decía «Esto no suena bien». Bueno, esa voz está dando en el clavo.

Lo que veo a diario en mi práctica clínica es a mujeres con desequilibrios hormonales en busca de una solución —cualquiera— a sus síntomas más allá de las opciones convencionales y peligrosas de control de la natalidad, histerectomías y fertilización *in vitro*. Quieren una solución verdadera y saber cómo cuidar su cuerpo. Esto es lo que yo trato, y me encanta que hayas elegido este libro porque la solución está ahora en tus manos. Este libro es para mujeres cuyos síntomas han sido desestimados por sus doctores o quieren tomar las riendas de su salud y su cuerpo; mujeres a las que les han dicho: «Los efectos secundarios son mínimos. ¿Por qué te interesan tanto?». La píldora no arregla los desequilibrios hormonales y tienes toda la razón en cuestionar eso. Si eres una de las tantas mujeres que sufren innecesariamente de desregulación hormonal, o que toman la píldora para eso, pero se preguntan cómo podrían tratar sus síntomas de manera más natural, este libro es para ti.

Tal vez comenzaste a tomar la píldora solo para controlar la natalidad, así que es probable que estés bien, ¿no? Pues no. Esta no es una de esas cosas que le pasan a «otra chica». Este es un problema con la píldora, y afecta a todas las mujeres en algún momento de su vida. Por eso voy a ayudarte a reconocer los efectos secundarios, a minimizarlos y a mantener tu cuerpo funcionando tan bien que cuando estés lista podrás dejarla con menos problemas para tu salud y tu fertilidad.

Si estás considerando tomar la píldora o ya la has tomado, quiero que conozcas los riesgos potenciales para tu salud. Aprenderás más sobre ellos en cada capítulo, pero voy a resaltar algunos ahora. Entre los síntomas que provoca la píldora se incluyen:

- Confusión hormonal: períodos irregulares o ausentes, menstruación escasa o abundante, ciclos cortos, infertilidad, dolor de cabeza.
- Problemas digestivos: permeabilidad intestinal, disbiosis intestinal, enfermedad inflamatoria intestinal.
- Disminución de la energía: cansancio, disfunción de la tiroides y las suprarrenales.

- Problemas de la piel: pérdida de cabello, piel reseca.
- Alteración del estado de ánimo: depresión, ansiedad.
- Molestias en la zona íntima: poco deseo sexual (¡horror!), sequedad vaginal, infecciones crónicas, dolor durante el sexo.
- Merma de vitaminas, minerales y antioxidantes (como el folato, la vitamina B12 y el magnesio).

Si bien estos efectos secundarios no son para nada buenos, son tan solo el comienzo del daño potencial que la píldora puede causar a tu cuerpo. La píldora anticonceptiva también:

- Sabotea tu tiroides.
- Intensifica el riesgo de coágulos de sangre, que pueden provocar accidentes cerebrovasculares.
- Aumenta el riesgo de padecer cáncer de mama, cervical y de hígado.
- Aumenta el riesgo de diabetes.
- Aumenta el riesgo de infartos.
- Provoca enfermedades autoinmunitarias.

¿No estás preocupada todavía? Porque deberías estarlo. El uso prolongado de la píldora también destruye la integridad intestinal, causa inflamación, altera el microbioma y, a la larga, crea tantos problemas con la regulación de la inmunidad que puede provocar una enfermedad autoinmunitaria. De hecho, usar la píldora aumenta en 300 por ciento el riesgo de desarrollar la enfermedad de Crohn. Está claro que hace falta más investigación sobre las consecuencias a largo plazo de la píldora anticonceptiva para saber en lo que te estás metiendo cuando la usas a diario. Pero no te preocupes, porque este libro te va a ayudar a deshacer el daño, aunque seguir tomándola sea la única opción viable para ti.

En realidad, ¿por qué la estás tomando?

Más de la mitad de las mujeres a las que se les prescribe la píldora la toman por motivos distintos de la prevención del embarazo. Los médicos prescriben la píldora anticonceptiva con regularidad como *la* solución a cualquier problema «femenino». A pesar de que casi 60 por ciento de las mujeres que la usan lo hacen debido a ciertos *síntomas*, los médicos, con frecuencia, no se molestan en preguntar *por qué* sus pacientes tienen estos síntomas ni en investigar su causa subyacente. ¿Cuál es el resultado? Que se permite que una enfermedad que pudo haber sido tratada se desarrolle en silencio, ocultada por la píldora; además, estas mujeres viven con sus peligrosos efectos secundarios. Recetar la píldora para atender un síntoma hormonal es como tomar un analgésico para una astilla en lugar de deshacerse de ella. Puede que te haga sentir mejor por un rato, pero, a la larga, vas a sentir de nuevo la astilla. Cuando un médico receta la píldora a una mujer sin preguntarse por la causa de sus síntomas está haciéndole un gran daño.

Algunas de las razones más comunes por las que las mujeres toman la píldora son las siguientes:

- cólicos o dolores menstruales (31 por ciento);
- reglas irregulares o esporádicas; problemas con el período (28 por ciento);
- acné, enfermedades de la piel (14 por ciento);
- endometriosis (4 por ciento);
- síntomas hormonales no especificados (11 por ciento).

Las mujeres también toman la píldora para aliviar dolores de cabeza y migrañas, el crecimiento anormal o pérdida del cabello, el síndrome premenstrual, el trastorno disfórico premenstrual, los cambios de humor y los trastornos del estado de ánimo como la depresión y la ansiedad.

Vengo a decirte que la píldora no va a arreglar tu período. Puede parecer una píldora mágica al principio, cuando las menstruaciones dolorosas se hacen más manejables y no tienes que cambiarte el tampón superabsorbente cada hora. ¿Pero cuál es, a la larga, el riesgo a tu salud? Peor aún, la píldora puede crear dependencia si crees que tu única opción para evadir los síntomas hormonales es seguir tomándola. El problema es que la píldora esconde los síntomas en lugar de tratar su causa. Los síntomas son la forma que tiene el cuerpo de decirte algo. Y necesitas resolver el problema de raíz, no un curita hormonal. En este libro, te enseñaré cómo identificar lo que te dicen los síntomas para que puedas corregir el desequilibrio hormonal subyacente. No tienes que estar esclavizada por la píldora, ni tienes que vivir con el temor de lo que podría pasar cuando la dejes.

¿Qué es el síndrome posanticonceptivos?

Básicamente, la píldora interrumpe la conversación entre los ovarios y el cerebro, de modo que no debe sorprender que cuando dejas de tomarla enfrentes problemas para restablecer esa conexión. Es algo parecido a bloquear a alguien en el teléfono: no hay posibilidad de comunicación. Pues, cuando usas la píldora, el cerebro bloquea los ovarios porque la píldora le dijo que lo hiciera. Si has estado usándola para tratar síntomas como el síndrome premenstrual, los períodos de flujo abundante, el acné o los cambios en el estado de ánimo, lamento decirte que es muy probable que tengas que lidiar con esos síntomas otra vez, a menos que hagas algo al respecto.

El síndrome posanticonceptivos es una constelación de síntomas que las mujeres experimentan cuando interrumpen el control hormonal de la natalidad. Las mujeres que trato en consulta y que sufren del síndrome suelen experimentar el regreso de los mismos síntomas hormonales que las llevaron a tomar la píldora en primer lugar, más algunos síntomas adicionales causados por la propia píldora, de los que ni siquiera eran conscientes todavía, como la desaparición total del periodo o acné adulto por primera vez (¡qué divertido!). Los síntomas del síndrome posanticonceptivos pueden ir desde las irregularidades hormonales, que incluyen la pérdida de la menstruación, la infertilidad, el síndrome del ovario poliquístico causado por la píldora y el hipotiroidismo, hasta la disfunción intestinal y síntomas autoinmunitarios. Este síndrome por lo general ocurre de cuatro a seis meses después de dejar la píldora y, en mi experiencia, no desaparece a menos que se tomen los pasos necesarios que te enseñaré en este libro.

Mi historia con la píldora

Atiendo a pacientes como Ángela todos los días. Es lamentable que muchas pacientes vengan a mí después de que les han dicho que no hay nada que se pueda hacer para aliviar sus síntomas o, peor todavía, que médicamente no tienen nada malo y que solo deben volver a tomar la píldora. Pero tus síntomas no deben pasarse por alto. Solo tú sabes lo que es «normal» para ti.

Yo tengo mi propia historia con la píldora. Todas la tenemos, ¿no? O te dejó con una ira constante, o aumentaste diez kilos que no pudiste rebajar. ¿Por qué todas hemos aceptado esto como una consecuencia normal de prevenir un embarazo no deseado o de curar síntomas tan sencillos como el acné? Pues bien, entiendo el agotamiento, las dependencias físicas y emocionales, y las preocupaciones que estás pasando: estuve diez años tomando la píldora y sufrí mucho como resultado. Quisiera que alguien me hubiese dicho cuánto daño podía producirle a mi cuerpo una pildorita.

Me enamoré de la píldora cuando desaparecieron mis reglas de siete días o más, que me hacían vomitar. Así fue hasta que empecé a llorar todo el tiempo, a tener sequedad vaginal, a sufrir continuas infecciones por hongos vaginales y a sentir dolor durante las relaciones sexuales (o vaginismo, si quieres usar el término técnico). Solo tenía veintiún años y no sabía por qué mi cuerpo me traicionaba constantemente. Mis médicos nunca me dijeron que podía ser la píldora. Y, agárrate: en lugar de hablarme sobre ella, mis médicos me recomendaron operarme para cortar los nervios de la pelvis y no tener más dolor pélvico. ¡Qué carajos! En serio, ¡qué carajos! Hasta me dio alergia el Monistat debido al uso excesivo para las infecciones por hongos vaginales. No es un chiste: mi vagina se convirtió en un caos y yo me quería morir. Y no fue una, sino dos las veces que me encontré en la sala de urgencias pensando que me iba a morir debido a un quiste ovárico hemorrágico. Ojalá mis doctores me hubieran dicho lo que me parece tan evidente hoy: que la píldora de control de la natalidad que se vendía como algo para aliviar mis síntomas estaba interfiriendo en el equilibrio hormonal de mi cuerpo, empeorando mis síntomas. Pero, en vez de eso, me recomendaron que cortara las sensaciones de mi pelvis y que surtiera esa receta de Diflucan; también me aseguraron que no era necesario tener deseo sexual.

Cuando por fin la dejé, mi regla desapareció. De repente me salió acné y siempre andaba iracunda: me enfadaba con mis seres queridos, salía de las habitaciones dando portazos y odiaba a cualquiera que me mirara o me hablara. Estaba emocionalmente deshecha. Estaba tan mal que casi me retiré de la sociedad para no destruir toda mi red social. A mi médico no le preocupaba que no tuviera el período —que antes de la píldora había sido regular—, y menos que algún día yo quisiera tener un bebé. ¿Su única solución? Volver a ella. Cuando finalmente mi regla regresó, me encontré como una adolescente en pleno trastorno de estrés postraumático: sangré tanto que manché los pantalones y el tapizado de tela de la silla donde me sentaba en clase. Uno pensaría que me habría sentido un poco menos avergonzada en una clase repleta de futuros doctores y doctoras, pero, ¡no! Fue igual de malo que cuando tenía catorce años. Todos estos son síntomas clásicos del síndrome posanticonceptivos. Y con la dieta, el estilo de vida y el protocolo de suplementos que te daré en este libro, pude recuperar la regla, purificarme la piel, revivir mi libido y convertirme en madre de un hermoso niño.

Pero no todo fue malo. Fui estudiante universitaria de primera generación y acostumbraba a bromear con que solo bastaba *mirar* a una de las mujeres de mi familia para que quedara embarazada. La píldora fue fundamental para mis logros académicos y profesionales. Pude decidir que tendría un bebé cuando estuviese preparada. No se puede subestimar la libertad que sienten las mujeres cuando tienen el control de su fertilidad. Y, aunque la píldora no atendió la causa raíz de mis síntomas, ciertamente fue agradable descansar de un período que me impedía asistir a la escuela y socializar.

Durante el proceso de sanar mi cuerpo y de recuperar mi equilibrio hormonal y mi regla, llegué a comprender lo que significa enfrentar problemas de salud... y lo que se siente cuando tus síntomas son ignorados o descartados. Ahora me consideran una de las expertas más importantes en el síndrome posanticonceptivos, y he ayudado a miles de mujeres que lidian con la desregulación hormonal. Quiero ayudarte a ti también. Soy una de las primeras especialistas clínicas en dedicar horas incontables a investigar el síndrome posanticonceptivos, hasta encontrar las intervenciones médicas adecuadas en la alimentación y los estilos de vida. Poseo formación en bioquímica nutricional y me encantan la investigación, la información y los artículos de publicaciones especializadas, que leo todos los fines de semana. Antes de obtener mi doctorado en Medicina Naturopática, ya tenía grados en Química, Bioquímica Nutricional y Nutrición Clínica, así que mi trabajo se fundamenta en la investigación científica, además de la experiencia clínica.

Existe una causa raíz de tus síntomas y quiero ayudarte a encontrarla. En mi consultorio, mi consigna es «Yo no curo a mis pacientes; les enseño a curarse ellas mismas». Te voy a ayudar a hacer eso. Como resultado del trabajo con mis pacientes en mi clínica médica, desarrollé el Programa Brighten de 30 Días, que ha ayudado a miles de mujeres que sufren los efectos secundarios de la píldora, entre ellos el síndrome posanticonceptivos.

El Programa Brighten de 30 Días

Además de mi experiencia como mujer que se rompió con la píldora, quiero contarte lo que he aprendido mientras creaba este programa eficaz y completo que ayuda a las mujeres a reparar los efectos del síndrome posanticonceptivos y a eliminar su dependencia de la píldora. (Así es, no tienes que suprimir tus hormonas todos los días para sentir tu cuerpo increíblemente bien). El Programa Brighten de 30 Días que vas a encontrar en el capítulo 12 está diseñado para revertir los efectos dañinos de los anticonceptivos orales mediante intervenciones en la alimentación y en el estilo de vida, y un plan de suplementos dirigidos a individualizar tu experiencia. Aprenderás lo esencial sobre cómo dejar los anticonceptivos hormonales, recobrar tu salud hormonal y recuperar tu yo audaz y seguro. **El programa funciona no solo para las mujeres que deciden cambiar a una forma no hormonal de control de la natalidad, sino también para las que optan por seguir usando la píldora pero quieren reducir los factores de riesgo y los efectos secundarios.**

Antes de comenzar el programa, en la primera parte del libro, vas a explorar el síndrome posanticonceptivos y sus síntomas, que son muchos. Te ayudaré a entender cómo funciona tu ciclo y el rol de varias hormonas en el cuerpo, y también cómo la píldora altera este ciclo. Examinaremos lo que podría estar tratando de decirte la regla acerca de tu salud hormonal, y te diré qué análisis clínicos debes hacerte para tus problemas menstruales y otros síntomas hormonales. Como quiero que empieces a sentirte mejor lo antes posible, te brindaré algunas soluciones naturales que puedes poner en marcha ahora mismo, mientras esperas los análisis clínicos.

En la segunda parte, darás una mirada más profunda a los sistemas principales que la píldora trastorna y a cómo cada uno puede contribuir a los síntomas que sufren las mujeres cuando la usan y durante el síndrome posanticonceptivos. Descubrirás cómo afecta el hígado, los intestinos, la tiroides, las suprarrenales, el sistema metabólico, el estado de ánimo, la libido y la fertilidad, y aprenderás a ayudar a tu cuerpo, ya sea que continúes usando la píldora o decidas interrumpirla. Por eso, en cada capítulo he incluido soluciones fáciles de implementar que reducirán el riesgo si es que decides continuar tomándola y resolverán tus síntomas si decides dejarla. Lo que encontrarás en la segunda parte son protocolos avanzados o, en otras palabras, técnicas de curación de alto nivel. Y, si estás tomando la píldora por cualquier razón que no sea la prevención del embarazo, estos capítulos te van a llevar a entender tus síntomas y te mostrarán cómo liberarte de tu dependencia de esta.

En la tercera parte, conocerás mi estrategia específica para proteger el cuerpo cuando tomas la píldora y cuando la dejas, incluyendo formas alternativas de prevención del embarazo. También comenzarás el Programa Brighten de 30 Días que he estado usando en mi clínica para ayudar a las mujeres a revertir el síndrome posanticonceptivos y recuperar el control de su cuerpo. Este programa lo desarrollé teniendo en cuenta los comentarios de mis pacientes, y con él te convertirás en una detective de tu propia salud, determinarás lo que significan las señales de tu cuerpo y la mejor forma de tratarlas de manera natural, con una dieta de alimentos integrales y antinflamatorios diseñada para atender la insuficiencia de nutrientes y mantener el equilibrio hormonal. Además, usando mi guía, vas a crear un plan personalizado de suplementos y garantizarás que tendrás éxito en el programa usando los planes de comida y las deliciosas recetas que he incluido. Porque ¿quién necesita el estrés y la frustración de intentar descifrar qué comer cada día?

También aprenderás:

- Lo que sucede cuando tomas la píldora anticonceptiva y cómo ayudar a tu cuerpo.
- Cómo eliminar los síntomas del síndrome posanticonceptivos (los dolores de cabeza hormonales, el acné, las menstruaciones dolorosas, la pérdida de cabello, la depresión, la ansiedad y más).
- Lo que toda mujer debe saber sobre el embarazo después de dejar la píldora.
- Cómo promover un mejor estado de ánimo, más energía y períodos fáciles y predecibles.
- Los principales sistemas del cuerpo que la píldora y otros contraceptivos hormonales afectan.
- Terapias de apoyo para eliminar las toxinas del hígado de manera natural.
- Qué comer para equilibrar las hormonas, sanar el intestino y revertir una enfermedad autoinmunitaria.
- Suplementos que toda mujer debe considerar al dejar de tomar la píldora y cuáles debes tomar si no la dejas.
- Herramientas para restablecer tu ritmo circadiano, reducir el estrés y dormir profundamente.
- Cómo decirle adiós al síndrome premenstrual y al peso excesivo, y hola a la libido.
- Estrategias para estimular la fertilidad y consejos para optimizar la concepción.
- Maneras saludables de disminuir el riesgo de cáncer, los derrames y los infartos.
- Todo lo que hay que saber sobre el método de reconocimiento (u observación) de la fertilidad (incluyendo estadísticas sobre su precisión).

Este libro tiene el propósito de educarte, empoderarte y apoyarte para que tomes las mejores decisiones para tu salud. En última instancia, *tú* eres la única persona que puede decidir cuál es la mejor forma de control de la natalidad para ti, pues tú eres la única persona que vive en tu cuerpo.

Volviendo a mi paciente, Ángela, su regla regresó (sin ninguno de los síntomas irritantes como el síndrome premenstrual, la ira o los calambres) después de seguir el mismo programa que te voy a mostrar. Los métodos del programa han ayudado a miles de mujeres a regular su ciclo, querer su período, y estar saludables y contentas. Y Ángela quedó embarazada. Al recuperar la salud de su cuerpo y eliminar los efectos que la píldora había tenido en él, finalmente pudo tener el bebé que quería.

Cómo usar este libro

Creo firmemente que, si le vas a presentar un problema a una mujer, tienes que ofrecerle una solución. Hablemos honestamente: te voy a presentar una gran cantidad de problemas causados por la píldora, algunos de los cuales son de verdad espeluznantes. Pero también te voy a ofrecer soluciones para que puedas actuar de inmediato. Si te ha interesado este libro, entonces necesitas el programa de 30 días para llevarte al estado de felicidad hormonal que sabes, en lo más profundo, que es posible. Este programa funciona para mujeres que usan la píldora, que están en el proceso de dejarla, que sufren con el síndrome posanticonceptivos o que quieren evitar usarla para «solucionar» sus problemas con la regla. Aquí es donde vas a comenzar y es lo que necesitas hacer antes que nada.

En estos capítulos vas a encontrar protocolos para solucionar los problemas que puedes estar experimentando tú, específicamente. No todas las mujeres sufren de los mismos efectos secundarios por la píldora, y no todas tienen los mismos síntomas del síndrome posanticonceptivos. Pensando en eso, te ofrezco soluciones en la segunda parte que puedes integrar al Programa Brighten de 30 Días, o que puedes usar para hacer ajustes después de los treinta días. Brindo orientación acerca de cómo personalizar el programa para que satisfaga tus necesidades, y es mi sincero deseo que vuelvas a los protocolos y al programa de 30 días en cualquier momento en que los síntomas reaparezcan. Mi meta con estos protocolos es empoderarte y poner la medicina en tus manos.

Los protocolos son:

- el Protocolo Brighten de Desintoxicación,
- el Protocolo Brighten de Rehabilitación Intestinal,
- el Protocolo Brighten de Salud de la Tiroides y las Suprarrenales,
- el Protocolo Brighten del Metabolismo,
- el Protocolo Brighten de Dominio del Estado de Ánimo,
- el Protocolo Brighten para Mejorar el Deseo Sexual,
- el Protocolo Brighten de Suplementos.

Tu camino a la salud hormonal

¿Estás preparada para comenzar tu transformación hacia una salud hormonal fantástica? Contesta el siguiente cuestionario sobre las hormonas para que descubras los desequilibrios hormonales con los que podrías estar lidiando en estos momentos. Cuando llegues a la tercera parte y estés lista para comenzar el Programa Brighten de 30 Días, vuelve a este cuestionario para que personalices un plan de estilo de vida y suplementos basado en tus necesidades. Recomiendo volver a contestar el cuestionario después de completar el programa; esto te ayudará a seguirles la pista a los cambios en los síntomas y a identificar los próximos pasos en tu camino a la salud.

Cuando termines el cuestionario, el siguiente capítulo te dará toda la información sobre tus hormonas. Una vez las entiendas y sepas cómo te pueden ayudar, el trabajo con tu cuerpo para reprogramarlas se hace más fácil.

Cuestionario sobre las hormonas

Marca la casilla junto a los síntomas que tienes en este momento y luego suma los síntomas de cada categoría.

Categoría A

- ☐ Me hincho.
- ☐ Siento cambios en el estado de ánimo o irritabilidad.
- ☐ Tengo períodos abundantes y dolorosos.
- ☐ He aumentado de peso o se me hace difícil perder peso, en especial alrededor de las caderas, los muslos y las nalgas.
- ☐ Me han dicho que tengo fibromas.
- ☐ A veces lloro por nada.
- ☐ Me dan migrañas u otros dolores de cabeza.
- ☐ Siento confusión mental.
- ☐ He tenido problemas de la vesícula o me la han extirpado.

TOTAL_____

Categoría B

- ☐ Me siento frágil emocionalmente o nostálgica del pasado.
- ☐ Tengo problemas de memoria.
- ☐ Mis períodos duran menos de tres días.
- ☐ Sufro de depresión, ansiedad o letargo.
- ☐ Tengo sudores nocturnos o sofocos.
- ☐ He tenido infecciones recurrentes de vejiga.
- ☐ A veces tengo problemas de incontinencia urinaria.

Cuestionario sobre las hormonas

- ☐ Tengo dificultades para dormir y me despierto de noche.
- ☐ Mis senos están más pequeños o caídos.
- ☐ Me duelen las coyunturas o tiendo a lesionarme las articulaciones.
- ☐ El daño del sol en la piel se me nota más.
- ☐ Me noto más líneas finas y arrugas.
- ☐ Tengo la piel seca o cada vez más fina.
- ☐ No me interesa para nada el sexo.
- ☐ Sufro de resequedad vaginal o dolor durante el coito.

TOTAL_____

Categoría C

- ☐ Tengo síndrome premenstrual de siete a diez días antes de mi regla.
- ☐ Me dan dolores de cabeza o migrañas los días de mi menstruación.
- ☐ A menudo me siento ansiosa.
- ☐ Mis períodos son abundantes y dolorosos.
- ☐ Los senos se me hinchan o duelen antes de la regla.
- ☐ Me siento inquieta, irritable o llorosa antes de la regla.
- ☐ He tenido abortos espontáneos durante el primer trimestre de embarazo.
- ☐ Experimento piernas inquietas, en especial durante la noche.

Cuestionario sobre las hormonas

- [ ] Se me ha hecho difícil quedar embarazada (habiéndolo intentado durante seis meses o más).

TOTAL_____

Categoría D

- [ ] Tengo crecimiento anormal de pelo en la cara, el pecho o el abdomen.
- [ ] Tengo acné.
- [ ] Tengo la piel o el pelo grasosos.
- [ ] Hay áreas donde tengo la piel más oscura (por ejemplo, en las axilas).
- [ ] Me he dado cuenta de que estoy perdiendo cabello.
- [ ] Tengo acrocordones.
- [ ] Sufro de depresión o ansiedad.
- [ ] Tengo síndrome del ovario poliquístico.
- [ ] Se me ha hecho difícil quedar embarazada (habiéndolo intentado durante seis meses o más).

TOTAL_____

Categoría E

- [ ] Tengo poca libido o menos deseo sexual.
- [ ] Sufro de depresión y cambios de ánimo, y lloro con facilidad.
- [ ] Nada me motiva.

Cuestionario sobre las hormonas

- [ ] Estoy cansada o fatigada todo el día o me han diagnosticado síndrome de fatiga crónica.
- [ ] Estoy perdiendo tejido muscular.
- [ ] Mi densidad ósea ha disminuido o me han diagnosticado osteopenia u osteoporosis.
- [ ] Sufro de incontinencia urinaria.
- [ ] Ya no tengo fantasías sexuales.
- [ ] Se me hace difícil o imposible alcanzar el orgasmo.
- [ ] Tengo síntomas cardiovasculares o de trastornos cardíacos.
- [ ] He aumentado de peso.
- [ ] Tengo ansiedad o ataques de pánico.

TOTAL_____

Categoría F

- [ ] Me siento cansada por la mañana aunque haya dormido toda la noche.
- [ ] Dependo de la cafeína para pasar el día.
- [ ] Casi todos los días quiero tomar una siesta.
- [ ] Por las tardes no tengo energía.
- [ ] Me muero por comer alimentos salados o dulces.
- [ ] Me siento mareada cuando me levanto rápidamente.
- [ ] Me siento a merced del estrés.
- [ ] Tengo dificultades para conciliar el sueño o permanecer dormida.
- [ ] Siento que mis músculos están más débiles.

Cuestionario sobre las hormonas

- [ ] Me enfermo a menudo o tengo dificultades para superar las infecciones.
- [ ] Tengo problemas de bajo nivel de glucosa en la sangre

TOTAL_____

Categoría G

- [ ] Mi vida es increíblemente estresante.
- [ ] Me siento agobiada por el estrés.
- [ ] Cargo peso adicional alrededor del vientre.
- [ ] Tengo dificultades para conciliar el sueño o permanecer dormida.
- [ ] Tengo el cuerpo cansado por la noche, pero la mente va a mil por hora: me siento agitada y cansada a la vez.
- [ ] Siento una energía renovada por las noches que impide que concilie el sueño.
- [ ] Me despierto entre las 2 y las 4 a. m. y no puedo volver a dormir.
- [ ] Me distraigo fácilmente, en especial cuando tengo estrés.
- [ ] Me enfado rápido o sencillamente me siento irritable.
- [ ] Tengo la presión arterial alta o la frecuencia cardíaca acelerada.
- [ ] Tengo niveles altos de glucosa en la sangre o diabetes.
- [ ] Me pongo temblorosa si no como con frecuencia.
- [ ] Soy propensa a las lesiones y tengo dificultades para sanar.

TOTAL_____

Cuestionario sobre las hormonas

Categoría H

- ☐ Siento confusión mental o noto que mi memoria no es la que solía ser.
- ☐ Estoy perdiendo pelo (en la cabeza, el cuerpo o el extremo exterior de las cejas).
- ☐ Tengo el pelo seco y se enreda con facilidad.
- ☐ A menudo estoy estreñida y necesito un estimulante, como la cafeína, para evacuar.
- ☐ Tengo frío, o tengo las manos y los pies fríos.
- ☐ Mis reglas son esporádicas o vienen en intervalos de más de treinta y cinco días.
- ☐ Me duelen los músculos o las articulaciones.
- ☐ Tengo la piel seca.
- ☐ Se me ha hecho difícil quedar embarazada (habiendo intentado durante seis meses o más) o he tenido abortos espontáneos durante el primer trimestre de embarazo.
- ☐ Tengo el estado de ánimo bajo o sufro de depresión.
- ☐ Me siento cansada, no importa cuánto duerma.
- ☐ Casi nunca sudo.
- ☐ Tengo dolores de cabeza recurrentes.
- ☐ Tengo el colesterol alto.
- ☐ Casi todos los días estoy ronca.

TOTAL_____

Cuestionario sobre las hormonas

Clave

Si en una categoría no tienes casillas marcadas, o solo marcaste una = Es poco probable que esta categoría sea la causa de tus síntomas.

Si marcaste de 2 a 4 casillas = Debes prestarle atención a esta área.

Si marcaste 5 o más casillas de una categoría = Es probable que esta sea la hormona principal que agrava tus síntomas en estos momentos.

Categoría A: Demasiado estrógeno
Asegúrate de leer el capítulo 4 para que conozcas más sobre el hiperestrogenismo, también conocido como dominancia estrogénica, y también la página 317 del capítulo 12.

Categoría B: Muy poco estrógeno
Ve a la página 319, en el capítulo 12 para más información.

Categoría C: Muy poca progesterona
En el capítulo 4 podrás ver cómo se relaciona esto con la dominancia estrogénica. Lee también la página 321 en el capítulo 12.

Categoría D: Demasiada testosterona
Lee en el capítulo 8 por qué es posible tener esto aunque no sufras del síndrome del ovario poliquístico, y vuelve a mirar la página 323 del capítulo 12.

Categoría E: Muy poca testosterona
Aprende más sobre esto y sus consecuencias para tu libido en el capítulo 10, y vuelve a la página 325 en el capítulo 12.

Cuestionario sobre las hormonas

Categoría F: Muy poco cortisol
   Ve a la página 326 en el capítulo 12 para informarte acerca de lo que puedes hacer para resolver esto.

Categoría G: Demasiado cortisol
   En el capítulo 7 podrás ver cómo se relaciona esto con tus glándulas suprarrenales, y lee también la página 327 en el capítulo 12.

Categoría H: Muy poca hormona tiroidea
   Debes leer con detenimiento el capítulo 7 si tienes algún problema con la tiroides, y también lee la página 329 en el capítulo 12.

CAPÍTULO 2

TODA LA VERDAD ACERCA DE TUS HORMONAS

Quizás hayas oído decir que ser mujer es, por naturaleza, horrible: que tenemos cambios de ánimo bruscos, y que las hormonas y el cuerpo continuamente nos traicionan. Ese cuento es un mito y una mentira que tiene el propósito de impedir que exijamos para nosotras algo mejor.

La verdad es esta: *de ninguna manera* te traiciona tu cuerpo. De hecho, en las hormonas está la clave de una vida increíble. Si eres como yo, nunca escuchaste el rollo de cómo funciona el ciclo menstrual, qué es lo que está pasando y cómo estar en paz con tu regla, porque la clase de educación sexual no te ayudó a entender tu cuerpo ni te proporcionó un plan para manejar tus síntomas. Hasta te pueden haber dicho que tu período es algo bochornoso (a mí también me lo dijeron). Entonces, cuando vas a ver al médico porque estás preocupada, él o ella podría decirte que «no tienes nada malo y te has metido eso en la cabeza» o «sí, tienes problemas, y la única solución es suprimirte las hormonas».

Cuando las mujeres dejan de tomar la píldora y comienzan a experimentar los síntomas del síndrome posanticonceptivos —el acné, los períodos irregulares, los cambios drásticos de estado de ánimo o las reglas superabundantes y dolorosas—, los médicos a menudo les dicen que su única alternativa es volver a tomar la píldora. Como siempre les han dicho que el cuerpo las traiciona, ellas les creen. Vengo a decirte que ese cuento está *equivocado*. Mira, tu cuerpo tiene algo importante que decir, pero tomar la píldora es como atarlo y amordazarlo y echarlo en el maletero de un auto. Cuando finalmente abres el maletero y le quitas la mordaza, tu cuerpo está pidiendo ayuda a gritos porque no quiere volver a ese maletero nunca más. Eso es, en esencia, lo que hacen tus hormonas cuando usas la píldora para enmascarar síntomas. Pero es posible trabajar con tu cuerpo y entender tu salud hormonal. Estos síntomas son comunes, mas no normales.

Tus hormonas son de verdad importantes. En este capítulo hablaremos acerca de las conexiones entre ellas y te ayudaré a entender cómo funciona el ciclo menstrual. Si bien «esos días del mes» pueden ser un verdadero dolor en el útero, tu período también puede ofrecerte una visión excepcional de tu salud si prestas atención. Si permites que tus hormonas fluyan naturalmente, se establece un ritmo en distintos puntos de tu ciclo. Como parte de eso, tu estado de ánimo, tu capacidad para lograr cosas y tus orgasmos también pueden variar. Durante el ciclo te ocurren muchas más cosas que solo la regla.

La píldora, por otra parte, hace que tus hormonas se apaguen (y eso significa que tus orgasmos no van a ser iguales). La píldora inunda tu sistema con dosis constantes de hormonas sintéticas a la vez que suprime otras, desequilibrando todo tu sistema y causando muchos de los problemas que vamos a explorar en este libro: desequilibrios de la glucosa en la sangre, sudoración nocturna, dolores de cabeza, depresión y mucho más. Si experimentas cualquiera de estos síntomas con regularidad, es probable que tengas que reprogramar tus hormonas.

¿Es normal mi período?

Si te pasó lo mismo que a mí, la clase de educación sexual de la escuela secundaria fue un desastre. Al terminar la clase no solo no sabía abso-

> **En este capítulo**
> - Cómo funciona tu ciclo menstrual
> - Lo que el período te dice sobre tu salud
> - Lo que el maestro no te dijo en la clase de educación sexual
> - Cómo funciona la píldora
> - Qué análisis clínicos debe ordenar tu médico para evaluar los desequilibrios hormonales

lutamente nada sobre mi período o mi cuerpo, sino que además me espantaron con lo trágico que es ser mujer. Por fortuna, he dedicado mi vida adulta al estudio de lo que debí haber aprendido entonces, así que ten paciencia mientras te enseño lo básico y lo estupendo que es ser mujer.

A lo largo del ciclo, las hormonas suben y bajan con un ritmo impresionante. Si están equilibradas y el ciclo fluye con normalidad, no debe surgir ningún problema importante con el período. ¿Has oído hablar de la menarquia? La menarquia es la primera regla. Cuando estalla el estrógeno, empiezan a crecer los senos y el vello púbico. Para la mayoría de las mujeres, esto sucede entre los once y catorce años. No es raro que comience un poco después, pero si a los dieciséis años no has tenido una regla, eso se debe investigar. Por otro lado, si te llegó bien temprano, o lo que llamamos «pubertad precoz», alrededor de los ocho años, eso es señal de que ya has estado teniendo problemas hormonales.

El ciclo menstrual común dura veintiocho días en 10 a 15 por ciento de las mujeres, pero puede durar desde veintiséis hasta treinta y seis. Los ciclos son muy individualizados, y existe un gradiente de lo que se

Glosario del ciclo menstrual

Cuerpo lúteo: masa de tejido que se forma en el ovario después de la ovulación; segrega progesterona y se desintegra si el óvulo no es fecundado.

Endometrio: membrana mucosa que reviste el útero; aumenta de espesor para prepararse para la implantación de un embrión y se desprende durante la menstruación.

Estrógeno: hormona sexual femenina producida por los ovarios; es la predominante durante la primera mitad del ciclo menstrual.

Trompas de Falopio: conductos a los lados del útero a través de los cuales pasan los óvulos cuando van desde los ovarios hasta el útero.

Hormona foliculoestimulante (siglas en inglés, FSH): hormona producida por la glándula pituitaria; estimula el desarrollo de los folículos de los ovarios para prepararse para la ovulación.

Fase folicular: primera mitad del ciclo menstrual; el estrógeno se eleva y los folículos de los ovarios maduran en preparación para la ovulación.

Fase lútea: segunda fase del ciclo menstrual; ocurre después de la ovulación, cuando la progesterona está más elevada.

Hormona luteinizante (siglas en inglés, LH): hormona producida por la glándula pituitaria; estimula la ovulación y el desarrollo del cuerpo lúteo.

Ovarios: órganos reproductivos femeninos; producen óvulos y hormonas.

Ovulación: cuando el ovario libera el óvulo.

Fase ovulatoria: fase entre la folicular y la lútea; aumenta la concentración de hormonas luteinizantes, estimulando la liberación del óvulo.

Progesterona: hormona producida por el cuerpo lúteo en el ovario; prepara el útero para la implantación de un embrión y es la hormona predominante en la segunda mitad del ciclo menstrual.

Testosterona: hormona sexual segregada por los ovarios y las glándulas suprarrenales que aumenta antes de la ovulación; las concentraciones de testosterona son más altas en los hombres, pero es una hormona necesaria también en las mujeres.

---

considera «normal» en lo que a ellos respecta. Si tu período no sucede cada veintiocho días, pero es regular, entonces no hay problema, porque se trata de un espectro. Es cuando estás muy fuera de ese espectro —como, por ejemplo, no saber nunca cuándo te va a llegar la regla— que debes empezar a investigar por qué. Menos mal que existen las aplicaciones, porque antes de ellas la mayoría de las mujeres tenían dificultades para seguirle la pista a la regla. Ahora más mujeres monitorean sus períodos y pueden identificar más fácilmente las irregularidades.

El día 1 del ciclo es el primer día de tu período o el primer día que ves sangre. Esto sucede porque descienden los niveles de **estrógeno** y **progesterona** (para más detalles sobre las hormonas, ve a las páginas 44-47), lo que provoca el desprendimiento del revestimiento del útero (el **endometrio**) y el sangrado menstrual desde el día 1 hasta el 7, aproximadamente. El descenso de las concentraciones de estas hormonas produce una cascada: el cerebro (la glándula pituitaria, en específico) libera la **hormona foliculoestimulante** (o FSH, en inglés), que estimula el crecimiento de los folículos de los **ovarios** para preparar el óvulo para la **ovulación.** El estrógeno empieza a elevarse alrededor del día 8, provocando que se engrosen tus partes íntimas, se acentúen más tus curvas y se te llenen más los labios.

Prueba: mitos del ciclo menstrual

Contesta el cuestionario sobre el período y comprueba tu puntuación. Responde verdadero o falso.

1. Todas las mujeres tienen un ciclo menstrual de 28 días.
2. La mujer puede quedar embarazada cualquier día del mes.
3. La mujer puede quedar embarazada solo un día del mes.
4. La mujer ovula solo un óvulo por ciclo.
5. La mujer ovula todos los meses.
6. Los espermatozoides viven solo un día.
7. La píldora regula el período de la mujer.
8. No es necesario tener el período.
9. El día 1 de ciclo de una mujer es el primer día de su regla.
10. La concentración de progesterona es baja durante la segunda mitad del ciclo de la mujer.

*En la página 437 encontrarás las respuestas.

Si adviertes que alrededor del día 9 o 10 no puedes quitarle las manos de encima a tu pareja, pues eso se debe a que está elevándose la concentración de **testosterona** en ese momento. (Sí, las mujeres también producen testosterona, aunque en cantidades menores que los varones). Tu cuerpo es superlisto. Te aumenta la testosterona y se eleva la libido alrededor de cinco días antes de que ovules, para que busques a tu pareja y tengas relaciones sexuales, y retengas esos espermatozoides —que viven de tres a cinco días solamente— con la esperanza de que cuando se libere el óvulo, quedes embarazada. Por eso, a pesar de que el óvulo vive solo unas veinticuatro horas, se

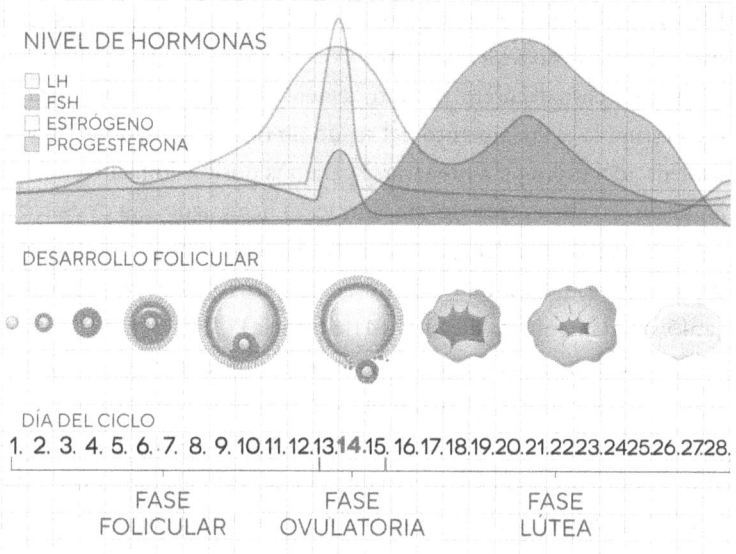

El ciclo menstrual de una mujer que no usa anticonceptivos hormonales.

considera que estás fértil de cinco a seis días de cada mes. ¿No parece un poco tonto suprimirte las hormonas todo el tiempo, cuando eres fértil solo unos seis días al mes? ¿Te dijo eso alguna vez tu médico? (El mío, no). A mi oficina vienen muchas mujeres que dicen que, si hubiesen sabido lo difícil que iba a ser quedar embarazadas, *nunca habrían comenzado a tomar la píldora*. A menudo, no es hasta que intentas quedar embarazada cuando te das cuenta de que las oportunidades son limitadas y que quedar o no quedar en cinta tiene que ver más con la comprensión de los ritmos específicos de tu cuerpo que con suprimir las hormonas.

El estrógeno es la pieza clave durante la primera mitad del ciclo. Llega a su punto máximo entre los días 12 y 14 para estimular la liberación de la **hormona luteinizante (LH),** lo que marca el comienzo de la **fase ovulatoria** y estimula los ovarios a liberar el óvulo; es decir, la ovulación. En este momento, el óvulo desciende por la trompa de

Falopio y se implanta en el endometrio si es fecundado por espermatozoides, o se disuelve lentamente y es expulsado del cuerpo, junto con el revestimiento del útero, durante la menstruación. El estrógeno también estimula el crecimiento del tejido uterino, engrosando el revestimiento del útero para prepararse para una posible implantación del embrión. Por esta razón, la concentración demasiado alta de estrógeno causa reglas abundantes y dolorosas. Es la hormona predominante durante la primera mitad del ciclo, conocida como la **fase folicular** (aproximadamente los días 1 al 14 de tu ciclo).

El folículo roto, conocido como **cuerpo lúteo**, produce progesterona y estrógeno para preparar el cuerpo para el embarazo. La progesterona es la hormona que te ayuda a sentirte calmada, relajada y complacida con la vida. Cuando está demasiado baja, las mujeres desean (a) internarse en el bosque y no ser vistas nunca más, o (b) matar a quien se interponga en su camino; o (c) ambas cosas. Si notas que durante una semana o dos antes de la regla no puedes dormir, te sientes ansiosa, o todos te exasperan, tienes que recuperar la progesterona, y por fortuna no es difícil de lograr si sigues un enfoque natural como el del Programa Brighten de 30 Días. La progesterona es la hormona más prominente desde el día 15 hasta el 28 del ciclo y llega a su punto máximo alrededor del día 21, que es lo que se conoce como la **fase lútea.** Si el óvulo no se encuentra con los espermatozoides, entonces disminuyen las hormonas y el ciclo menstrual comienza de nuevo. Pero si quedas embarazada, estas hormonas permanecen elevadas.

¿Cómo es el período cuando tomas la píldora? (*Spoiler*: una gran confusión hormonal)

Desde la progesterona y el cortisol hasta la hormona de la tiroides, no hay una que la píldora no altere. Quiero que quede claro que ni este capítulo, ni este libro, pretenden censurarte por tomar la píldora. Por

Los ciclos lunares y los ciclos menstruales

La mayoría de las mujeres siguen el ciclo lunar y tienen la regla durante la luna llena o la luna nueva. Se cree que eres más fértil cuando tienes el período durante la luna nueva, porque, en términos ancestrales, dos semanas después, durante la luna llena, habríamos estado despiertas por la noche sin mucho más que hacer que entretenernos con el compañero, así que era la oportunidad perfecta para hacer un bebé. Esto se conoce como el ciclo de la luna blanca. El ciclo de la luna roja es cuando tu ciclo menstrual comienza durante la luna llena y, por ende, la ovulación ocurre durante la fase de luna nueva. Se piensa que las mujeres que son líderes o sanadoras siguen el ciclo de la luna roja. Genial, ¿verdad? Encontrarás más información sobre la sincronización con el ciclo lunar en el capítulo 11.

---

el contrario, mi meta es ayudarte a entender cómo funciona y cómo puede afectar a las otras hormonas. El conocimiento es poder, y es hora de que todas tengamos el conocimiento necesario acerca de la pastillita que tomamos a diario. Muchas mujeres no tienen ni idea (y no por su culpa) de cuánto la píldora afecta sus hormonas.

El sistema hormonal (también conocido como sistema endocrino) es como una sinfonía que, en condiciones óptimas —cuando todos los instrumentos están afinados y tocan las notas correctas—, produce la música más hermosa que hayas oído. Pero un solo instrumento desafinado puede arruinar toda la pieza y hacer que desees que la tierra te trague. Los otros músicos podrían empezar a tocar de otra forma para compensar por el instrumento que está desafinado, y entonces la calidad de la música empieza a deteriorarse más todavía. De manera similar, **si una hormona está fuera de equilibrio, se afecta todo el sistema.**

Un vistazo a tu ciclo

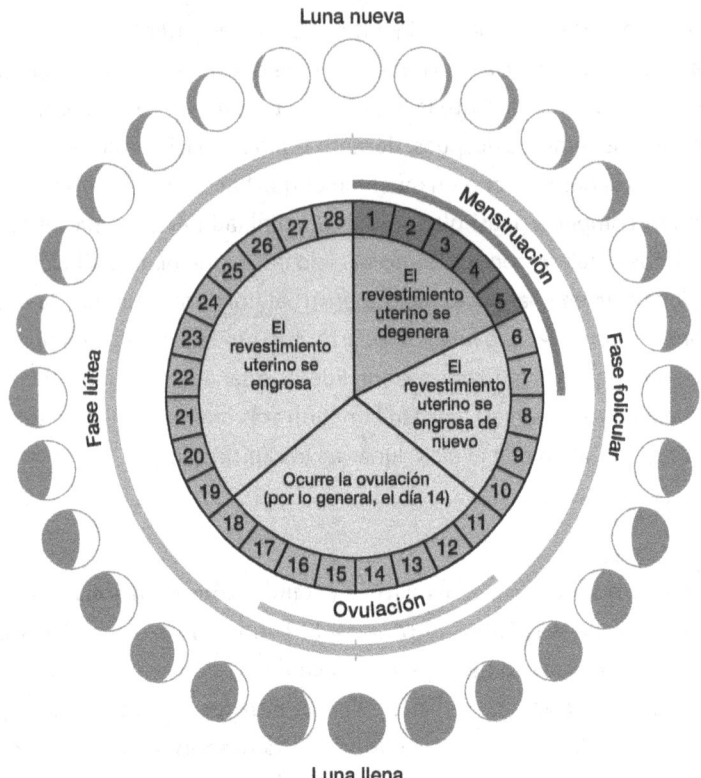

Resumen del ciclo menstrual promedio.

- El ciclo menstrual es la cantidad de días entre el primer día de sangrado de un mes, hasta el primer día de sangrado del mes siguiente.
- La duración promedio de un ciclo menstrual es de veintiocho días, y la mayoría de los ciclos duran entre veintiséis y treinta y seis.

- El ciclo menstrual tiene tres fases: la folicular, la ovulatoria y la lútea.
- La elevación del estrógeno durante la fase folicular produce a su vez una elevación de la hormona luteinizante —la que estimula la ovulación— por lo general, a mitad del ciclo.
- Después de la ovulación, la progesterona se eleva hasta su punto máximo alrededor del día 21.
- Si no has quedado embarazada, el descenso de la progesterona estimula tu menstruación.
- El período promedio dura de cuatro a seis días.

Muchas personas, entre ellas médicos, suelen decir que la píldora, en esencia, lo que hace es engañar al cuerpo para que piense que estás embarazada. Francamente, el cuerpo no es tan estúpido. Cuando hablamos del embarazo, hablamos de muchos cambios complejos. Múltiples sistemas evolucionan y te bañan en una maravillosa sopa hormonal que te protege mientras crece un ser humano en ti. Estas hormonas del embarazo no se parecen en nada a las hormonas sintéticas que contiene la píldora.

¿Recuerdas el funcionamiento del ciclo, con más estrógeno en la primera mitad y más progesterona en la segunda mitad? Pues la mayoría de las píldoras anticonceptivas aportan una dosis grande de estrógeno y de progesterona sintéticos (progestina, para ser precisos) durante todo el mes, excepto durante la semana en que tomas una píldora inactiva. Esto no se parece en nada al ciclo menstrual natural, en el que las hormonas fluctúan. Esta elevada dosis diaria de hormonas suprime la liberación de hormona foliculoestimulante (FSH) y de hormona luteinizante (LH), que es la forma en que evita la ovulación. El cerebro percibe que hay hormonas más que suficientes, así que inhibe la señal que le pediría al cuerpo producir más (esto

La píldora y tu novio «malo»

Está bien, no estoy diciendo que la píldora sea el motivo por el que sigues saliendo con los hombres equivocados, pero hay evidencia de que no te ayuda en absoluto cuando se trata de la selección de pareja. Esto va a requerir algo de ciencia y de explicaciones bien nerdas, pero, si aguantas hasta el final, te prometo que vas a quedar fascinada.

Habrás oído decir que el olor de tu pareja es la causa de la atracción. La explicación es que el olor revela el complejo principal de histocompatibilidad del hombre (MHC, en inglés), un conjunto de genes que desempeña un papel crucial en la inmunovigilancia. La función del MHC es llevar proteínas con las que el sistema inmunitario tiene que lidiar a un lugar fácil de encontrar: la superficie celular. Debido a esa función tan ligada a las células inmunitarias, el MHC también determina tu susceptibilidad a las enfermedades autoinmunitarias.

Sabemos que las mujeres eligen preferentemente a hombres que tienen genes MHC distintos a los suyos. ¿Por qué habríamos de hacer eso? Porque una pareja con genes MHC distintos les brindará a los hijos un perfil MHC más variado y, por ende, un sistema inmunitario más robusto y bien regulado. Se cree que esto evolucionó como forma de evitar sentirnos atraídas por nuestros parientes, que les ofrecerían a nuestra descendencia menos ventajas en el acervo genético.

¿Estás lista para la parte fascinante? Las investigaciones han demostrado que cuando la mujer comienza a tomar la píldora, su preferencia de olor cambia a hombres que son más *similares* genéticamente a ella y se interesan menos por los que tienen genes MHC distintos. Increíble, ¿verdad?

¿Por qué la píldora hará que te atraiga más tu primo? Nadie lo sabe, en realidad. Una hipótesis es que, ya que la píldora afecta el eje hipotálamo-pituitario-gonadal (eje HPG, del inglés *hypothalamic-pituitary-gonadal axis*) de manera parecida a como la hace el embarazo, este mecanismo te haría buscar parientes que puedan darte apoyo.

Si la píldora hace que las mujeres elijan parejas que crean bebés con sistemas inmunitarios que no son óptimos, y hemos estado tomando la píldora por múltiples generaciones, ¿es de extrañar que haya habido un aumento en la incidencia de las enfermedades autoinmunitarias? Sí, las enfermedades autoinmunitarias son de naturaleza compleja, con muchas variables en juego, y muchísimas de nosotras hemos tomado esta píldora, y hemos visto un aumento grande de enfermedades autoinmunitarias en las generaciones posteriores a su introducción.

---

se conoce como autorregulación negativa). Eso significa que no hay hormonas del cerebro, no hay un ritmo hormonal natural y no hay ovulación, lo que es fantástico si no quieres tener un bebé. La semana en que estás tomando la píldora inactiva, en realidad no tienes el período, porque nunca ovulaste. Lo que tienes es lo que se conoce como sangrado por deprivación.

Existen dos tipos de píldoras: las píldoras anticonceptivas combinadas y las de solo progestina. La píldora combinada contiene estrógeno y progestina, es más eficaz, y ocasiona menos sangrado menstrual irregular. También suprime la ovulación, engrosa la mucosidad cervical para bloquear a los espermatozoides, cambia la motilidad de las trompas y reduce el grosor del revestimiento del útero. La mayoría de las mujeres toma este tipo de píldora. La píldora de solo progestina, también conocida como la minipíldora, la usan, por lo general, las mujeres que tienen reacciones adversas al estrógeno sintético o que están lactando. Esta también detiene la ovulación en cerca de 60 por ciento de las mujeres.

El mecanismo básico mediante el cual la píldora evita el embarazo es un factor enorme en la desregulación hormonal que crea. La función de la píldora es impedir que el cerebro se comunique con los ovarios. Mientras la estás tomando, tu cerebro y tus ovarios no se hablan, lo que puede afectar gravemente todas tus hormonas.

Las hormonas intervienen en mucho más que solo tu período

Ahora voy a profundizar en el tema de las hormonas principales que debes conocer. Hay muchas más hormonas de las que incluí, pero tratarlas todas requeriría un libro completo. Quiero ayudarte a dirigir la sinfonía más hermosa que pueda interpretar tu cuerpo. Vamos más allá de los períodos y la concepción de un bebé, porque las hormonas intervienen en muchas cosas aparte de la concepción.

Para comenzar, hay dos grupos principales de hormonas: las esteroideas y las no esteroideas.

Hormonas esteroideas

Este grupo de hormonas se elabora a partir del colesterol, específicamente el colesterol LDL o «colesterol malo». Ya sabes, lo que te han dicho que no debes comer porque te aniquila. Resulta que no puedes elaborar hormonas sin él, y cuando leas todo lo que hacen por ti estas hormonas, te darás cuenta en seguida de por qué no consumir colesterol te podría matar más rápido y por qué un régimen sin grasas no te beneficia.

PREGNENOLONA

Yo le llamo la hormona madre, porque da a luz a todas las hormonas esteroideas. O, más bien, todas las hormonas de esta sección se elaboran a partir de ella. La pregnenolona también depende de otras hormonas para sintetizarse, como la hormona tiroidea, por ejemplo.

ESTRÓGENO

Quizás recuerdes cuando un poco antes hablamos de que el estrógeno es responsable de engrosar el revestimiento uterino de manera que el óvulo tenga un lugar cómodo para instalarse si es fecundado. Aparte de los bebés, esta hormona es la responsable de tus curvas, y de cómo esas curvas se mantienen pizpiretas. Puedes agradecerle también que te mantiene los labios rellenitos y la piel mullidita.

Pero hay algo mejor todavía: los estrógenos naturales te ayudan a mantener el cerebro encendido y el corazón en plena forma, y son una de las principales razones por las que los huesos no se encorvan. El estrógeno circula por todo el cuerpo y afecta a casi todos los tejidos, entre ellos el cerebro, los huesos, el corazón y la piel.

No te vayas a equivocar: cuando hablo de lo increíble que es el estrógeno, *no* estoy hablando de esa porquería sintética que empaquetan en una píldora. Hablo de lo que tu cuerpo elabora naturalmente de los ovarios, las suprarrenales, las células adiposas, el cerebro y otros tejidos. Es posible que tu médico te haya dicho que la píldora contiene más o menos lo mismo que las hormonas que tú fabricas de manera natural. No es cierto.

PROGESTERONA

La progesterona es una pieza clave en la fecundidad y cumple una función importante para mantener un embarazo saludable. Pero, aunque no quieras un bebé, *sí* quieres seguir ovulando. Tus ovarios producen progesterona a partir del cuerpo lúteo después de la ovulación.

¿Alguna vez te has sentido ansiosa, insomne, irritable o llorosa antes de la menstruación? Eso es señal de que no estás recibiendo suficiente progesterona. Cuando la progesterona está en su punto justo, te ayuda a sentirte calmada, relajada y complacida con la vida. Eso es algo bueno, ¿no? La progesterona contrarresta los efectos del estrógeno y tiene un efecto calmante, al reducir la ansiedad y aumentar la somnolencia. Se produce principalmente en los ovarios y las glándulas suprarrenales (y en la placenta, cuando estás embarazada).

La progesterona también ayuda a usar la grasa para energía, fabrica y mantiene los huesos, protege los senos y el útero del cáncer, y fomenta la producción de cortisona, el apetito y el almacenamiento de grasa. También ayuda a las células a usar la hormona tiroidea.

TESTOSTERONA

La testosterona se promociona como la hormona masculina (andrógeno), pero las mujeres también necesitan testosterona. Sin ella, los huesos se debilitan, el cerebro se ralentiza, el estado de ánimo decae y la motivación se va por la borda. Esta hormona también estimula la confianza en ti misma y potencia tu energía. ¿Te sientes cansada? Tu médico debe examinarte la testosterona.

La testosterona nos mete en problemas —como cualquier otra hormona— cuando tenemos demasiada. En ese caso podemos tener síntomas como piel grasa, acné, pelo en el rostro, pecho o abdomen, y pérdida de cabello en la cabeza.

CORTISOL

El cortisol, que se produce en las glándulas suprarrenales, se conoce como la hormona del estrés, y a veces adquiere mala reputación por contribuir a la grasa abdominal. Pero el cortisol desempeña una función importante en la salud inmunitaria modulando la inflamación y las células inmunitarias. También es responsable de regular la glucosa en la sangre y la presión arterial, lo que lo hace crucial en la prevención de la diabetes y las enfermedades del corazón.

DHEA (DEHIDROEPIANDROSTERONA)

La DHEA se produce en las glándulas suprarrenales y se considera la hormona antienvejecimiento porque reduce las arrugas, aumenta la energía, mejora la memoria, reduce la grasa corporal y aumenta el deseo sexual. La DHEA se convierte en estrógeno y testosterona, razón por la cual dependemos de las glándulas suprarrenales para que nos ayude con las hormonas cuando los ovarios dejan de producirlas en la menopausia.

Hormonas no esteroideas

Las hormonas no esteroideas son igualmente importantes y funcionan junto con las esteroideas para crear la hermosa sinfonía de la que hablábamos. Estas hormonas no están dentro de la membrana celular, como las esteroideas, sino que están localizadas en la superficie de la célula porque son solubles en agua. Las hormonas no esteroideas se componen de aminoácidos que se unen a proteínas receptoras en la membrana de las células, las que entonces activan una enzima dentro de esta.

HORMONA TIROIDEA

Una glándula con forma de mariposa localizada debajo de la piel del cuello, llamada tiroides, es la encargada de segregar las hormonas tiroideas, es decir, la tiroxina (T4) y la triyodotironina (T3). La T4 es la hormona inactiva y depende de otros tejidos como el intestino, los riñones y el hígado para convertirla en T3. La T3 es responsable del estado de ánimo, la energía y el metabolismo; y, cuando los niveles de T3 están muy bajos, las mujeres tienen reglas irregulares. Exploraremos esta hormona a profundidad en el capítulo 7, pero, en términos generales, los niveles bajos de hormona tiroidea también se asocian con la infertilidad, los abortos espontáneos, y los trastornos digestivos y de la piel, entre ellos la pérdida de pelo. Atiendo a muchas mujeres con hipotiroidismo, y este puede tener un efecto grave en las hormonas sexuales.

INSULINA

Esta hormona la produce el páncreas y ayuda a llevar la glucosa en la sangre a las células. Un nivel elevado crónico de insulina puede tener como resultado niveles más elevados de estrógeno. En el caso de síndrome del ovario poliquístico, la insulina y la hormona luteinizante trabajan juntas para estimular la producción de andrógenos como la testosterona. Además, la insulina regula al alza la producción de testosterona en las glándulas suprarrenales, lo que examinaremos con más detenimiento en el capítulo 8.

LEPTINA

La leptina es producida por las células adiposas y regula el apetito diciéndole al cerebro si tienes o no tienes hambre. Las mujeres que sufren de resistencia a la leptina no reciben el mensaje correcto del cerebro y, como resultado, pueden tener dificultades para perder peso.

OXITOCINA

A esta hormona a menudo la llaman la hormona del amor o del abrazo, porque facilita la vinculación afectiva: la vinculación de la madre con su bebé y la vinculación con la pareja. También reduce la ansiedad y contrarresta los efectos dañinos que puede ocasionar tener demasiado cortisol.

¿Tienes amistades con una memoria de elefante? Tal vez esté circulando más oxitocina en su sistema, pues es la hormona que ayuda a consolidar los recuerdos.

No es necesario tener un bebé ni lactar para aumentar los niveles de esta hormona. Un abrazo de veinte segundos puede elevar la oxitocina... o, mejor todavía, ayudarte a tener un orgasmo. (Ver el capítulo 10 para entender por qué los orgasmos son buenos para tu salud).

Tus hormonas sexuales son un banco de peces

Tus hormonas siempre están hablando y prestándose atención unas a otras. Te acuerdas de cuando tus padres te decían: «Si todos tus amigos se tiran de un puente, ¿te tirarías tú también?». Pues, eso es exactamente lo que hacen tus hormonas sexuales. Son tan solo un banco de peces que continuamente velan lo que hacen los otros peces. Por eso es esencial adoptar una perspectiva holística e ir a la causa raíz de tus síntomas. Y esa es la razón por la que en este libro hablamos no solo sobre las hormonas, sino también sobre el hígado, los intestinos, las suprarrenales, la tiroides y el sistema metabólico: todos tienen una función enorme en la salud hormonal.

¿Cómo sé si tengo un desequilibrio hormonal?

Cuando las cosas van bien, ni siquiera te das cuenta, ¿no? Pero cuando sucede algo dramático y las cosas se ponen color de hormiga brava —tu matrimonio está en crisis, el trabajo te está agotando o alguien a quien amas tiene un problema de salud—, entonces sí te das cuenta. Lo *sientes*. Y eso comienza a consumir todas las áreas de tu vida y tu felicidad en general. Las hormonas tienen un efecto similar: cuando funcionan bien, te sientes bien y no lo notas; cuando no están en equilibrio, empiezas a tener síntomas incómodos que no puedes pasar por alto porque piden atención a gritos.

Por ejemplo, si tienes demasiado estrógeno, lo que se conoce como hiperestrogenismo o dominancia estrogénica, podrías experimentar sensibilidad en los senos, aumento de peso, menstruación abundante, dolores de cabeza y estado de ánimo variable. El reverso de la moneda, los niveles bajos de estrógeno pueden causar sudoración nocturna, insomnio, depresión, sequedad vaginal e incontinencia. Si tienes la progesterona demasiado baja, es posible que estés lidiando con ansiedad, períodos abundantes o irregulares y sangrado a mitad de ciclo. Estos son todos síntomas de un desequilibrio hormonal.

Cuando las hormonas sexuales no están equilibradas, por lo general eso es tan solo la punta del iceberg. Repasa el Cuestionario de Hormonas al final del capítulo 1 y considera pedirle a tu médico que examine tus hormonas para investigar más tus síntomas.

ANALIZA TU SALUD HORMONAL GENERAL

- Adiponectina (hormona producida por las células adiposas, que protege de la diabetes y las enfermedades del corazón)
- DHEA-S
- Prueba DUTCH (*dried urine test for comprehensive hormones*, o prueba de orina seca para hormonas generales) completa
- Prueba de insulina en ayunas
- Prueba de 4 puntos de cortisol en saliva
- Hormona foliculoestimulante (FSH), hormona luteinizante (LH), estradiol (preferible tomar la muestra el día 3 del ciclo menstrual)
- Progesterona (preferible tomar la muestra entre el día 19 y el día 22 de un ciclo menstrual de 28 días)
- Globulina fijadora de hormonas sexuales (SHBG, en inglés)
- Prueba de función tiroidea: hormona estimulante de la tiroides (TSH, en inglés), T3 y T4 total, T4 y T3 libre, T3 inversa, anticuerpos antiperoxidasa tiroidea y anticuerpos antitiroglobulina
- Testosterona total y libre

Trastornos hormonales comunes

¿Cuáles son algunos de los trastornos hormonales más comunes y sus síntomas? Los siguientes son los desequilibrios predominantes que atiendo en mi práctica clínica y los síntomas correspondientes:

- *Demasiado estrógeno:* la dominancia estrogénica ocasiona períodos dolorosos de mucho flujo, fibromas, quistes en los ovarios, sensibilidad en los senos y senos fibroquísticos, y se asocia con un riesgo de cáncer más elevado.
- *Muy poca progesterona:* algunos síntomas comunes de la progesterona baja son infertilidad, ansiedad, insomnio, llanto incontenible y ciclos menstruales irregulares (por lo general, más cortos).
- *Demasiado cortisol:* cuando tienes el cortisol por las nubes, te sientes nerviosa y a la vez cansada; el cerebro parece ir a un millón de kilómetros por minuto, pero tu cuerpo está exhausto. También explica por qué algunas mujeres comienzan a acumular grasa en el abdomen (y por qué tiene mala fama).
- *Muy poco cortisol:* el cortisol bajo, que se asocia con la «fatiga suprarrenal» o desregulación del eje hipotalámico-pituitario-adrenal (HPA), puede ocasionarte un agotamiento total y debilitar el sistema inmunitario. Podrías estar enferma todo el tiempo o tener heridas que no cicatrizan. También podrías experimentar dolores de cabeza crónicos, especialmente al levantarte, y dificultad para salir de la cama en las mañanas.
- *Muy poca hormona tiroidea:* el hipotiroidismo es super común en mi práctica y puede ocasionar períodos irregulares e infertilidad. También podrías sentirte fatigada y tener la piel seca, perder cabello y sentir confusión mental.
- *Demasiada testosterona:* esto puede suceder con el síndrome del ovario poliquístico o debido a un rebote de andrógenos

después de usar la píldora, y los síntomas incluyen el acné y la piel reseca. Lisa y llanamente, te vas a sentir como un chico adolescente y vas a querer enfurecerte como uno también. Puedes perder cabello o desarrollar pelo en donde no quieres, como la barbilla, el pecho o el abdomen.

- *Muy poca testosterona:* esto es algo que yo trato y de lo cual no habla nadie. Te hace perder masa muscular y el deseo sexual, pero también te hace sentir menos motivada. Puede parecerse mucho a la depresión (lo que puede confundir a los médicos), y podrías estar llorando todo el tiempo. Es de verdad común con el uso de la píldora.

Y, ¿adivina qué? Estas hormonas por lo regular viajan en manada como un rebaño de chicas yendo al baño; quieren estar todas juntas. De manera que es probable que no tengas desequilibrio en solo una hormona; tendrás muchas hormonas desequilibradas, lo que puede hacer más difícil entender qué pasa en tu cuerpo. Estos trastornos pueden manifestarse de diversas maneras. Por eso, es importante mirar la historia completa de tu ciclo menstrual y qué más está sucediendo en tu cuerpo, para que puedas entender cómo se relacionan todas estas cosas.

En el siguiente capítulo, vamos a ver cómo estos trastornos hormonales crean muchos de los síntomas que se manifiestan en el síndrome posanticonceptivos.

Puntos clave:
toda la verdad acerca de tus hormonas

- Las dos hormonas sexuales femeninas principales que regulan el ciclo son el estrógeno (la hormona de la excitación) y la progesterona (la hormona de la calma): el estrógeno está más elevado durante los días 1 al 14, y la progesterona está más alta los días 15 al 28.

- Puedes quedar en cinta solo cinco o seis días del ciclo porque, a pesar de que el óvulo vive solo veinticuatro horas, los espermatozoides pueden vivir en el útero de cinco a seis días.

- El día 1 del ciclo es el primer día de menstruación.

- Las píldoras anticonceptivas funcionan impidiendo que el cerebro y los ovarios se comuniquen.

- Las hormonas esteroideas son la pregnenolona, el estrógeno, la progesterona, la testosterona, el cortisol y la DHEA. Las hormonas no esteroideas incluyen la hormona tiroidea, la insulina, la leptina y la oxitocina. Recuerda, son una banda, así que, si una comienza a entrar en crisis, las demás la seguirán.

- Una gama de síntomas puede indicar un trastorno hormonal, como por ejemplo el aumento de peso, las menstruaciones abundantes, los dolores de cabeza, el estado de ánimo variable, el agotamiento, el acné, los sudores nocturnos, el insomnio o la infertilidad.

- Si tienes un trastorno hormonal, es muy probable que tengas múltiples hormonas fuera de equilibrio, y esto se va a manifestar de varias formas. Pero, chica, lo resolvemos en la tercera parte.

CAPÍTULO 3

EL SÍNDROME POSANTICONCEPTIVOS

«Cada vez que dejo de usar la píldora, la piel protesta y los períodos se descontrolan», me dijo Emma cuando vino a verme por primera vez. Ella había comenzado a tomar la píldora cuando su médico le dijo que esta le iba a «normalizar los períodos». Y funcionó, en parte; después de ocho años tomándola, pasó de un período que durante cuatro días la obligaba a cambiarse el tampón cada hora, a un período de tres días que era apenas perceptible, y su médico le dijo que no pasaba nada si un mes dado no le llegaba la regla. A Emma le encantaba esta libertad recién descubierta, pero no le gustaba para nada el temor que sentía de dejar la píldora. Antes de venir a mi consultorio, había intentado dejarla en dos ocasiones y en cada una había experimentado —¡adivinaste!— períodos extremadamente abundantes e impredecibles por completo. Pero también había experimentado una nueva serie de síntomas que nunca había tenido: ira, irritabilidad, acné y dolores de cabeza incesantes. Esta nueva serie de síntomas, junto con la recurrencia de los que había tenido antes, es lo que se conoce como síndrome posanticonceptivos, el tema de este capítulo y uno de los más importantes que incluiré en este libro. Con esos síntomas, ¿a quién no le daría temor dejar la píldora?

Emma estaba en mi consultorio porque quería que esta fuese la última vez que la dejaba. Su médico le había dicho que no había ninguna posibilidad de manejar sus síntomas sin ella, pero Emma creía firmemente en la capacidad de su cuerpo para sanar y encontrar el equilibrio sin la píldora.

¿Y cuál es la buena noticia? Que los síntomas del síndrome posanticonceptivos no tienen que durar para siempre, y una vez que aprendes a identificar la causa raíz de tus síntomas, puedes volver a regular tus hormonas y empezar a sentirte mejor. En mi práctica, he tratado con éxito a muchas mujeres con síndrome posanticonceptivos usando un protocolo exhaustivo que les ha permitido tener más energía, mejores períodos y mejores estados de ánimo, y lo comparto contigo en este libro para que puedas hacer lo mismo.

¿Por qué no me advirtieron sobre el síndrome posanticonceptivos?

«Síndrome posanticonceptivos» es un término que se refiere al conjunto de signos y síntomas que se presentan cuando dejas de tomar la píldora. Puede tratarse de síntomas que suprimías con ella o pueden ser efectos secundarios creados por ella y que tu cuerpo está sintiendo ahora. ¿Cuáles son los síntomas? Pues, pueden ir desde dolores de cabeza, cambios de humor drásticos, ansiedad y depresión, hasta acné y la ausencia total de la menstruación, síndrome del ovario poliquístico provocado por la píldora, infertilidad, hipotiroidismo, intestino permeable y síntomas relacionados con el sistema inmunitario, lo que trataremos más a fondo en capítulos posteriores. Estos síntomas por lo general aparecen en los primeros cuatro a seis meses después de descontinuar la píldora.

¿Por qué sucede esto? Porque el mecanismo de funcionamiento básico de la píldora es inundarte el cuerpo con tantas hormonas que el cerebro cesa de comunicarse con los ovarios y dejas de ovular. Si la píldora interrumpe la conversación entre los ovarios y el cerebro, entonces no debe sorprender que al dejar de tomarla enfrentes proble-

En este capítulo

- Cómo saber si tienes el síndrome posanticonceptivos
- Qué hacer cuando te falta la regla
- Remedios naturales para los dolores de cabeza hormonales
- Por qué podrías tener acné como si fueras una adolescente y estar perdiendo el cabello
- Por qué tratar tus síntomas con la píldora puede representar grandes problemas para tu salud

mas para restablecer esa conexión, por no mencionar la presión sobre las suprarrenales, la tiroides, el intestino y el hígado. Y eso puede tener algunos efectos a largo plazo si la has estado tomando durante un período considerable.

Las mujeres que decidieron tomar la píldora para tratar los síntomas del síndrome premenstrual, los períodos abundantes o irregulares, el acné, los dolores de cabeza cíclicos, los cambios drásticos de estado de ánimo o cualquier otra cosa que no fuera evitar el embarazo pueden esperar que estos síntomas vuelvan si no ayudan a su cuerpo cuando la dejan. ¿Por qué? Porque todos estos síntomas indican que existe un desequilibrio más profundo que puede quedar oculto por la píldora. Es cierto que aparentemente *ayuda* con estos síntomas, pero no soluciona la causa raíz y, a fin de cuentas, hace más daño que bien. Dependiendo de cuánto tiempo la píldora haya estado suprimiendo tus síntomas, cuando dejes de tomarla, estos podrían regresar con más intensidad. No se trata de que tu cuerpo se esté rebelando; **es su voz haciéndose oír después de haber sido reprimida por mucho tiempo. Y por esto, usar la píldora puede crear dependencia.**

Cuestionario: ¿sufres del síndrome posanticonceptivos?

Si dejaste la píldora y has notado una variedad de síntomas incómodos, marca las casillas que te aplican:

- ☐ No he menstruado (amenorrea) por más de tres meses después de dejar la píldora.
- ☐ Tengo períodos abundantes y dolorosos.
- ☐ Se me ha hecho difícil quedar embarazada.
- ☐ Me diagnosticaron hipotiroidismo desde que comencé o desde que dejé la píldora.
- ☐ Tengo un acné horrible que no se me quita.
- ☐ Me han estado dando migrañas, en especial justo antes de que me llegue la regla.
- ☐ Tengo dolores de cabeza frecuentes, en concreto cíclicos o cerca de mi período.
- ☐ He notado recientemente que se me cae el pelo.
- ☐ Me siento deprimida o me diagnosticaron depresión desde que comencé, o desde que dejé, la píldora.
- ☐ Tengo problemas de hiperglucemia o de hipoglucemia.
- ☐ Desde que comencé a tomar o desde que dejé la píldora, lucho con la ansiedad, el nerviosismo o las preocupaciones.
- ☐ Me siento llena de gases o inflada.
- ☐ He visto cambios cuando evacúo.
- ☐ Sufro de inflamación y otros desequilibrios inmunitarios.

Si tienes más de uno de estos síntomas, y en particular si tienes varios, es probable que sufras de síndrome posanticonceptivos.

Es común el mito de que, si una mujer comienza a usar la píldora por razones de contracepción, no sufrirá del síndrome posanticonceptivos. No obstante, clínicamente he comprobado que la mayoría de las mujeres que dejan la píldora tienen dificultades con el síndrome, no solo las que habían tenido síntomas antes. Si crees que estás sufriendo del síndrome posanticonceptivos, quiero que sepas que no te estás imaginando esos síntomas, y que las investigaciones han demostrado que puede tomar hasta nueve meses normalizar tus ciclos después de dejar los anticonceptivos orales. Si estás en este grupo de mujeres que la toman por síntomas hormonales, tendrás el síndrome si dejas la píldora sin poner en práctica las recomendaciones de este libro. Si sigues el Programa Brighten de 30 Días, podrás minimizar esta transición.

¿Entonces, por qué tu médico no te advirtió sobre el síndrome posanticonceptivos? Probablemente porque no lo sabía, y, francamente, algunos de ellos no han estado escuchando ni tomando en serio tus síntomas.

Los médicos tienen prejuicios que traen al consultorio y que podrían afectar la manera en que escuchan y tratan a las mujeres. Puedo decirte que no soy la única doctora con una paciente que le ha dicho que otros doctores le dijeron que sus síntomas los tenía «en la cabeza», y que más tarde fue diagnosticada con una enfermedad grave, después de años de tener problemas.

Hay estudios que han demostrado que las mujeres tienen menos probabilidades de recibir atención médica adecuada para el dolor crónico y los infartos cardíacos. Pregúntale a una mujer con endometriosis por cuánto tiempo ignoraron su dolor crónico, sangrado abundante y síntomas intestinales antes de que por fin encontrara a un doctor o doctora que la escuchara. El *New England Journal of Medicine* informó en un estudio del año 2000 que las mujeres tienen siete veces más probabilidades de ser dadas de alta o mal diagnosticadas cuando sufren un infarto. ¡Un infarto!

He trabajado en el campo de la salud por más de dos décadas ya y recuerdo cuando llamaban loca a la gente que hablaba del «intestino permeable», que hoy en día se acepta como otro término para la hiperpermeabilidad intestinal. Hace pocas décadas, a los médicos que recetaban probióticos se les ridiculizaba por eso, y ahora la medicina convencional los receta con regularidad. Recuerdo cuando a los que decían «fatiga suprarrenal» les llamaban charlatanes, y ahora la alteración de la función HPA es un fenómeno documentado en la bibliografía. Y puedes apostar a que el síndrome posanticonceptivos no va a ser una excepción.

Debemos ser mucho más humildes en la medicina y reconocer que no lo sabemos todo, en especial porque hace poco que comenzamos a incluir a las mujeres en las investigaciones más a menudo que antes. Tu médico debe ser curioso con relación a tu salud, no dogmático. Si no parece preocupado por los síntomas que con valentía le expresas en tus citas y no hace la investigación necesaria para intentar entender lo que pasa en tu cuerpo, mi sugerencia es que busques a otro. Existe quien lo haga mejor, créeme.

Los problemas que rodean el prejuicio médico basado en el género y cómo les hace daño a las mujeres se están reconociendo en las investigaciones, y las escuelas de medicina están cambiando la educación de los médicos y médicas. Lamentablemente, los cambios en la medicina van a tomar mucho tiempo; por eso, en este libro te traigo la medicina directamente a ti.

¿A dónde se ha ido mi menstruación? ¿Algún día volverá?

¿Has dejado la píldora hace tres meses y no hay ni señales de tu regla? ¿Te preguntas a veces si volverá *algún día*? Para muchas mujeres, dejar la píldora supone el fin de los períodos regulares, en especial si comenzaron a tomarla porque sus períodos eran irregulares. De hecho, algunas mujeres no tendrán el período nunca más.

Algunos estudios han revelado que las mujeres que dejan de tomar la píldora experimentan, durante meses y hasta años, cambios grandes en su ciclo menstrual, como fases lúteas más cortas, ciclos más largos y ciclos anovulatorios (ciclos en los que no se libera un óvulo). Un estudio halló que la duración promedio de los ciclos anovulatorios era de alrededor de nueve meses. Otras investigaciones han demostrado que quedar embarazada puede tomar más tiempo del esperado, incluso años.

La ausencia total de la menstruación, lo que se conoce como amenorrea posterior a la píldora anticonceptiva, puede durar de cuatro a seis meses después de interrumpirla, y a veces más si no se interviene. Si te preocupa que tu regla haya desaparecido por demasiado tiempo, es hora de ir a buscarla. El primer paso es hacerte análisis clínicos para que comiences a entender por qué tu período no ha regresado y lo que tienes que hacer para recuperar tu salud hormonal.

Es triste que muchas mujeres dejen la pastilla con la idea de quedar embarazadas, y luego se encuentren con que no pueden concebir y enfrenten infertilidad, pérdida del período y múltiples abortos espontáneos. Esta es una de las razones por las que me dediqué al trabajo que hago y comencé a buscar las investigaciones relacionadas con el efecto de los anticonceptivos orales en la fertilidad. Como a muchos médicos, inicialmente me enseñaron que la píldora tenía poco impacto en la fertilidad. No fue hasta que empecé el currículo avanzado de fertilidad que mis instructores de clínica comenzaron a hablar de que las mujeres debían dejar los contraceptivos hormonales años antes de planear quedar embarazadas porque puede darse un retraso considerable.

Como veremos en la segunda parte de este libro, la píldora causa déficit de nutrientes, estrés en las suprarrenales y la tiroides, desregula la insulina, aumenta la inflamación, y altera el microbioma, todo lo cual puede tener un efecto perjudicial en la fertilidad. Es lógico que debemos darle amor y atención a nuestro cuerpo antes de la concepción. No obstante, como veremos en el capítulo 10, la historia no termina ahí, pero, por supuesto, te tengo algunas soluciones. La verdad es que hay muchísimos escépticos en este campo y una escasez de investigaciones de peso. Algunas de las conversaciones más dolorosas que he tenido como doctora han sido aquellas en que les digo a las mujeres —cuando lo que más desean es tener un bebé en los brazos— que todos sus análisis clínicos y sus síntomas apuntan a la infertilidad. Pero estas conversaciones también han llevado a algunos de los casos más gratificantes, cuando recuperamos la ovulación y optimizamos la concepción, y, después de haber empleado los protocolos que te enseñaré en este libro, recibo una llamada en que me dicen «¡Estoy encinta!».

SOLUCIONES PARA RECUPERAR EL CICLO MENSTRUAL

Si ha desaparecido tu menstruación, hay una serie de pasos que puedes tomar ahora mismo para comenzar a revertir los efectos de la píldora y restablecer tu ciclo. El hígado ha estado trabajando horas extras en procesar todas las hormonas sintéticas de la píldora para que los intestinos puedan eliminarlas. Uno de los primeros pasos en la recuperación de tu cuerpo y de tu ciclo es ayudar al hígado. Entraremos en más detalles acerca de esto en el capítulo 5, y el Programa Brighten de 30 Días incluye muchos alimentos beneficiosos para este.

La píldora de control de la natalidad también merma muchos nutrientes que son cruciales para el equilibrio hormonal y la salud. Además de ayudar con el síndrome premenstrual y otros síntomas del síndrome posanticonceptivos, y debido a que trabajan íntimamente con las hormonas, los nutrientes cumplen una función esencial en la recuperación de tu período. Los nutrientes principales que debes reponer son la vitamina B6, el magnesio y el zinc, todos los cuales merman cuando se usa la píldora. Las multivitaminas o las vitaminas prenatales pueden ayudar a satisfacer estas necesidades.

Hay estudios que han demostrado que, en ciertos casos de amenorrea, cuando los niveles de prolactina (la hormona que se asocia con la

Seis análisis clínicos que hacer cuando falta el período

Si hace tres meses o más que dejaste la píldora y no te ha llegado la regla, analiza tus hormonas:

1. **Prueba de embarazo.**

2. **FSH, LH, estradiol:** la FSH y la LH son hormonas del cerebro que te dicen cómo se comunica con los ovarios. El análisis clínico del estradiol te ayudará a entender cómo responden tus ovarios a las señales de esa hormona. Una FSH elevada y un estradiol bajo son una señal de que tus ovarios no están funcionando de manera óptima, y esto puede deberse a una falla ovárica prematura (POI, en inglés).

3. **Prolactina:** la prolactina impide que tengas tu regla porque inhibe la secreción de FSH. El mismo mecanismo que hace que la TSH se eleve también puede elevar los niveles de prolactina. Esto podría estar relacionado con lo que sucede en la tiroides o deberse a un prolactinoma, un tumor benigno en el cerebro.

4. **Prueba de función tiroidea** (TSH, T4 total, T3 total, T4 y T3 libre, T3 inversa, anticuerpos antiperoxidasa tiroidea (anti-TPO) y anticuerpos antitiroglobulina): si tu tiroides no está funcionando adecuadamente, o tienes hipotiroidismo o hipertiroidismo, tu ciclo menstrual se puede afectar, incluyendo si ovulas o no, o si te llega la regla.

5. **Testosterona total y libre:** alzas en la testosterona pueden suprimir la ovulación e impedir tu período.

6. **Suprarrenales** (prueba de 4 puntos de cortisol en saliva o prueba de 4 puntos de cortisol en orina y cortisona con

DHEA-S): las suprarrenales producen cortisol, especialmente como respuesta al estrés, lo que puede reducir la progesterona y dejar el estrógeno sin oposición.

---

producción de leche materna) están verdaderamente altos, la vitamina B6 puede reducir esos niveles y restaurar el período. Aunque la prolactina por lo general se asocia con mujeres que están embarazadas o que han dado a luz recientemente, los niveles altos de prolactina pueden deberse a otras razones que deben ser investigadas. Sabemos también que la B6 suele ser más baja en las mujeres que tienen síndrome posanticonceptivos, razón por la que es un nutriente importante en la terapia para combatirlo. (Una ventaja adicional: se ha encontrado que la B6 es beneficiosa en la prevención y alivio de los síntomas de este síndrome).

La vitamina B6 también es esencial para el desarrollo del cuerpo lúteo (lo que queda después de que el óvulo es liberado y es responsable de segregar progesterona). Para restablecer la ovulación y tener un ciclo menstrual regular, no dejes de cuidar el cuerpo lúteo, que también ayuda con la fertilidad. Un cuerpo lúteo saludable te ayudará a garantizar niveles suficientes de progesterona también; cuando la progesterona baja, podrías sentirte irritable y de mal humor, y sin control de tu estado de ánimo. Si tienes signos de progesterona baja, incluye en tu dieta alimentos ricos en B6, como pescado capturado en la naturaleza, carne de res alimentada con pasto, pollo, batata (boniato), espinacas y bananas (guineos). Especialmente si todavía usas la píldora, debes empezar a consumir estos alimentos y arreglar tu intestino lo antes posible (hablaremos más sobre el intestino en el capítulo 6).

Más de cien enzimas que intervienen en el metabolismo usan la vitamina B6, así que es esencial la suplementación adecuada con esta vitamina. Una revisión y metaanálisis sistemático de nueve ensayos aleatorios controlados con placebo sugirió que hasta 100 miligramos diarios podría ser la dosis más beneficiosa para tratar el síndrome premenstrual y los síntomas relacionados con el estado de ánimo. Todavía no hay suficiente evidencia para determinar si las mujeres deben tomar una dosis tan alta, pero sin duda es algo que vale la pena que hables con tu médico, en especial si tienes síndrome premenstrual, síntomas de síndrome posanticonceptivos o amenorrea posterior a la pastilla anticonceptiva.

Otro nutriente extremadamente importante es el magnesio. Si tomas la píldora o estás experimentando cualquiera de los síntomas del síndrome posanticonceptivos, entonces debes comenzar a tomar magnesio, porque ayuda a miles de procesos del cuerpo; ni siquiera puedo comenzar a cubrirlos todos en este libro. En términos de cuáles se relacionan con la salud hormonal, el magnesio es clave en el control de la producción de insulina, que influye en los niveles de testosterona y la salud general de los ovarios. Recuerda que el control del azúcar en sangre es necesario para una salud suprarrenal óptima, y que es la base del equilibrio hormonal. El magnesio tiene el valor añadido de reducir los deseos intensos de comer azúcar.

El magnesio también es crucial para la fase II de desintoxicación del hígado, que elimina el estrógeno del cuerpo, ayudando así a promover el equilibrio entre el estrógeno y la progesterona, y aumenta las probabilidades de que los tejidos respondan a las hormonas adecuadas en el momento adecuado. El pescado, las espinacas, las almendras y la melaza proporcionan magnesio, pero, debido a que los alimentos no son tan ricos en magnesio como antes, recomiendo que se tome un suplemento diario de 300 a 600 miligramos. Toma citrato de magnesio si tienes estreñimiento o heces difíciles de evacuar; si no, toma un magnesio quelado como el bisglicinato de magnesio (ver la lista de Recursos en la página 440).

El zinc es otro mineral fundamental para las mujeres que sufren de síndrome posanticonceptivos. Aunque se encuentra en alimentos como las semillas de calabaza, las carnes rojas, el pollo, las ostras, las almejas y muchos otros mariscos, puede que sea difícil que tu cuerpo reponga sus reservas en el corto plazo. (Lamentablemente, el zinc que puedes encontrar en los granos enteros, las legumbres y las nueces no es tan asimilable porque está adherido al ácido fítico). Y, a corto plazo, cualquier tipo de insuficiencia de zinc ocasionará problemas con las hormonas en general, y dificultará que recuperes el período. Cuando tomes zinc, tómalo junto con cobre para evitar una insuficiencia de este. Trata de consumir de 15 a 30 miligramos de zinc diarios, dependiendo de cuánto obtienes de los alimentos.

Además de estos suplementos, procura llevar una dieta rica en nutrientes, con suficiente grasa y calorías. Esto estabiliza la glucosa en la sangre, lo que le dirá a las suprarrenales que el ambiente es seguro y aumentará las probabilidades de que puedas regular el período. Las grasas saludables promueven hormonas saludables y mantienen baja la inflamación. Seguir el Programa Brighten de 30 Días, explicado en el capítulo 12, te ayudará a empezar.

Cuando estás intentando recuperar el período, también es importante ayudar al ritmo circadiano del cuerpo porque, si no duermes bien, entonces no hay probabilidad alguna de volver a regularizar tus hormonas. La cantidad de sueño, así como la calidad, son fundamentales. En el capítulo 11 encontrarás guías para restablecer el ritmo circadiano (página 312).

¿Por qué mi período es tan abundante, doloroso y _____?

Quizás tu problema no sea la ausencia de la regla, sino que es tan mala que quisieras que desapareciera. Este es otro síntoma común del síndrome posanticonceptivos, porque muchas mujeres empiezan a tomar la píldora para deshacerse de las menstruaciones abundantes o dolorosas, y cuando dejan de tomarla, después de unos dos a cuatro meses la regla regresa peor que nunca.

Por qué dormir mal afecta tus hormonas

- Se ha demostrado que los malos hábitos de sueño, el insomnio y la privación del sueño pueden causar cambios en la hormona clave que afecta el ciclo menstrual.

- Se han encontrado niveles elevados de la hormona foliculoestimulante (FSH, en inglés) en las mujeres que trabajan de noche y duermen durante el día. Los niveles altos de FSH son un síntoma de pocas reservas ováricas y posiblemente de degeneración acelerada de los ovarios.

- Los niveles de hormona luteinizante (LH, en inglés): son más altos en las personas que duermen poco, lo que se asocia con la infertilidad.

- Dormir mal, o no dormir, puede elevar la hormona estimulante de la tiroides (TSH), y ese aumento puede impedir que ovules.

- Dormir mal puede elevar los niveles de estradiol, lo que afecta la capacidad para ovular y regularizar el ciclo.

La causa subyacente de muchos problemas relacionados con la menstruación es —sí, adivinaste— la desregulación hormonal; por lo general, la dominancia estrogénica. La alimentación rica en azúcares, carbohidratos refinados, alcohol, carnes no orgánicas, productos lácteos convencionales y cafeína pueden exacerbar este desequilibrio. El estrés, los contaminantes ambientales y las sustancias químicas que alteran las hormonas también contribuyen. En el capítulo 4, te voy a ayudar a descifrar lo que el período está tratando de decirte, y algunas soluciones rápidas que pueden aliviar tus síntomas molestos de inmediato. Si las reglas dolorosas están acabando con tu vida, entonces salta a la página 88, en la que encontrarás remedios para aliviar el dolor, y asegúrate de ver a tu médico para averiguar por qué.

Los dolores de cabeza hormonales

Algunas mujeres empiezan a tomar la píldora para librarse de los dolores de cabeza hormonales. Otras desarrollan dolores de cabeza hormonales porque están tomando la píldora. En la clínica he visto a muchas mujeres que sufren de dolores de cabeza como parte del síndrome posanticonceptivos.

Los dolores de cabeza hormonales son algo más que meramente un inconveniente o una carga: *son un síntoma de que hay un desequilibrio en tu cuerpo que necesita atención inmediata.* Los dolores de cabeza hormonales tienen una causa raíz que por lo general es la dominancia estrogénica, pero también puede ser un desequilibrio de otras hormonas, como la tiroidea o el cortisol, o deficiencias de nutrientes, como el magnesio y la vitamina B2.

En lo que se encuentra la causa raíz, es importante contar con algunos remedios que alivien el dolor. Si echas mano de los antinflamatorios no esteroideos como el ibuprofeno cuando te dan dolores de cabeza hormonales, **aléjate del botiquín**. Cuando tomas analgésicos con regularidad, estos pueden suprimir la ovulación y hacer más difícil que te recuperes de los desequilibrios hormonales. También pueden causar dolores de cabeza más frecuentes y más dolorosos, exactamente lo que intentas evitar cuando te tomas una o dos de estas pastillas regularmente.

Aquí tienes algunos remedios naturales para estos molestosos (y muy dolorosos) dolores de cabeza hormonales:

- La vitamina B2 (riboflavina) en dosis de 400 miligramos diarios ayuda a muchas personas a reducir la cantidad de migrañas que sufren. La riboflavina es más una terapia preventiva y es necesario tomarla regularmente durante un mes, por lo menos, para ver los efectos; tres meses es el período mínimo para evaluar la terapia.

- Se ha demostrado que el magnesio evita los dolores de cabeza. Actúa como relajante muscular y es antinflamatorio también. Trata de tomar de 300 a 600 miligramos de bisglicinato de magnesio todas las noches.
- La bromelina se deriva del corazón de la piña (o ananás) y es una forma natural de deshacer las moléculas que causan inflamación en el cuerpo. Cuando se toma con alimentos, actúa como enzima digestiva, pero tomar de 200 a 300 miligramos dos veces al día entre las comidas puede ayudar a reducir el dolor y la inflamación.
- Se ha demostrado que la matricaria o santa maría (*Tanacetum parthenium*) previene las migrañas. Recomiendo que las mujeres tomen no menos de 25 miligramos diarios para obtener el mayor beneficio de esta hierba antinflamatoria.
- La cúrcuma es una hermosa raíz dorada que trabaja en algunas de las principales vías inflamatorias del cuerpo para reducir el dolor y la inflamación. Puede tomarse como bebida (ver el *spritzer* antinflamatorio de cúrcuma, página 405) o como cápsula en dosis de 1000 a 2500 miligramos diarios.
- El jengibre compite con los antinflamatorios no esteroideos y se ha demostrado que es igual de eficaz en reducir el dolor. Como suplemento, la dosis de 1000 miligramos dos veces al día funciona bien para la mayoría de las personas. El té de jengibre es muy sabroso y puede combinarse con la cúrcuma para duplicar el efecto antinflamatorio.
- Los ácidos grasos esenciales, en particular el omega-3, se encuentran mayormente en los aceites de pescado. Reducen la

inflamación y pueden ayudar a regular las hormonas. Procura comer de dos a tres porciones de pescado graso diariamente o suplementa tu dieta con 1000 a 2000 miligramos. Pues sí, señoras, las sardinas pueden ayudar a aliviar los dolores de cabeza.

- La hidratación. Sé que parece obvio, pero, de verdad, si estás deshidratada y eres propensa a los dolores de cabeza, entonces las probabilidades son de que por ahí venga uno. La deshidratación es una causa común de los dolores de cabeza. Trata de tomar un mínimo de 80 onzas (2 litros) de agua, té herbal, caldo de huesos o agua mineral todos los días.

- Los aceites esenciales, en especial una o dos gotas de aceite de lavanda o de menta, aplicados o frotados en las sienes, pueden aliviar sin peligro las jaquecas.

- Moverse —estirarse, ejercitarse— puede ser de gran ayuda para mantener el dolor a raya. Considera trabajar con un fisiólogo del ejercicio, un entrenador funcional, un fisioterapeuta u otro experto en el movimiento como parte de tu régimen de prevención del dolor.

- No debemos subestimar el masaje para las mujeres que sufren de dolores de cabeza hormonales. El trabajo corporal no solo reducirá el estrés, sino que además le permitirá al sistema nervioso tomar un tiempo de relajación muy necesario al tiempo que los músculos liberan la tensión.

Mi acné es tan espantoso que me siento como una adolescente

Debido a que la píldora reduce la testosterona, también reduce la producción de grasas, razón por la cual puede eliminar el acné de manera eficaz. Pero la píldora no cura el acné: sencillamente lo suprime, si tienes suerte (no todas las mujeres ven mejoría en la piel con la píldora).

Así es que cuando decidas dejarla, es probable que sufras un rebote de testosterona y, en consecuencia, un recrudecimiento del acné.

Odio decirlo, pero, si tienes problemas con el acné debido al síndrome posanticonceptivos, la piel se te puede poner peor antes de que mejore. Piénsalo: la piel no es el órgano más crítico, de manera que el cuerpo va a sanar los órganos más importantes primero (como los que mantienen el flujo de sangre y de oxígeno). Además, la píldora crea inflamación en el intestino, suprime las hormonas saludables y sobrecarga el hígado de forma tal que no puede eliminar las hormonas innecesarias. Es por esto que a muchas mujeres les vuelve un acné espantoso cuando dejan de tomar la píldora anticonceptiva.

Esas son las malas noticias; ahora te voy a dar las buenas. Según mi experiencia clínica, la mayoría de las mujeres que activamente buscan sanar su cuerpo tienen un recrudecimiento más leve del acné los primeros dos meses después de dejar la píldora, y por lo general se alivia para el tercer, cuarto o quinto mes. Las mujeres que *no* buscan activamente reparar los efectos de la píldora tienen que lidiar por más tiempo con este problema de la piel. Puesto que estás leyendo este libro, perteneces al primer grupo y comenzarás a ver una mejoría cuando pongas en práctica las estrategias del Programa Brighten de 30 Días y elimines las sustancias químicas que están alterando tus hormonas.

He aquí algunas estrategias para ayudarte a comenzar:

- **Rehabilita el intestino:** la piel puede ser un reflejo de lo que sucede dentro y a menudo apunta a una inflamación del intestino. Lee el capítulo 6 y comienza el Programa Brighten de 30 Días, que incluye una dieta de alimentos integrales y antinflamatorios.

- **Consume grasas saludables**: las grasas saludables como el aceite de oliva, el aceite de nueces de macadamia, el pescado de aguas frías y los aguacates son mejores para tu piel que las grasas inflamatorias como los aceites de canola (colza) o de maíz.

- **Consume alimentos ricos en probióticos**: los microbios buenos del intestino, como los que encontramos en los probióticos, pueden tener un efecto impresionante en la salud de la piel. Comienza a ingerir más alimentos fermentados, como la remolacha fermentada, el kéfir, el kimchi, la kombucha y el chucrut (la col blanca fermentada en salmuera). También puedes empezar a tomar un suplemento de probióticos (ve al capítulo 6 para más información).

- **Elimina los lácteos**: con frecuencia, los lácteos son los culpables del acné. No los consumas durante seis semanas, por lo menos, a ver si notas alguna mejoría.

- **Elimina los cosméticos con sustancias nocivas**: muchos productos de belleza contienen sustancias químicas tóxicas que alteran las hormonas y pueden empeorar el acné. Cambia estos productos por opciones *clean* o limpias (visita el sitio www.ewg.org [solo en inglés]) y consulta el capítulo 5).

- **Aumenta el consumo de alimentos ricos en zinc**: el zinc puede ayudar al cuerpo a eliminar la testosterona extra, que a menudo es la causa subyacente de problemas de la piel tales como el acné. El zinc se encuentra en las remolachas, zanahorias, yema de huevos, ostras y otros mariscos, nueces pecanas, semillas de calabaza y carnes rojas.

- **Prueba la palmera-sierra (palmera de Florida, palma enana americana)**: esta hierba puede impedir que la testosterona se convierta en dihidrotestosterona (DHT), que causa acné (más comúnmente alrededor de la barbilla) y caída del cabello.

- **Usa *Vitex* (sauzgatillo, agnocasto)**: se ha demostrado que la balla del árbol casto, o *Vitex* (un suplemento herbal), ayuda a equilibrar los niveles de hormonas y tratar síntomas como los quistes y el acné.

- **Consume suficiente omega-3**: este ácido graso esencial reduce la inflamación y le proporciona aceites saludables a la piel.
- **Consume alimentos con GLA (ácido graso omega-6 g-linoléico)**: el ácido g-linoleico reduce las prostaglandinas, lo que puede combatir el acné y los cólicos menstruales.
- **Prueba el regaliz**: esta raíz puede reducir la inflamación, la piel grasosa y el acné. (Atención: si eres hipertensa, no consumas regaliz). Procura consumir suplementos de 20 miligramos diarios.
- **Cocina con cúrcuma**: la cúrcuma puede reducir la inflamación y ayudar a desintoxicar el hígado.
- **Desintoxícate** después de tomar anticonceptivos. Ve al capítulo 5 (página 115) para las instrucciones.

¿Por qué diablos se me está cayendo el pelo?

¿Cuándo te levantas por las mañanas ves la almohada cubierta de pelo? ¿El desagüe de la ducha está tapado? ¿O quizás te has fijado en que la partidura se te está poniendo más ancha? Este es otro síntoma común que aflora durante el síndrome posanticonceptivos. La caída del cabello es síntoma de un desequilibrio hormonal más profundo, y es importante que busques tratamiento de inmediato si sientes que estás soltando pelo por todas partes.

Varios análisis clínicos pueden ayudarte a identificar la causa raíz de la caída del cabello:

- **Recuento sanguíneo completo (CBC, en inglés) y una prueba de ferritina en sangre**: ambos análisis buscan determinar si hay insuficiencia de hierro. Cuando el hierro baja, puede haber caída del cabello. Si tienes la ferritina por debajo de 50 ng/mL, la culpa de la caída del cabello puede ser de una insuficiencia de hierro.

- **Prueba de función tiroidea:** los análisis de TSH, T3 y T4 total, T4 y T3 libre, T3 inversa, anticuerpos antiperoxidasa tiroidea, y anticuerpos antitiroglobulina pueden ayudar a identificar si la culpa es de la tiroides.

- **Anticuerpos antinucleares (ANA), prueba de enfermedad celíaca, o Cyrex Array 5:** estos análisis clínicos sirven para diagnosticar problemas de autoinmunidad; hay muchas enfermedades autoinmunitarias que se revelan con la caída del cabello.

- **Análisis de proteína C-reactiva de alta sensibilidad (hs-CRP) y velocidad de sedimentación globular (ESR):** ambas determinan si hay inflamación, que es una señal de que puedes estar en peligro de desarrollar otros síntomas o enfermedades. Clínicamente, prefiero la hs-CRP.

- **Testosterona total y libre, y dihidrotestosterona (DHT):** es más común que se asocie con la calvicie masculina, pero la testosterona también puede causar la caída de cabello en mujeres. La testosterona elevada puede deberse a una desregulación hormonal o al SOPQ (síndrome del ovario poliquístico).

- **FSH, LH, estrógeno y progesterona:** los desequilibrios de estas hormonas provocarán no solo la caída del cabello, sino además el síndrome premenstrual, períodos irregulares o menstruación abundante.

- **Globulina fijadora de hormonas sexuales (siglas en inglés, SHBG):** esta proteína se adhiere a las hormonas excedentes. Si está baja, la testosterona libre puede elevarse como resultado.

- **Cortisol y DHEA sulfatada (DHEA-S):** piensa en el cortisol como una hormona del envejecimiento. Si el cortisol está alto o la DHEA-S está baja, envejecerás más rápido, y esto incluye la caída de pelo.

- **Panel metabólico completo (PMC)**: Este es un buen punto de referencia para verificar la función renal y el equilibrio de electrolitos.
- **Prueba de insulina en ayunas, examen de glucemia en ayunas y hemoglobina glucosilada (A1C)**: estos análisis clínicos se usan para diagnosticar la diabetes. La regulación inadecuada de la azúcar en sangre puede causar desequilibrios hormonales e impedir la circulación en el cuero cabelludo.
- **Prueba de metales pesados**: ¿eres artista o soldadora, o tienes muchos empastes de plata, o comes mucho arroz o alimentos que no son orgánicos? Si la respuesta es sí, es posible que sean metales pesados los que provocan la caída del cabello.

Qué hacer ante la caída del cabello

¿Quién hubiera pensado que hay tantas causas distintas de la caída del cabello? Afortunadamente, existen muchos remedios y suplementos naturales para detener su caída y hacerlo crecer de nuevo.

- Si tienes la ferritina baja, o anemia por insuficiencia de hierro, es posible que tengas que ingerirlo, como parte de tu alimentación o como suplemento.
- Las vitaminas del complejo B intervienen en una gran cantidad de secuencias metabólicas del cuerpo. Toma un complejo B de buena calidad, que contenga B12 y folato (no ácido fólico).
- Las hierbas adaptogénicas ayudan a regular el cortisol y las hormonas en general. Mis favoritas son la rodiola, el ginseng indio (ashwagandha) y el regaliz. (Atención: si eres hipertensa, no consumas regaliz).

- La palmera-sierra, como mencioné antes, ayuda a prevenir la conversión de testosterona en DHT, que causa caída del cabello.
- Una o 2 cucharaditas de vinagre de manzana antes de las comidas aumentará el ácido del estómago, lo que te permitirá absorber más vitaminas y minerales.
- Las semillas de calabaza son una gran fuente de zinc y también ayudan a impedir la conversión de testosterona en DHT. Ve a la página 344 para instrucciones sobre cómo usarlas en el *seed cycling* o ciclo de las semillas.
- Como mencioné, los ácidos grasos esenciales se encuentran en el salmón y las sardinas, y ayudan a reducir la inflamación. Una forma de aumentar los ácidos grasos omega-3 es consumiéndolos por lo menos una vez por semana. Las semillas de chía y las nueces también son una buena fuente.
- Las semillas de linaza recién molidas elevan la globulina fijadora de hormonas sexuales, que se une a las hormonas en exceso. Recomiendo tomar 2 cucharadas diarias. Las semillas deben ser recién molidas (la linaza premolida, o harina de linaza, a menudo se vuelve rancia incluso antes de llegar a los estantes de las tiendas de comestibles).
- El ejercicio aumenta la circulación, reduce el estrés y regula la glucosa sanguínea, todo al mismo tiempo. Si te sientes estresada, considera hacer yoga o pilates. Si tienes niveles bajos de azúcar en sangre o desequilibrios hormonales, quizás requieras más entrenamiento de fuerza.
- Como han demostrado los ensayos clínicos, la terapia de láser puede impedir que siga progresando la caída de cabello y puede regenerar su densidad. En mi clínica, recomiendo la gorra de terapia láser Capillus a las pacientes porque es fácil de usar y

Lo que el patrón de caída del cabello dice acerca de tus hormonas

Pérdida desigual	Desequilibrio del cortisol, insuficiencia de vitaminas B o de zinc, o exposición a metales pesados.
Menos tupido	Desequilibrio hormonal, como de la tiroides, por ejemplo.
En lo alto de la cabeza	Desequilibrio de testosterona, progesterona, cortisol o estrógeno.
Calvicie generalizada	Circulación deficiente o insuficiencia de proteínas, ácidos grasos esenciales, vitaminas B, silicio o zinc.
Pérdida total del vello corporal	Problemas con el DHEA, la regulación de la glucosa sanguínea o la circulación.

conveniente, y la FDA ha aprobado su uso en el tratamiento de caída de cabello androgénica.

El Programa Brighten de 30 Días para revertir el síndrome posanticonceptivos

Ya tienes la versión resumida del grave impacto del síndrome posanticonceptivos en el cuerpo y de sus muchos síntomas. Entonces, ¿qué es lo siguiente? En el capítulo 12, el Programa Brighten de 30 Días te explicará cómo regular las hormonas para que puedas recuperarte del síndrome posanticonceptivos. Ya sea que tomes la píldora para el control de la natalidad, o que hace poco la hayas dejado y tengas los síntomas del síndrome, el programa te ayudará a reducir sus molestos efectos secundarios. Si vas a dejar la píldora, podrías pasar por una montaña rusa emocional; esto lo trataremos en el capítulo 9.

Pero, antes, vamos a dar una mirada más profunda a los sistemas principales del cuerpo que se afectan con el uso de la píldora, tales como el hígado, el intestino y el sistema inmunitario, la tiroides y las suprarrenales, el sistema metabólico, el estado de ánimo y hasta la libido y la fertilidad. Para cada uno de estos sistemas, ofrezco herramientas específicas para revertir los efectos dañinos de la píldora.

¿Qué pasó con los anticonceptivos masculinos?

En 2016, un ensayo de contraceptivos masculinos inyectables fue suspendido cuando se determinó que el riesgo a la salud de los hombres era mayor que los beneficios. ¿Por qué los investigadores llegaron a esa conclusión? De 320 hombres, veinte dijeron que no podían tolerar los efectos secundarios, entre ellos el dolor en el lugar de la inyección, el acné y la depresión. Sí, basándose en que veinte hombres dijeron que se sentían incómodos con estos síntomas, los investigadores interrumpieron el ensayo a pesar de que era 96 por ciento eficaz. Para que conste, en los ensayos iniciales de contraceptivos para las mujeres, 15 por ciento tuvieron efectos secundarios y tres de ellas murieron... y no hubo ninguna investigación.

Y ¿cuáles fueron estos efectos secundarios? Exactamente los mismos síntomas que las mujeres experimentan en mayor grado cuando toman la píldora y otras formas de contraceptivos hormonales. Bueno, no exactamente los mismos. Si bien la mayoría de las mujeres experimenta una libido baja o incluso ninguna cuando usa contraceptivos orales, estos hombres experimentaron un aumento de la libido.

Muchas mujeres —cerca de cien millones en todo el mundo— optan por los contraceptivos hormonales, que tienen los mismos efectos secundarios y más en comparación con la versión masculina, sin embargo, se consideran completamente aceptables para las mujeres; efectos secundarios con los que han lidiado las mujeres desde que la FDA (Administración de Alimentos y Medicamentos) aprobó la primera píldora anticonceptiva; efectos secundarios sobre los cuales muchas mujeres han expresado tener preocupación; efectos secundarios que a menudo se pasan por alto. Ahora bien, no voy a abogar por que comencemos a dar hormonas a los hombres, pero sí creo que deberíamos preguntar por qué no se mejoran las opciones para las mujeres.

Puntos clave: el síndrome posanticonceptivos

- Casi 60 por ciento de las mujeres toma la píldora anticonceptiva por razones distintas a la prevención del embarazo.

- El síndrome posanticonceptivos es un término que se refiere al grupo de signos y síntomas que desarrollan las mujeres cuando dejan de tomar anticonceptivos hormonales.

- La ausencia del período, una menstruación abundante o dolorosa, el acné, los dolores de cabeza, la caída del cabello, la depresión y la ansiedad son síntomas comunes del síndrome posanticonceptivos.

- Si has perdido la regla, hazte análisis clínicos de los niveles de hormonas: FSH, LH, estradiol, tiroides, prolactina, suprarrenales y testosterona total y libre.

- La vitamina B2, el magnesio, la bromelina, la matricaria (*Tanacetum Parthenium*), la cúrcuma, el jengibre, los ácidos grasos esenciales y el aceite de menta o de lavanda pueden ayudar a aliviar los dolores de cabeza hormonales.

- Puedes detener la caída del cabello con hierro, vitaminas B, hierbas adaptógenas, palmera-sierra, semillas de calabaza, ácidos grasos esenciales, semillas de linaza molidas y ejercicio.

- El Programa Brighten de 30 Días puede ayudarte a regular tus hormonas y revertir los síntomas del síndrome posanticonceptivos.

CAPÍTULO 4

RECUPERA EL PERÍODO

No necesitas la píldora para arreglar el período. De hecho, la píldora no puede arreglarte el período, el acné, el síndrome del ovario poliquístico, el síndrome premenstrual ni las hormonas, porque está diseñada para inhibilitar el sistema reproductivo y desestabilizar el cuerpo. La realidad es que la única persona que te puede arreglar el período eres tú, con la ayuda de tu médico. Estos síntomas que detestas (o que te hacen pensar que tu cuerpo te odia) son precisamente lo que necesitas para descubrir la solución a tus problemas con la regla y hacer que se evaporen. En mi práctica médica, todos los días conozco a mujeres a quienes les han dicho que la píldora es la solución, y en este capítulo voy a refutar esa tontería. No tienes que depender de la píldora como solución a los síntomas, y te voy a ofrecer un montón de alternativas. Y, si eres la única mujer en un millón que no tiene problemas con la regla, entonces puedes saltarte este capítulo. Pero si eres como la mayoría de mis pacientes, no te preocupes, porque te voy a ayudar.

Tu período y tu ciclo menstrual proporcionan datos importantes sobre tu salud. De hecho, lo que te dice la regla acerca de tu salud es tan importante que el American College of Obstetricians and Gynecologists (el Colegio Profesional de Obstetras y Ginecólogos de Estados Unidos) decidió que era un nuevo signo vital. Así es, ¡el quinto signo vital! Tu regla es igual de importante que la temperatura, el pulso, la frecuencia respiratoria y la presión arterial. Es decir, todo lo que le dice a tu doctor o doctora que estás viva, y que se usa para evaluar tu salud. Y ¿qué pasa cuando tomas la píldora? Pues que te privas y privas a tu médico de datos valiosos que pueden ayudarte a comprender lo que está pasando en tu cuerpo y lo que podría pasar si no intervienes.

En este capítulo, te voy a ayudar a interpretar tu quinto signo vital y a comprender lo que significa que tus reglas sean abundantes, escasas, largas, cortas, dolorosas, irregulares o que hayan desaparecido del todo. Si estás considerando usar la píldora para no tener que lidiar con esto, me gustaría ofrecerte una solución alternativa. Los cambios en tu ciclo pueden ser indicio de anemia, enfermedad tiroidea, endometriosis, estrés y mucho más. Reconozcamos que, si tu médico te recetó la píldora para tratar los síntomas de tu regla sin investigar más, entonces podrías tener problemas graves. ¡Calma! Si ya has estado usando la píldora para eliminar síntomas indeseados, estoy aquí para ayudarte, y este capítulo contribuirá a que refines tus conocimientos acerca del período.

Cuando aprendes a descifrar lo que te dice la regla, adquieres una gran cantidad de conocimientos, no solo sobre tu salud general, sino también sobre tu fertilidad. Lo que sucede en tu ciclo la afecta directamente y a menudo te puede ayudar a descubrir por qué tienes problemas para concebir. Ahora que entiendes tu ciclo y por qué es fantástico, vamos a explorar lo que te dice tu quinto signo vital.

La interpretación de tu quinto signo vital

En el capítulo 3 cubrimos muchos de los síntomas del síndrome posanticonceptivos, algunos de los cuales tienen que ver con tu período, y ahora vamos a descifrar tus síntomas y lo que indican acerca de tu salud. Durante una regla «normal», podrías estar un poco más emotiva, sentir un poco de llenura, o un cólico leve, pero, en general, esta debería pillarte por sorpresa en cuanto a los síntomas. No debe descarrilar tu vida, como lo hacen algunos de los síntomas de los que hablaremos en este capítulo. En esta sección, vamos a sumergirnos de lleno

> **En este capítulo**
> - Cómo descifrar tu quinto signo vital y lo que tu período dice acerca de tu salud
> - Cómo determinar si tu regla es demasiado abundante
> - Lo que de verdad significan las menstruaciones dolorosas
> - Por qué las relaciones sexuales podrían causarte dolor o que sangres a mitad de ciclo
> - Remedios naturales que son mejores que tomar ibuprofeno

en los distintos tipos de período que podrías tener y lo que quieren decir. Por ejemplo, un período abundante podría indicar la presencia de fibromas, mientras que uno escaso por lo general sugiere un nivel bajo de estrógeno, que podría deberse a una dieta baja en grasas. Y si bien a nadie le gustan los problemas con la regla, te voy a enseñar a entender lo que significan esos síntomas y las formas comunes en que tu cuerpo se comunica a través de tu período.

Reglas muy abundantes o prolongadas

Dejemos algo claro: tener que cambiarse el tampón o la toalla sanitaria a cada hora, encontrar coágulos enormes en la sangre menstrual o sentir que el período no termina nunca no son situaciones normales, ni aspectos normales de la regla. Sé lo que representa ser la chica que tiene el período durante siete u ocho días, y lleva consigo un cambio de ropa y un pulóver para amarrarse a la cintura en caso de que uno de sus tampones o toallas sanitarias le falle. Algunas causas comunes de las reglas abundantes o prolongadas (de más de siete días) son la anemia por falta de hierro, la dominancia estrogénica, la enfermedad tiroidea, los fibromas o teratomas, la endometriosis y algunos cánceres. En mi práctica, la razón más común que veo de los períodos abundantes o prolongados es la dominancia estrogénica y la enfermedad tiroidea. Examinaremos qué otras cosas puedes hacer acerca de la dominancia estrogénica un poco más adelante en el capítulo y cómo optimizar la salud de la tiroides en el capítulo 7.

El Paragard, un dispositivo intrauterino (en inglés, IUD) de cobre, comúnmente se asocia con períodos muy abundantes o largos, por lo que no se recomienda a mujeres que ya tienen estos síntomas. Si tienes un dispositivo intrauterino de cobre, habla con tu médico para determinar si este es el método de contracepción indicado para ti. (Ve el capítulo 13 para evaluar tus opciones).

ANÁLISIS CLÍNICOS PARA LA MENSTRUACIÓN ABUNDANTE

Cuando hay gran cantidad de flujo menstrual, es necesario hacer análisis clínicos de hormonas. Hacerte una prueba completa de función tiroidea, junto con análisis clínicos de estrógeno y progesterona, podría ayudar a determinar si existe un desequilibrio que está contribuyendo a tus síntomas. También debes evaluar si tienes anemia por falta de hierro. Recomiendo los siguientes análisis, en el día indicado del ciclo para los que son específicos de un día:

- Día 3: estradiol.
- Días 19 al 22: progesterona en suero y estradiol o prueba DUTCH (Dried Urine Test for Comprehensive Hormones).
- Prueba de función tiroidea: TSH, T3 y T4 total, T4 y T3 libre, T3 inversa, anticuerpos antiperoxidasa tiroidea y anticuerpos antitiroglobulina.
- Hemograma completo (CBC, en inglés).
- Ferritina

Menorragia (o sea, sangrado excesivo)
Lista de cotejo: cómo determinar si tu regla es demasiado abundante

Si marcas aunque sea una de estas casillas, consulta la sección de análisis clínicos (en la página 84) para que conozcas las opciones de evaluación.

- ☐ Me cambio la toalla sanitaria o un tampón grande o súper cada hora durante tres horas o más en un día.
- ☐ Lleno una copa menstrual tres veces en un día.
- ☐ Necesito usar el doble de productos menstruales para controlar el flujo.
- ☐ Me levanto por las noches a cambiar los productos para la menstruación.
- ☐ Limito mis actividades debido al flujo menstrual.
- ☐ Mi período dura más de siete días.
- ☐ Tengo coágulos de sangre mayores de 1 pulgada (2,5 cm).

QUÉ HACER AHORA MISMO

En lo que están listos los resultados de tus análisis clínicos, puedes empezar a hacer cambios importantes en la dieta y estilo de vida que propicien un flujo menstrual saludable y aumenten tu energía. Incorpora a tu dieta alimentos ricos en hierro, como las carnes rojas, las verduras, la melaza residual y, si lo toleras, el hígado. Comer alimentos ricos en B12, B6 y folato puede estimular la producción de glóbulos rojos y aumentarte la energía. Consulta los planes de comidas del Programa Brighten de 30 Días en el capítulo 12, para escoger alimentos que ayuden al metabolismo del estrógeno y repongan tus reservas de

Las células madre de la sangre menstrual

¿Sabías que la sangre menstrual es tan increíblemente poderosa que puede ayudar en la recuperación de un derrame cerebral, mejorar la función del hígado en casos de insuficiencia hepática y ayudar a sanar los pulmones después de una lesión? La sangre menstrual es rica en células madre, que son muy prometedoras en las investigaciones con animales. La sangre de la menstruación es verdaderamente poderosa. Tanto, que hace que te preguntes cómo comenzó todo el tema de avergonzarse de la regla. No permitas que nadie te diga que tu regla no es genial; tu sangre menstrual tiene superpoderes. Tiene la capacidad de sanar y hacer crecer tejidos dañados que, de lo contrario, podrían costarle la vida a alguien.

LAS REGLAS DOLOROSAS

¿No sueltas la botella de Midol todos los meses durante la regla? O quizás cancelas el gimnasio y todas las actividades sociales porque sabes que el dolor de la menstruación te va a tumbar. Los cólicos menstruales, también conocidos como dismenorrea, por lo general comienzan justo antes de la menstruación, aunque pueden empezar un poco antes y durar, en promedio, tres días. Este dolor puede estar localizado en el útero o puede irradiar hacia la espalda baja. Algunas mujeres experimentan náuseas, vómitos, dolores de cabeza y también diarreas.

Las reglas dolorosas pueden ser señal de infección, endometriosis, fibromas o quistes ováricos, pero, desde la perspectiva convencional, el dolor se considera, incorrectamente, como una parte normal de la menstruación; y a muchas mujeres preocupadas por esto a menudo no se les hace caso. Las investigaciones han demostrado que la frecuencia y duración del uso de pastillas para aplacar los cólicos menstruales graves durante la adolescencia es mayor en las mujeres a quienes más tarde se les diagnostica endometriosis. Esta es otra enfermedad que la píldora podría estar ocultando. También es importante señalar que las adherencias —tejido cicatricial común en la endometriosis— pueden ser las responsables de aproximadamente un 12 por ciento de los casos de infertilidad femenina.

¿Y cuál es la causa de estos períodos dolorosos? Las prostaglandinas. Estas sustancias químicas, similares a las hormonas, promueven la contracción del útero y, cuando hay demasiada contracción, hay dolor. Aunque la píldora anticonceptiva podría brindar alivio de los síntomas, no va a la causa subyacente, que es, a fin de cuentas, la inflamación. En realidad, al suprimir los síntomas del útero, la píldora crea inflamación en otras partes del cuerpo, lo que analizaremos más cuando tratemos la rehabilitación del intestino y abordemos cómo manejar el caos metabólico.

---

nutrientes. Asegúrate de leer la sección sobre la dominancia estrogénica que aparece más adelante en este capítulo, pues podría aplicarse a ti. Si sospechas que tienes problemas con la tiroides, lee el capítulo 7 y comienza a seguir las recomendaciones que aparecen allí.

ANÁLISIS CLÍNICOS PARA LAS REGLAS DOLOROSAS

Si las reglas dolorosas son algo reciente, hazte un hemograma completo (CBC) para descartar una infección y una prueba de gonadotropina coriónica (en inglés, hCG) para descartar un embarazo extrauterino. Tu médico podría considerar hacerte también una ecografía transvaginal para entender la causa del dolor. En mi consultorio, investigamos las causas subyacentes de la inflamación, que podrían ser las infecciones crónicas o del intestino, la regulación incorrecta de las suprarrenales, los desequilibrios de nutrientes y otros factores estresantes. Otros análisis clínicos para entender la causa raíz de los períodos dolorosos son los siguientes:

- Las suprarrenales: prueba DUTCH para suprarrenales, prueba de 4 puntos de cortisol en saliva o prueba de 4 puntos de cortisol en orina, y cortisona con DHEA-S.
- Prueba DUTCH completa: entre los días 19 y 22 de tu ciclo menstrual, hazte la prueba DUTCH. La prueba DUTCH completa incluye las hormonas suprarrenales.
- Estradiol y progesterona: entre los días 19 y 22 de tu ciclo menstrual, hazte los análisis clínicos de estradiol y progesterona.
- Ácidos grasos
- Prueba de la proteína C-reactiva ultrasensible (un marcador de inflamación).
- Niveles de magnesio en los glóbulos rojos.
- Cultivo de heces, prueba de lactulosa espirada u otra prueba del intestino (ver el capítulo 6).

QUÉ HACER AHORA MISMO

Si sospechas que hay un problema subyacente, entonces es hora de visitar a tu médico para que te realice un examen pélvico, te ordene análisis clínicos y posiblemente imágenes, como, por ejemplo, una ecografía transvaginal. Empieza a seguir una dieta antiinflamatoria usando los planes de comidas del capítulo 12. Por lo general, esta dieta comienza a surtir verdadero efecto después de dos a tres meses si el dolor causado por la regla es significativo; por esto, recomiendo usar los siguientes suplementos como parte del Programa Brighten de 30 Días para reducir la inflamación, regular las hormonas y eliminar el dolor de la regla:

- **El glicinato de magnesio** suelo recomendarlo en dosis de 300 miligramos dos veces al día antes de la menstruación y durante

¿Por qué el período me hace evacuar?

¿Alguna vez te has preguntado por qué evacuas tanto antes de la regla? Porque el cambio en las hormonas altera los movimientos del intestino. En una mujer que menstrúa naturalmente, la progesterona se eleva después de la ovulación. La progesterona reduce la motilidad y puede causar estreñimiento cuando se eleva (razón por la cual al principio del embarazo puede ser difícil evacuar). Justo antes de la regla, los niveles de progesterona disminuyen, lo que permite la prolongación del tiempo de tránsito intestinal, o, en otras palabras, hacerte evacuar más.

Las prostaglandinas, esas moléculas similares a hormonas que estimulan la contracción del útero para que libere el revestimiento del endometrio, también estimulan las contracciones del colon, con la consecuencia de evacuaciones más frecuentes antes de la regla.

---

los primeros tres días. Durante el resto del mes, 300 miligramos cada noche.

- El **aceite de magnesio** se puede usar para dar masajes en el abdomen la noche antes de cuando esperas tener cólicos menstruales y mientras los tengas.
- El nombre **corteza de calambre** no es una coincidencia. Es una hierba eficaz para los calambres menstruales. Suelo recomendar 1 cucharadita de tintura dos a tres veces al día, comenzando dos días antes de la fecha en que esperas la regla y mientras duren los cólicos.
- El **ácido graso omega-3**, en una dosis aproximada de 2000 miligramos diarios, consigue el efecto antinflamatorio. Las mujeres que atiendo en mi clínica comúnmente informan que

deben consumirlos por dos ciclos antes de sentir los beneficios. Varios estudios respaldan el uso de aceite de pescado para reducir los cólicos menstruales.

- La **vitamina E** reduce la cantidad de prostaglandinas que produce el cuerpo. En una dosis de 400 UI se ha demostrado que es eficaz para los cólicos.

- Se ha comprobado que la **vitamina B1 (tiamina)**, en una dosis de 100 miligramos, dos veces al día, ayuda con los calambres musculares y el cansancio, efectos secundarios de la insuficiencia de tiamina. Recomiendo tomarla como parte de un complejo B.

Además de tomar los suplementos, aplicar calor al abdomen puede aliviar los calambres. Procura usar una bolsa de agua caliente sobre la parte baja del abdomen, pero asegúrate de no dejarla mucho tiempo (más de veinte minutos), pues podría causarte problemas de circulación. También podrías tratar la acupresión, que puede ayudar no solo con los cólicos sino también con el dolor de espalda baja que puedas tener durante el ciclo menstrual.

Menstruaciones escasas

Tenía una amiga que siempre presumía de que sus reglas solo duraban un par de días y que un protector diario era suficiente. Y, si bien una menstruación fácil puede parecer algo fabuloso, en realidad es una señal de desequilibrio hormonal. Si tu regla dura menos de tres días, o necesitas poco más que un protector diario durante el período, entonces puede que no tengas suficiente estrógeno. Si los niveles de estrógeno están bajos, también podrías tener sequedad vaginal, trastornos del sueño, infertilidad y hasta pechos caídos.

Un nivel bajo de estrógeno es un cambio normal en las mujeres posmenopáusicas, pero si no estás ni remotamente cerca de la menopausia, entonces llegó la hora de hacer una investigación de la causa raíz y visitar a tu médico. Algunas causas comunes de un nivel bajo de estrógenos son las dietas bajas en grasas o vegetarianas, el ejercicio excesivo, el peso corporal bajo, la insuficiencia ovárica primaria y el síndrome posanticonceptivos.

ANÁLISIS CLÍNICOS PARA LAS MENSTRUACIONES ESCASAS

Los análisis clínicos de hormonas pueden determinar cuáles son tus niveles de estrógeno durante el ciclo menstrual. Podría ser útil obtener muestras de tus hormonas durante todo el mes con la prueba DUTCH Cycle Mapping o alguna otra. Los siguientes son algunos análisis clínicos rutinarios que también puedes considerar:

- Estradiol, hormona estimulante del folículo (FSH) y hormona luteinizante (LH): el día 3 del ciclo menstrual, hazte la prueba de estradiol.
- Progesterona: entre los días 19 y 22 de tu ciclo menstrual, hazte la prueba de progesterona.

QUÉ HACER AHORA MISMO

Si llevas una dieta baja en grasas, ¡suspéndela! Las grasas te convienen y con ellas fabricas tus hormonas. Usa la guía de grasas saludables de la página 298 y comienza a incorporar a tu alimentación grasas que promuevan la producción de hormonas.

Si has tomado la píldora, no importa por cuánto tiempo, considera tomar un complejo vitamínico prenatal o unas multivitaminas (ver las recomendaciones en el capítulo 12). La píldora mengua algunos nutrientes clave necesarios para producir estrógeno y equilibrar las hormonas.

Retraso en los períodos o períodos irregulares

¿Nunca sabes cuándo te llegará la regla? ¿Te da la impresión de que aparece cuando le da la gana? Varias razones pueden explicar la irregularidad o el retraso en la menstruación, pero la razón principal que siempre hay que descartar es el embarazo. Si estás activa sexualmente y se te retrasa la regla, hazte un rápido test de orina casero para estar segura y no pienses erróneamente que solo porque usas anticonceptivos hormonales no puedes quedar embarazada, porque puede suceder y, en efecto, sucede. Si quieres saber cuán eficaz es tu método de control de la natalidad, ve al cuadro del capítulo 13 (página 382).

El estrés, ya sea físico o mental, puede causar un retraso de la ovulación y de tu regla. Cuando el estrés es mucho, la mujer podría perder el período por completo. Otros padecimientos que pueden contribuir a esto son el síndrome del ovario poliquístico, la perimenopausia, el período posterior al parto, la diabetes y la enfermedad celíaca.

ANÁLISIS CLÍNICOS PARA RETRASOS EN EL PERÍODO O PERÍODOS IRREGULARES

Analizar lo siguiente puede ayudar a determinar la causa de tus períodos irregulares o retrasados:

- Análisis clínico de las suprarrenales (prueba de 4 puntos de cortisol en saliva, o prueba de 4 puntos de cortisol en orina y cortisona con DHEA-S).
- DHEA-S
- Estradiol, hormona estimulante del folículo (FSH) y hormona luteinizante (LH): en el día 3 del ciclo menstrual, hazte la prueba de estradiol.
- Prueba de insulina en ayunas, examen de glucemia en ayunas y hemoglobina glucosilada (A1C).
- *Prueba de embarazo*
- Progesterona (muestra tomada de 5 a 7 días después de la ovulación; te hará falta un kit de prueba de ovulación para esto).

- Globulina fijadora de hormonas sexuales (SHBG).
- Testosterona (total y libre)
- Prueba de función tiroidea: TSH, T4 total, T3 total, T4 y T3 libre, T3 inversa.
- Anticuerpos antiperoxidasa tiroidea (anti-TPO) y anticuerpos antitiroglobulina.
- Vitamina D

QUÉ HACER AHORA MISMO

Poner en práctica las recomendaciones de alimentación y estilo de vida del Programa Brighten de 30 Días, junto con los suplementos correctos puede ayudarte a regular el ciclo.

Ciclos cortos

Si te llega la regla antes de veintiún días, entonces es hora de pedirle a tu cuerpo un poco más de espacio entre períodos. Lo más pronto que te puede llegar la próxima regla es veintiún días, pero, si estamos hablando de un ciclo saludable, serían por lo menos veintiséis días. Contamos desde el día uno de tu primer período hasta el día uno del siguiente. Menos de veintiún días se conoce como insuficiencia luteínica. Puede que no hayas ovulado o puede que tu cuerpo lúteo no se haya formado correctamente, lo que lleva a una insuficiencia de progesterona. Si todavía no lo has hecho, contesta el cuestionario de hormonas del capítulo 1 (página 23) para determinar si tienes síntomas de progesterona baja.

ANÁLISIS CLÍNICOS PARA LOS CICLOS CORTOS

Si tienes ciclos cortos, considera hacer los siguientes análisis clínicos:

- Prueba DUTCH

- Estradiol, hormona estimulante del folículo (FSH) y hormona luteinizante (LH). En el día 3 del ciclo menstrual, hazte la prueba de estradiol.
- Kit de predicción de la ovulación (OPK, en inglés). Entre los días 10 y 15 de tu ciclo, usa un kit de predicción de la ovulación para determinar si estás ovulando.
- Progesterona: hazte la prueba de progesterona de cinco a siete días después de la ovulación.
- Prueba de función tiroidea: TSH, T4 total, T3 total, T4 y T3 libre, T3 inversa, anticuerpos antiperoxidasa tiroidea (anti-TPO) y anticuerpos antitiroglobulina).
- Anticuerpos contra la 21-hidroxilasa.
- Vitamina D

Monitorear la temperatura basal a diario puede proporcionar información sobre el momento de la ovulación. Véase el capítulo 13 sobre este método natural de planificación familiar y cómo obtener estos importantes datos. Tu médico podría recomendar una ecografía para ver si ovulaste y si hay un cuerpo lúteo. También podría recomendar una biopsia del endometrio para evaluar el efecto de la progesterona en su revestimiento.

QUÉ HACER AHORA MISMO

Si no le sigues la pista a tu ciclo, empieza a hacerlo ahora. Debes llevar cuenta de tus síntomas, incluida la ovulación, para que entiendas qué podría estar sucediendo.

Usar el suplemento herbal *Vitex agnus-castus*, o ballas del agnocasto, comenzando el día después de la ovulación hasta dos días después del comienzo de la menstruación, puede ayudar a algunas mujeres a alargar su ciclo. El *Vitex* funciona estimulando la comunicación entre el cerebro y los ovarios para promover la producción de progesterona.

Deberás usarlo durante tres meses, por lo menos, para sentir su efecto. Algunas mujeres ven cambios después de un ciclo, pero la mayoría en realidad lo notan después de tres o cuatro meses.

La salud de las suprarrenales también podría ser la causa de los niveles bajos de progesterona. Considera comenzar a tomar Dr. Brighten Adrenal Support para nutrir las suprarrenales y promover una progesterona saludable. Puedes aprender más acerca de la salud de las suprarrenales en el capítulo 7.

Ausencia del período (amenorrea)

La amenorrea puede clasificarse como primaria o secundaria: la amenorrea primaria se da cuando nunca has tenido la regla y tienes quince años o más; la amenorrea secundaria es cuando la regla ha faltado por más de tres meses si has tenido ciclos menstruales regulares, o seis meses si has tenido ciclos menstruales irregulares. Las causas más comunes de la amenorrea secundaria son las siguientes:

- **El síndrome posanticonceptivos (amenorrea posterior a la pastilla anticonceptiva):** cubrimos este tema a profundidad en el capítulo 3, y recordarás que algunas mujeres pierden la regla cuando dejan la píldora.
- **Amenorrea por disfunción del hipotálamo:** entre veinticinco y treinta y cinco por ciento de los casos de amenorrea secundaria se deben a una reducción de la hormona liberadora de gonadotropinas (sigla en inglés, Gn-RH). La GnRH es la que le indica a la pituitaria que produzca hormona foliculoestimulante y hormona luteinizante, lo que tiene como consecuencia la maduración del óvulo y la ovulación. Pero cuando la GnHR no funciona como es debido, las mujeres no experimentan el desarrollo del folículo; los picos preovu-

latorios de hormona luteinizante (recuerda que esta provoca la ovulación), y los niveles de estrógeno por lo general están bajos.

- **Disfunción de la pituitaria:** esto sucede en cerca de 17 por ciento de los casos, y el problema más común es la hiperprolactinemia, o niveles elevados de prolactina. La prolactina es la hormona que hace que las mujeres produzcan leche materna, pero también puede elevarse con el hipotiroidismo o con un prolactinoma, que es un tumor benigno en el cerebro.

- **Disfunción ovárica:** esto ocurre en alrededor de 40 por ciento de las mujeres que pierden el período; 30 por ciento debido al síndrome del ovario poliquístico y el 10 por ciento restante debido a insuficiencia ovárica primaria. El origen también podría ser autoinmunitario, así que se puede comenzar con una prueba de anticuerpos contra la 21-hidroxilasa, que también se usa para diagnosticar la enfermedad de Addison (esta enfermedad también puede atacar los ovarios). Tu médico podría evaluar tu reserva ovárica haciendo un contaje de hormona antimülleriana (en inglés, AMH) y un recuento de folículos mediante una ecografía transvaginal. Estos dos biomarcadores ofrecen mucha información acerca de la fertilidad de las mujeres y el envejecimiento de los ovarios. Las mujeres que están cerca de la menopausia tienen valores bajos en estos análisis clínicos.

- **Hipotiroidismo:** aunque se estima que solo uno por ciento de los casos de amenorrea se deben a esto, es importante reconocer que el hipotiroidismo en las mujeres está infradiagnosticado. Si no tienes regla, entonces es obligatorio hacerte una prueba diagnóstica completa de la tiroides.

ANÁLISIS CLÍNICOS PARA LA AMENORREA

Si has perdido el período, recomiendo que consideres hacerte los siguientes análisis clínicos:

- Tomografía por resonancia magnética (MRI) del cerebro.
- Prueba de enfermedad celíaca: anticuerpo antitransglutaminasa (tTG-IgA), IgA antiendomisio (EMA-IgA), anticuerpos contra péptidos de gliadina desamidada (DGP-IgA e IgG).
- Prueba de anticuerpos Cyrex Array 5.
- Prueba de suprarrenales de DUTCH o de DiagnosTechs.
- Testosterona total y libre, y globulina fijadora de hormonas sexuales (SHBG).
- Hemoglobina glucosilada (A1C), prueba de insulina en ayunas y examen de glucemia en ayunas.
- Estradiol, hormona estimulante del folículo (FSH) y hormona luteinizante (LH).
- Prueba de embarazo.
- Prolactina
- Prueba de función tiroidea: TSH, T3 y T4 total, T4 y T3 libre, T3 inversa, anticuerpos antiperoxidasa tiroidea y anticuerpos antitiroglobulina.
- Anticuerpos contra la 21-hidroxilasa.

QUÉ HACER AHORA MISMO

En lo que obtienes los resultados de estos análisis clínicos, comienza el Programa Brighten de 30 Días y toma multivitaminas, para asegurarte de que obtienes los nutrientes que tu cuerpo necesita para producir hormonas y reparar los tejidos. También recomiendo poner en práctica el ciclo de las semillas (ver la página 344) y ajustar el ritmo circadiano (ver la página 312).

Dolor o sangrado durante las relaciones sexuales

No, el dolor o sangrado durante las relaciones sexuales *no* es normal. Sí, se supone que debes disfrutar del sexo. Lamentablemente, muchas mujeres que toman la píldora anticonceptiva desarrollan sequedad vaginal y otros problemas que pueden hacer que el sexo no sea agradable. La dispareunia, o el dolor o sangrado durante las relaciones sexuales, puede deberse a varias razones. La incomodidad o ardor durante el sexo podría indicar una insuficiencia de estrógeno, una candidiasis u otro tipo de infección. El vaginismo es un espasmo de los músculos de la vagina que puede hacer doloroso el sexo. Por lo general, las mujeres que tienen este problema también sienten dolor cuando se insertan un tampón y durante los exámenes ginecológicos. La vulvodinia es un dolor crónico que afecta los genitales externos. Las investigaciones han demostrado que las mujeres que comienzan a tomar la píldora antes de los dieciséis años tienen nueve veces más probabilidades de desarrollar vulvodinia que las que nunca la han tomado. Esto se debe a la alteración de las hormonas naturales. Si las relaciones sexuales profundas te producen dolor, esto podría deberse a problemas de anatomía o posición, pero también podría ser un síntoma de endometriosis, de quistes ováricos, de fibromas, de infecciones o de otra afección. Si sangras profusamente después de las relaciones, esto podría ser un signo de infección, cáncer o una inflamación del cuello de la matriz. Recomiendo que hagas cita con tu médico para hablarlo.

QUÉ HACER AHORA MISMO

Usa lubricación suficiente y que sea del tipo *clean*. Si tienes sequedad vaginal, prueba un supositorio de 400 UI de vitamina E. Hazle un agujero a la punta del supositorio e insértalo en la vagina, para que esas células se hinchen y estén más saludables. *Advertencia: esto hará que el condón*

Manchado premenstrual o sangrado a mitad del ciclo

Aunque el sangrado a mitad del ciclo puede ser benigno, también puede ser síntoma de algo mucho más grave, como un fibroma, una infección, endometriosis o cáncer. También puede ser síntoma de embarazo, así que considera hacerte estos análisis clínicos si tienes sangrado entre períodos y estás preocupada:

- Prueba de embarazo.
- Progesterona: entre los días 19 y 22 de tu ciclo menstrual, hazte la prueba de progesterona.
- Prueba de función tiroidea.
- Ecografía transvaginal.

Es importante que esto lo investigue un médico. Mientras investigas la causa raíz, prueba el agnocasto y comienza a tomar Adrenal Support para optimizar la producción de cortisol y de progesterona. También es importante que fomentes la producción de progesterona, como se describe en la página 321.

---

no funcione. También recomiendo usar la información contenida en este libro una vez sepas la causa. Seguir las recomendaciones de un fisioterapeuta del suelo de la pelvis también podría ser muy beneficioso.

Síndrome premenstrual (en inglés, PMS)

El síndrome premenstrual, un término en torno al cual se han hecho muchos chistes, no es ningún chiste si tienes que lidiar con él. Los síntomas del síndrome premenstrual son los cólicos, la hinchazón, la sensibilidad en los senos, los dolores de cabeza, los problemas para dormir, los antojos de azúcar, la irritabilidad, la ansiedad, la depresión y los cambios de humor drásticos. Se trata de un síndrome, lo que significa que puedes tener algunos o todos los síntomas, igual que con el síndrome posanticonceptivos. Y al igual que con el síndrome posanticonceptivos, hay muchos críticos que todavía sugieren que no es real.

El síndrome premenstrual puede ser debilitante y aunque *tú* puedes culpar a las hormonas, mejor que nadie más diga nada acerca de las hormonas cuando lo estás experimentando. Como muchas mujeres, yo pensaba que el síndrome premenstrual es parte normal de ser mujer. Pero no tiene que ser así. El problema de pasar por alto estos síntomas y tomarse un ibuprofeno o tomar la píldora anticonceptiva para remediarlos es que no llegas a la raíz de su causa. El síndrome premenstrual se origina en una desregulación hormonal, por lo general la dominancia estrogénica, que será el próximo tema que vamos a explorar.

QUÉ HACER AHORA MISMO

El estrógeno te hace retener agua. Si notas que estás reteniendo agua o te sientes hinchada antes de la regla, el diente de león te puede ayudar a eliminar el exceso de agua de forma natural. Puede tomarse en infusión, puede comerse en ensalada, o puede usarse como tintura. Como verás en el capítulo 7, la salud de las suprarrenales es la base de la salud de las hormonas sexuales. Adrenal Support puede ayudar a optimizar la función de las suprarrenales para regular la producción de cortisol y de progesterona.

Si te sientes ansiosa, usa tintura de flor de la pasión junto con respiración profunda. Toma 1 o 2 goteros de la tintura cuando comiences a sentirte ansiosa. Si el problema es el estado de ánimo decaído, sal con amigos y mueve el cuerpo, para que sigas motivada y uses las endorfinas para combatir lo que está sucediendo con las hormonas.

Si tienes dificultad para dormir antes del período, prueba uno de mis suplementos, el Adrenal Calm, que contiene fosfatidilserina, que ha demostrado que reduce el colesterol, y hierbas que nutren el sistema nervioso parasimpático (el sistema de «descanso y digestión»). Si tienes antojos endiablados de azúcar, sal o carbohidratos una o dos semanas antes de tu regla, refiérete al capítulo 7 y muéstrales un poco de amor a tus suprarrenales de inmediato. También es señal de que debes consumir más proteínas, que te suministrarán triptófano, un precursor de la serotonina, neurotransmisor del sueño. Ingerir una cantidad adecuada de vitaminas B también puede ayudar. Y si la ansiedad por comer azúcar es muy intensa y te está sacando de quicio, ve a la página 303, donde encontrarás estrategias para lidiar con ella.

Si padeces de síntomas del síndrome premenstrual todos los meses, hay varios tratamientos naturales que te pueden ayudar. Las dietas altas en azúcar, carbohidratos refinados, carnes no orgánicas, lácteos y cafeína pueden exacerbar el síndrome, pero una dieta baja en estos alimentos, en combinación con más verduras, grasas saludables y fibra te ayudará a regular las hormonas y a reducir tus síntomas. Haz lo siguiente para ayudar a eliminar el síndrome premenstrual:

- **Toma glicinato de magnesio.** Suelo recomendar 300 miligramos dos veces al día diariamente por siete días antes de la menstruación y durante los primeros tres días. Para el resto del mes, 300 miligramos cada noche.

- **Come más fibra.** Ingiere por lo menos 25 gramos de fibra todos los días.

- **Reduce la inflamación.** La inflamación aumenta la actividad de la aromatasa, una enzima que convierte la testosterona en estrógeno. Los niveles altos de estrógeno y bajos de testosterona te harán sentir de mal humor, llorosa y apática; es decir, los síntomas del síndrome que están relacionados con el estado de ánimo. (Nota al margen: el deseo sexual también va a desaparecer). ¿Cómo se reduce la inflamación? Consumiendo una dieta antinflamatoria, cúrcuma y ácidos grasos omega-3 (más información sobre este tema en el capítulo 6). Además de mejorar tu estado de ánimo, reducir la inflamación también va a ayudar con los cólicos, el dolor de espalda baja y el cansancio.

- **Controla el estrés.** El estrés puede tener un efecto enorme en el cuerpo y en la salud intestinal, como verás en el capítulo 6. Ve a la página 348 para información detallada sobre prácticas que reducen el estrés.
- **Regula la insulina.** Elimina los alimentos altos en azúcares y carbohidratos simples, y en su lugar, come grasas saludables y proteínas. Tanto la fibra dietética como hacer entrenamiento de fuerza con regularidad también ayudan a normalizar la insulina y la glucosa en la sangre.
- **Prueba el Vitex.** Toma *Vitex* desde el día 15 hasta el día 28 de tu ciclo.
- **Acaba con la dominancia estrogénica.** Ve la siguiente sección.

¿Qué es la dominancia estrogénica?

Si tus síntomas de síndrome premenstrual son graves, es muy probable que tengas dominancia estrogénica. La dominancia estrogénica es uno de los desequilibrios hormonales más extendidos entre mis pacientes, porque el estrés y el medio ambiente afectan en gran medida los niveles hormonales. Las mujeres piensan que es algo de lo que no tendrán que preocuparse antes de la perimenopausia. Pero la dominancia estrogénica es realmente común y puede afectar a cualquiera de nosotras en cualquier momento.

El estrógeno no es malo en sí mismo. Ninguna hormona es mala; pero tienen que estar equilibradas. Cuando tienes demasiado estrógeno, podrías tener dolores de cabeza, aumento de peso, senos sensibles, períodos abundantes, irritabilidad y cambios de humor drásticos. La dominancia estrogénica es la causa subyacente del aumento de peso en las caderas, nalgas y muslos, porque el estrógeno estimula las células adiposas a almacenar más grasa y además provoca una reducción en la hormona tiroidea disponible.

Existen dos tipos de dominancia estrogénica: la franca y la relativa. Hablamos de dominancia estrogénica franca cuando tienes demasiado estrógeno y punto. La relativa es cuando tienes demasiado estrógeno en relación con la cantidad de progesterona; esto se puede deber a anovulación o a problemas de las suprarrenales.

¿QUÉ CAUSA LA DOMINANCIA ESTROGÉNICA?

Vivimos tiempos interesantes. Recibimos más sustancias químicas en el cuerpo que las que jamás hayamos experimentado desde el punto de vista generacional. ¿Ese pintalabios rojo vivo que te pusiste esta mañana? Tiene sustancias químicas. ¿El gel de baño que tanto te gusta y huele a vainilla? Tiene sustancias químicas. Ya sé; es un verdadero

---

La píldora y el aumento de peso

Cuando comenzaste a tomar la píldora, ¿también empezaste a aumentar de peso? ¡Yo sí! Quizás al comienzo fue gradual, pero luego empezaste a tener problemas para abrocharte los jeans. Entonces, un día te pesaste y dijiste: ¡Santo cielo, he engordado 5 kilos! Los estudios dicen que la píldora anticonceptiva provoca un aumento de peso mínimo, pero algunas mujeres informan este efecto secundario, y, de hecho, está mencionado como efecto secundario en los prospectos. El aumento de peso se debe, con frecuencia, a la retención de líquidos... y a todo ese estrógeno.

El alcohol y la dominancia estrogénica

No culpes a la mensajera, por favor, pero el alcohol afecta la dominancia estrogénica. De hecho, una bebida alcohólica puede elevar los niveles de estrógeno en 10 por ciento porque dificulta la función del hígado, que es responsable de procesar todo el estrógeno, trabajo que tendrá que esperar en lo que procesa primero el alcohol. Cuando las hormonas no funcionan bien, a veces se piensa que lo único que va a arreglarte el día es una copa de vino en la tarde, y esto puede empeorar los niveles de estrógeno. Si regulas las hormonas, no vas a necesitar el alcohol para aliviar el estrés. Te lo prometo.

---

fastidio. Entre los limpiadores faciales, los cosméticos y los productos para el cabello, estamos expuestas a muchas sustancias químicas todos los días. Estamos expuestas a ellas en los productos de higiene personal, en el entorno y hasta en los alimentos.

Estas sustancias químicas son una de las principales causas de la dominancia estrogénica. La alimentación es extremadamente importante, porque los pesticidas rociados en las frutas y las verduras odian a las hormonas. Les dan una paliza y bloquean los receptores, y son unos abusadores. Las carnes y la soya también contribuyen a la dominancia estrogénica, porque a los animales de cría se les dan muchos granos, hormonas y antibióticos inflamatorios, que luego entran a nuestro organismo cuando los consumimos. Eres, en verdad, lo que comes: lo que consumes se convierte en las células de tu cuerpo. Procura conseguir los productos agrícolas de fincas orgánicas o cultívalos tú, y siempre compra carnes orgánicas de ganado alimentado con hierba para evitar exponerte a sustancias químicas que interfieren con las hormonas. Además, evita comprar alimentos almacenados en latas cargadas de BPA, beber agua de botellas plásticas, cocinar con teflón y usar espátulas plásticas; todas estas cosas pueden introducir más sustancias químicas en el cuerpo. La mayoría de las cosas que seguro usas para cocinar más fácilmente tienen un precio (ver la lista de Recursos para sugerencias de formas de cocinar más inocuas para las hormonas).

Se puede lidiar con las otras causas de la dominancia estrogénica, incluidos el estrés y la salud del intestino, siguiendo los siguientes pasos.

PASOS PARA REGULAR EL ESTRÓGENO AHORA MISMO

Aunque la dominancia estrogénica puede hacerte sentir infeliz, es reversible. Además de prestarles atención a las sustancias químicas a las que estás expuesta en tu entorno, recomiendo que hagas lo siguiente: antes que nada, reduce el estrés y céntrate en dormir suficiente (pasos 4 y 5). Poniendo en práctica estos pasos, mejorarás el equilibrio entre estrógeno y progesterona, y comenzarás a regular todo el sistema hormonal.

1. **Rehabilita el intestino.** Una vez el hígado procesa el estrógeno para eliminarlo, le corresponde al intestino excretarlo. Si sufres de estreñimiento, es probable que eso no esté sucediendo y que el estrógeno esté volviendo a circular en tu cuerpo. (Como mencioné antes, cubriré el tema del intestino en el capítulo 6).

2. **Dale cariño al hígado.** El hígado se encarga de preparar el estrógeno para eliminarlo del cuerpo. Procura comer proteínas de calidad, mucho ajo y cebollas, y por lo menos 3 tazas de vegetales crucíferos a la semana. Además, toma una vitamina de complejo B. (Para más información sobre maneras de darle cariño al hígado, refiérete al capítulo 5).

3. **Come fibra.** Procura consumir por lo menos 25 gramos de fibra al día comiendo una buena cantidad de verduras y frutas. La fibra mantendrá la regularidad intestinal y ayudará a elimi-

nar los residuos, incluidos los estrógenos innecesarios. (Ver en el capítulo 6 más detalles sobre los beneficios de la fibra).

4. **Estrésate menos.** Ya sé que es más fácil decirlo que hacerlo. Pero toda esa tensión está arruinando tu estado de ánimo, tus hormonas y tu vida. Cuando tienes estrés, produces más cortisol, y esto significa que no fabricas tanta progesterona, y caes en la dominancia estrogénica relativa. Cuando estás superestresada, quizás no ovules, o puede que ovules más tarde en el ciclo. Así de importante puede ser el efecto del estrés en tu cuerpo. (Ver el capítulo 9 y «Prácticas para reducir el estrés» en la página 348).

5. **Duerme.** Procura dormir no menos de siete horas todas las noches. Tu cuerpo lo necesita y tus hormonas lo exigen. Podrías considerar usar lentes de protección contra la luz azul, una o dos horas antes de acostarte, para ayudarte a descansar y cambiar tus hormonas a un estado más favorable al sueño. (En el capítulo 11 encontrarás guías para restablecer el ritmo circadiano).

6. **Toma un suplemento que refuerce el estrógeno.** Considera usar un producto combinado que te provea de D-glucarato de calcio, diindolilmetano (DIM) y extracto de semillas de brócoli, que ayudarán a llevar el estrógeno a las vías adecuadas para eliminarlo del cuerpo. (Prueba Balance, que es mi propia versión; ver la lista de Recursos en la página 440).

Para determinar si tus síntomas pueden ser señal de dominancia estrogénica, contesta el cuestionario de la página 23.

Remedios para los problemas con la regla

Problema	Tipo de suplemento	Cómo tomarlo	Marcas recomendadas
Dominancia estrogénica	Diindolilmetano (DIM)	100 mg diarios	Dr. Brighten Balance o Integrative Therapeutics
	D-glucarato de calcio	400 mg diarios	Dr. Brighten Balance o Xymogen
	Probiótico	Según indicado	Microbiome Labs, Klaire Labs o Designs for Health
Período abundante o prolongado	Bisglicinato ferroso	18-30 mg diarios	Dr. Brighten Prenatal Plus, Designs for Health o Thorne
	Complejo vitamínico B	Según indicado	Dr. Brighten B-Active Plus, Innate o Designs for Health
	Cúrcuma	1 g diario	Dr. Brighten Turmeric Boost o Integrative Therapeutics
	Diindolilmetano (DIM)	100 mg diarios	Dr. Brighten Balance o Integrative Therapeutics
	D-glucarato de calcio	400 mg diarios	Dr. Brighten Balance o Xymogen
Período doloroso	Magnesio (glicinato o citrato)	300-600 mg diarios	Dr. Brighten Magnesium Plus o Klaire Labs
	Corteza de calambre	1 cucharadita dos o tres veces al día dos días antes del período y mientras tengas cólicos	Wise Woman Herbals
	Ácido graso omega-3	1500-2000 mg diarios	Dr. Brighten Omega Plus o Nordic Naturals ProEPA Xtra
	Cúrcuma	1 g diario	Dr. Brighten Turmeric Boost o Integrative Therapeutics

Remedios para los problemas con la regla

Problema	Tipo de suplemento	Cómo tomarlo	Marcas recomendadas
Período escaso	Multivitaminas o vitamina prenatal	2 cápsulas dos veces al día	Dr. Brighten, Innate o Seeking Health
	Vitamina D	2000 UI diarios o según resultados de análisis	Dr. Brighten Vitamin D3/K2 o Thorne
Retraso en el período o período irregular	Apoyo hormonal integral (B6, B12, folato, DIM, extracto de brócoli, D-glucarato de calcio, extracto de té verde, cohosh negro (*Cimicifuga racemosa*), *Vitex*, resveratrol, magnesio y crisina	2 cápsulas dos veces al día o según indicado	Dr. Brighten Balance, Thorne o Integrative Therapeutics
Período corto	*Vitex* / agnocasto	Según indicado en un producto combinado o, en tintura, 60 gotas dos veces al día en la fase lútea	Dr. Brighten Balance o Wise Woman Herbals
	Apoyo a las suprarrenales	3 cápsulas en la mañana	Dr. Brighten Adrenal Support

Remedios para los problemas con la regla

Problema	Tipo de suplemento	Cómo tomarlo	Marcas recomendadas
Ausencia de período	multivitaminas o vitamina prenatal	Según indicado	Dr. Brighten, Innate Seeking Health
	Comenzar el protocolo de suplementos Brighten (ver la página 331)		
Manchado a mitad de ciclo	Vitex / agnocasto	Según indicado del producto combinado o, en tintura, 60 gotas dos veces al día en la fase lútea	Dr. Brighten Balance o Wise Women Herbals
	Apoyo a las suprarrenales	3 cápsulas en la mañana	Dr. Brighten Adrenal Support

Remedios para los problemas con la regla

Problema	Tipo de suplemento	Cómo tomarlo	Marcas recomendadas
Síndrome premenstrual	Tintura de diente de león (retención de líquidos)	60 gotas diariamente	Wise Woman Herbals
	Flor de la pasión (ansiedad)	60 gotas de tintura	Wise Woman Herbals
	Adrenal Calm (perturbaciones del sueño)	3 cápsulas en la noche	Dr. Brighten Adrenal Calm
	Glicinato de magnesio	300-600 mg al acostarse	Dr. Brighten Magnesium Plus o Klaire Labs
	Complejo vitamínico B	1 cápsula diaria	Dr. Brighten B-Active Plus, Innate o Designs for Health
	Apoyo hormonal integral (B6, B12, folato, DIM, extracto de brócoli, D-glucarato de calcio, extracto de té verde, cohosh negro (*Cimicifuga racemosa*), *Vitex*, resveratrol, magnesio y crisina	Según indicado	Dr. Brighten Balance, Thorne o Integrative Therapeutics
	Apoyo a las suprarrenales	3 cápsulas en la mañana	Dr. Brighten Adrenal Support

Puntos clave: recupera el período

- La causa más común de las reglas abundantes o prolongadas es la dominancia estrogénica y la enfermedad tiroidea.

- Si tienes menstruaciones abundantes o prolongadas, incorpora alimentos ricos en hierro a tu dieta y alimentos ricos en B12, B6 y folato.

- Las reglas muy dolorosas pueden ser señal de infección, endometriosis, fibromas o quistes ováricos y no deben ignorarse.

- El magnesio, la corteza de calambre, el aceite de pescado, la vitamina E y la tiamina pueden ayudar con los cólicos menstruales.

- Si tienes menstruaciones cortas o escasas, esto podría deberse a una dieta baja en grasas o vegetariana, o a ejercicio excesivo.

- El retraso en la regla o los períodos irregulares pueden deberse al estrés, y también al embarazo. El *Vitex*, o balla del agnocasto, puede ayudar a alargar los ciclos cortos y reducir los síntomas del síndrome premenstrual.

- Las causas más comunes de la ausencia de la regla son el síndrome posanticonceptivos, la amenorrea hipotalámica funcional, la disfunción de la pituitaria, la disfunción de los ovarios y el hipotiroidismo.

- El manchado a mitad del ciclo puede ser síntoma de fibromas, infección, endometriosis, cáncer o embarazo.

- La dominancia estrogénica es muy común, y una de sus causas principales es aquello a lo que te expones en tu entorno, junto con el estrés y la salud intestinal.
- Los seis pasos para regular el estrógeno son los siguientes: rehabilitar el intestino, darle cariño al hígado, comer fibra, estresarse menos, dormir y tomar un suplemento de apoyo al estrógeno.

SEGUNDA PARTE

TU CUERPO CUANDO TOMAS LA PÍLDORA

CAPÍTULO 5

EL ABC DE LA DESINTOXICACIÓN HORMONAL

Maya, una de mis pacientes, vino a verme por primera vez cuando tenía veintisiete años. Había comenzado a usar la píldora anticonceptiva cuando se fue a hacer estudios universitarios, porque su médico le dijo que era lo más apropiado. Al terminar la universidad, todavía no había comenzado a tener relaciones sexuales, pensó «¿Por qué estoy tomando esto?», y decidió dejarla. Tres meses después, no podía controlar la grasa en la piel y, seis meses después, tuvo un caso grave de acné quístico y de acné en la espalda. Maya pertenecía al equipo de natación, así que le avergonzaba mucho tener toda la espalda cubierta de acné. Desesperada, consultó a un dermatólogo y comenzó a usar Accutane (un tratamiento para el acné grave). Terminó tomando antibióticos también durante un período, pero advirtió que, en realidad, nada le quitaba el acné de forma definitiva. Comenzó a tomar de nuevo la píldora en un momento de desesperación, cuando su ginecólogo sugirió que volver a tomarla le arreglaría la piel. ¿Qué sucedió? Que la piel no le mejoró mucho. El acné no daba tregua y el estado de ánimo de Maya comenzó a decaer. Ya no le motivaba hacer las cosas que le gustaban.

La inicié en el Programa Brighten de 30 Días, que incluye una desintoxicación hepática (del hígado) de dos semanas. Le encantó que la piel le mejorara en un 80 por ciento. Estaba preparada para dejar el anticonceptivo hormonal. Después de terminar el paquete de píldoras, repitió la desintoxicación del hígado, lo que finalmente le quitó el acné de la espalda que la había mortificado durante años. La píldora le había afectado las hormonas y sobrecargado el hígado y, cuando la dejó por primera vez, tuvo un rebote androgénico (del que hablaremos más en el capítulo 8), que contribuyó al acné.

Cuando mis pacientes llegan con desregulación hormonal o síntomas de síndrome posanticonceptivos, como, por ejemplo, piel grasa y acné, malestar estomacal, síndrome premenstrual agudo o reglas abundantes y dolorosas, el hígado es una de las primeras áreas que atendemos. El hígado es clave en el metabolismo, la desintoxicación, la absorción de nutrientes, el equilibrio de la glucosa en la sangre y la función del sistema inmunitario. Es una especie de héroe olvidado del cuerpo. Todos pensamos en él con relación a la desintoxicación del alcohol y los medicamentos, pero se nos olvida que también procesa las hormonas.

El hígado es uno de los órganos de desintoxicación que elimina las hormonas que el cuerpo ya no necesita, y eso incluye las hormonas sintéticas de la píldora anticonceptiva. Esto puede querer decir que el hígado «se agobia» bastante cuando tomas la píldora. Apoyar al hígado mediante un protocolo de desintoxicación es un paso esencial para recuperar la salud hormonal y una forma rápida de comenzar a sentirse mejor. Recomiendo desintoxicar el hígado enseguida, pues hacerlo puede producir el cambio más notable desde el punto de vista de la salud hormonal. Si no hay nada más que puedas hacer, una desintoxicación de dos semanas mejorará tu estado de ánimo y tu energía, y te ayudará a perder peso. Y si continúas con la píldora, debes hacerla cada tres o cuatro meses.

La desintoxicación no tiene que ver solo con lo que hace el hígado y cómo el cuerpo elimina toxinas, también tiene que ver con lo que entra en él. Tienes que tomar en consideración todo el ciclo: a qué te

En este capítulo

- La función del hígado en la salud hormonal
- El estrés de la píldora sobre el hígado
- Por qué completar la desintoxicación hepática de 14 días puede acelerar la recuperación (estés tomando o no la píldora)
- Los mejores alimentos para ayudar al hígado
- Por qué debes botar a la basura el lápiz labial y la loción
- Cómo el hígado podría estar bloqueándote en la cama

expones, cómo lo procesa el cuerpo y cómo se elimina. Además de los culpables usuales que ya hemos mencionado, hoy el hígado lleva una carga mayor que hace cien años. Los alimentos que consumimos y los productos de belleza y de limpieza que usamos, bombardean el hígado con sustancias químicas que tiene que procesar un día tras otro. Una verdadera desintoxicación se enfoca no solo en las bebidas, medicamentos y alimentos problemáticos que consumes, sino que también ayuda a reducir estas toxinas del entorno, según mencioné cuando hablaba sobre la dominancia estrogénica. En este capítulo, te voy a ofrecer un protocolo de desintoxicación para que tengas hormonas felices que tu hígado apreciará.

El hígado y el metabolismo del estrógeno

Las mujeres obtienen estrógenos de tres lugares principales. Uno de ellos son los ovarios, que producen alrededor de 80 por ciento del estradiol y cerca de 10 por ciento de los estrógenos menores (el estriol y la estrona). La segunda fuente son las glándulas suprarrenales, a través de la DHEA. Por esto, la salud de las suprarrenales es tan importante cuando atravesamos por la menopausia, porque una vez los ovarios dejan de funcionar, le corresponde a las suprarrenales eliminar el DHEA para que nos quede algo de estrógeno disponibles. La tercera fuente es la grasa corporal, razón por la cual la composición corporal saludable es tan importante para la salud hormonal.

Ahora bien, ya sea que el estrógeno provenga de los ovarios, de las suprarrenales o de las células adiposas, le toca al hígado asegurarse de que el estrógeno innecesario se prepare para sacarlo del cuerpo a través del intestino. Es probable que hayas adivinado que esto también aplica a cualquier medicamento basado en estrógenos u otras hormonas. Por eso, la función del intestino es crucial para la salud hormonal y para recuperarse de la píldora. Recuerda, tienes que evacuar todos los días para eliminar el exceso de estrógenos.

El metabolismo de los estrógenos en el hígado

En el hígado, las enzimas de desintoxicación convierten el estrógeno en metabolitos (2OHE1, 4OHE1 y 16OHE1) mediante un proceso llamado hidroxilación. El metabolito más beneficioso es el 2OHE1, mientras que el 4OHE1 y el 16OHE1 se asocian con sensibilidad en los senos, coágulos en la sangre menstrual y cáncer. Sí, las cosas con las que no queremos tener que lidiar. Para que el estrógeno se convierta en la forma 2OHE1, que es la más favorable, hay que comer verduras crucíferas. La suplementación con DIM, resveratrol, quercetina y glutatión liposómico también puede ayudar (ver una lista más completa en la sección «Haz una desintoxicación hepática de 14 días», página 128).

Después que se crean estos metabolitos, deben procesarse y excretarse a través del intestino o de los riñones; de lo contrario, regresan a la circulación y llevan el síndrome premenstrual al extremo. El 16OHE1 puede convertirse en estriol para ser excretado, pero los otros metabolitos requieren más trabajo. Durante un proceso llamado metilación, la enzima COMT (catecol O-metiltransferasa) cambia el 2OH y el 4OH a versiones solubles en agua, lo que requiere magnesio y vitaminas B, precisamente los nutrientes que la píldora merma. Estos metabolitos entonces se envían a los riñones para que los elimine del cuerpo. El estrógeno también se procesa mediante conjugación en el hígado, lo que permite que se elimine en la bilis al evacuar. Si estás estreñida o están creciendo en tu intestino las bacterias equivocadas (un desequilibrio bacteriano puede provocar una elevación de la beta-glucuronidasa, y esto a su vez puede reactivar el estrógeno), entonces podrías acabar con más estrógeno del que tu cuerpo pedía. El exceso de estrógenos se ha asociado con el síndrome premenstrual, la sensibilidad en los senos y las reglas abundantes, y desempeña un papel en el riesgo de cáncer de mamas, cervical y del endometrio. Comer alimentos ricos en fibra y tomar D-glucarato de calcio te puede ayudar a mantener los estrógenos bajo control. Y sigue evacuando. Tienes que evacuar.

Debido a que la píldora reduce los nutrientes necesarios para un metabolismo de los estrógenos saludable, el exceso de metabolitos puede acumularse y ocasionar problemas en el cuerpo. Las diferencias individuales en la genética y el medio ambiente es una razón de peso que explica por qué algunas mujeres no tienen problemas con la píldora mientras que otras se sienten completamente aniquiladas por ella. También explican por qué algunas comenzamos sin problemas y a la larga desarrollamos problemas graves. El Programa Brighten de 30 Días es como un perro pastor que conduce a los estrógenos por las vías correctas mediante la alimentación, los suplementos y las terapias de estilo de vida a fin de que puedas manejarlos de manera apropiada, con o sin la píldora.

¿La píldora te está sobrecargando el hígado?

Si piensas que no necesitas ayudar a la capacidad natural de tu cuerpo de desintoxicarse, entonces tienes que abrir los ojos a la realidad de nuestro entorno, porque hoy todos estamos expuestos a más sustancias químicas que nunca antes. Nos llegan por todos lados, aunque nadie habla de la importante toxina ambiental conocida como control hormonal de la natalidad (que está cambiando el sexo de los peces, así que imagina lo que les hace a los humanos). Tú intentas no comer en recipientes plásticos, usar más productos ecológicos para el hogar y asegurarte de que haces bien todo lo demás, pero vienes y te tomas esta píldora todos los días. Es demasiado para el cuerpo. El hígado recibe un golpe cuando tomas la píldora, y las investigaciones cuestionan si alguna vez recupera su función original.

Sí, leíste bien: la píldora está interviniendo con los genes del hígado. El hígado produce la globulina fijadora de hormonas sexuales (SHBG), que fija el exceso de hormonas del cuerpo. Cuando tomas la píldora, esta proteína se eleva para proteger el cuerpo de las hormonas sintéticas. Una investigación publicada en la revista *Journal of Sexual Medicine* reveló que las mujeres que habían tomado la píldora durante al menos seis meses tenían niveles más elevados de globulina fijadora de hormonas sexuales que las mujeres que nunca la habían tomado, y que, varios meses después, estos niveles permanecían elevados. Las mujeres que optaban por seguir tomándola tenían alrededor de cuatro veces la cantidad normal de globulina fijadora de hormonas sexuales. Aunque estos niveles, a la larga, pueden bajar, los investigadores especularon que «podrían no regresar nunca a los niveles previos a la píldora». Existe la inquietud de que la exposición al estrógeno sintético de las píldoras contraceptivas altere los genes del hígado para que produzca niveles más altos de SHBG por el resto de tu vida. Lamentablemente, la SHBG también fija la testosterona. El resultado es una libido inexistente que ha desaparecido para siempre. Y la libido y los

¿Aceite de ricino para el hígado?

El aceite de ricino como coadyuvante de la desintoxicación es un remedio naturopático tradicional. El aceite de ricino actúa como contrairritante y aumenta la circulación sanguínea. Si tomar una cucharadita de aceite de ricino te produce horror, cálmate, porque es de uso tópico nada más. Un preparado de aceite de ricino mejora la función del hígado, estimula el flujo saludable del líquido linfático y favorece las vías naturales de desintoxicación. Puedes frotar una pequeña cantidad de aceite de ricino directamente en el abdomen en el sentido de las manecillas del reloj y usar una camisa blanca para dormir que no te importe manchar. También se puede hacer una compresa casera: satura con aceite de ricino un trozo de franela de tres capas de grosor y colócala sobre el abdomen con una toalla vieja y una bolsa de agua caliente encima. Puedes usar esta compresa repetidamente y solo añadir más aceite cuando la franela comience a sentirse seca.

---

orgasmos son superimportantes, razón por la que prescribo orgasmos todo el día todos los días en mi clínica, y te los voy a prescribir a ti también y ayudarte a recuperar el deseo sexual en el capítulo 10.

Los tumores hepáticos y el cáncer del hígado

No es secreto en la medicina que tomar la píldora de control de natalidad produce tumores benignos del hígado. Sí, adivino que tu doctor no te lo dijo, como no me lo dijo el mío. Y, si bien gran parte de las investigaciones dicen que estos tumores pocas veces se tornan malignos, lo que lleva a mucha gente a pensar que no hay de qué preocuparse, la realidad es que estos tumores tienen un riesgo alto de sangrar o rom-

Alimentos que más ayudan al hígado

Procura comer algunos de estos alimentos todos los días:

- remolachas
- brócoli y otras verduras crucíferas
- bardana (lampazo)
- proteínas completas
- té de diente de león
- ajo
- toronja (pomelo)
- té verde
- hortalizas de hoja verde
- cúrcuma

---

perse. Y en las mujeres que toman la píldora se ven múltiples tumores, de mayor tamaño, y propensos a hemorragia. Cuando cerca de 27 por ciento de toda la sangre del cuerpo pasa por el hígado, cualquier sangrado representa un gran problema.

Las investigaciones sobre el cáncer de hígado son contradictorias. Algunas dicen que los anticonceptivos orales te colocan en un riesgo mayor de desarrollar un cáncer de hígado maligno, mientras que otros dicen que no hay correlación, ni un riesgo mayor. Ahora mismo no estamos completamente seguros de cuál es el riesgo, pero hay algo que me parece verdaderamente interesante: esos tumores benignos del hígado, conocidos como adenomas hepáticos, rara veces se veían antes de que se introdujeran los anticonceptivos en la década de 1960. Digiere eso. Se diagnostican más mujeres con tumores benignos del hígado desde que se introdujo la píldora.

Se ha especulado que los nuevos anticonceptivos, que contienen dosis más pequeñas, conllevan un riesgo menor en cuanto al desarrollo de tumores, pero no hay suficientes estudios para saberlo con certeza. Las mujeres de más de treinta años que usan la píldora anticonceptiva y las que la usan durante mucho tiempo tienen un riesgo mayor de desarrollar tumores. Y, con respecto a la duración, un estudio reveló que de seis a doce meses de uso nada más tenía como resultado que un 10 por ciento de las mujeres desarrollen tumores.

Es muy probable que esto ahora te preocupe, y el primer paso es visitar a tu doctor o doctora. Él o ella puede palparte el hígado. En algunos casos, estará abultado y desigual, y eso no es una buena señal. Tu médico también puede comentar sobre tus síntomas y ordenar análisis clínicos e imágenes para investigar. También te enseñaré cómo proteger el hígado, estés usando los anticonceptivos orales o no.

Las enfermedades de la vesícula biliar y la píldora

El hígado produce una cuarta parte o más de la bilis que se necesita todos los días, y esta se almacena en la vesícula biliar. Recuerda que la bilis en el excremento es una de las maneras de eliminar los estrógenos. La dominancia estrogénica es una razón común de que las mujeres pierdan la vesícula, y la píldora anticonceptiva puede contribuir a los cálculos biliares y a la enfermedad de la vesícula.

Las mujeres con enfermedad de la vesícula biliar sienten náuseas o se sienten mal después de comer cosas como comidas grasosas, cerdo, huevos o cebollas, que tienden a ser desencadenantes. También pueden experimentar indigestión, dolor en la parte superior derecha del abdomen y hasta vómitos. Algunas mujeres sienten dolor y molestias en el omóplato derecho —como si les doliera la espalda— pero en realidad es que la vesícula irradia el dolor ahí.

Si te estás preguntando si estás en riesgo de sufrir de enfermedad de la vesícula, he aquí cinco factores de riesgo: ser fértil, ser mujer, tener cuarenta años o más, tener la piel clara y tener sobrepeso. Si eres una mujer todavía fértil, ya estás en riesgo, y entonces añades la píldora y le pides al hígado y a la vesícula que lidien con todavía más estrógenos. Con el tiempo, el cuerpo tiene más dificultad para eliminarlos y absorber nutrientes solubles en grasa, y debido a esto el excremento se pone apestoso. Ahora tienes problemas graves que podrían llevarte al quirófano. Pero puedes tomar medidas para protegerte: ¡el Programa Brighten de 30 Días! ¿Viste? Puedes estar tranquila, ¡cuentas conmigo!

Las toxinas medioambientales y la salud hormonal

Como mencioné antes, la mayoría de las mujeres se exponen a cientos de sustancias químicas que alteran las hormonas todos los días, incluso antes de salir de la casa. Si usas las marcas corrientes de champú, acondicionador, laca, jabón facial o crema corporal con la misma frecuencia que una estadounidense común, expones el cuerpo a cientos de estas sustancias químicas diariamente y también a sustancias químicas que se sabe que son cancerígenas (es decir, causantes de cáncer). Sin embargo, existe poca reglamentación respecto a lo que los fabricantes pueden añadir a estos productos. Muchos contienen sustancias estrogénicas —lo que significa que actúan como los estrógenos, pero son hormonas artificiales— que pueden causar estragos en el cuerpo.

Con frecuencia recuerdo cuántas porquerías para la belleza acostumbraba a usar en el cuerpo, y es espantoso. En mis veintitantos, usaba crema con olor a vainilla todos los días; a veces varias veces al día. No sé cómo se me metió en la cabeza que la mujer debe oler a vainilla, pero, cuando lo recuerdo, me avergüenzo. No tenía idea de los efectos que podían tener estas sustancias. Al educarme acerca de las sustancias químicas que trastornan el sistema endocrino, eliminé todos esos productos y los sustituí con otros más seguros.

Durante mucho tiempo tuve la impresión de que lo que me ponía en la piel en realidad no entraba en mi cuerpo. Pero si piensas que las hormonas pueden administrarse por vía tópica —por ejemplo, algunas mujeres usan progesterona tópica—, entonces entiendes que pueden absorberse muy bien a través de la piel, que es el órgano más grande. La piel protege muy bien los órganos internos de un sinnúmero de cosas, pero puede absorber y, de hecho, absorbe, sustancias químicas.

Ya mencioné la falta de reglamentación con respecto a los productos de higiene personal. Muchas de las sustancias químicas que contienen los cosméticos no han sido sometidas a análisis clínicos exhaustivos y, lamentablemente, las que sí, por lo general se han sometido a pruebas en animales de laboratorio, no en humanos. Muchos productos de belleza contienen parabenos, formaldehído y fragancias sintéticas, que son todos sustancias químicas que alteran las hormonas. Ahora, piensa en esto: cerca de 90 por ciento de las adolescentes comienza a aplicarse maquillaje a diario a los catorce años (más o menos cuando les llega la primera regla). Si viven hasta los setenta, su cuerpo habrá estado expuesto a estas sustancias químicas durante más de cincuenta años. Simplemente no sabemos sobre las consecuencias a largo plazo de exponer a las mujeres de cualquier edad a esas sustancias.

Además de los productos de belleza e higiene personal que se aplican directamente en la piel, las sustancias químicas que contienen los productos de limpieza del hogar —el cloro que se usa para limpiar el baño, el jabón líquido para lavar los platos, el limpiador para la bañera— llegan al interior del cuerpo a través de la piel.

Como mencioné antes, estas sustancias químicas son disruptores endocrinos y son cancerígenos, pero se ha comprobado que también contribuyen a la diabetes y la obesidad porque afectan de manera directa el metabolismo de la hormona tiroidea y se fijan a tus receptores hormonales. Además, algunos tienen la teoría de que las sustancias tóxicas del medioambiente empequeñecen el timo, que es el órgano donde se maduran y diferencian las células inmunitarias. Cuando el timo se empequeñece, se producen menos células T reguladoras, que tienen una función importante en la regulación del sistema inmunitario y el control de la autoinmunidad. Si el timo se reduce de tamaño y las células T reguladoras disminuyen, puede que el sistema inmunitario comience a atacar tejidos del cuerpo, provocando autoinmunidad (ver más acerca de este tema en el capítulo 6).

Sé que estarás preguntándote cómo, exactamente, se supone que vas a limpiar la casa y sobrevivir sin tus productos favoritos. Pues creo que puedo ayudarte con eso. Aquí tengo una lista de algunas marcas alternativas y, además, en el Protocolo Brighten de Desintoxicación, te equiparé con todo lo necesario para encontrar productos para el hogar seguros y fuentes no tóxicas para tu rutina de belleza. Una ventaja adicional: si sigues el Programa Brighten de 30 Días que aparece en el capítulo 12, comenzarás a verte la piel radiante gracias a todos los alimentos ricos en nutrientes que vas a ingerir.

Productos de belleza más seguros

Cuidado de la piel: Annmarie Skin Care, The Spa Dr., Eminence

Humectante: aceite de coco, ungüento de caléndula, FATCO

Maquillaje: bareMinerals, Jane Iredale, Vapour Organic Beauty

Desodorante: Schmidt's, Primal Pit Paste, PiperWai

Para lavar ropa: My Green Fills

Para la lista actualizada de productos personales, ve al sitio web Dr-Brighten.com/Resources (disponible solo en inglés).

¿Qué exactamente significa desintoxicarse?

La palabra «desintoxicación» puede hacernos pensar en días interminables de tomar solo batidos de frutas, sin alimentos sólidos, o en brebajes repugnantes que parecen agua de fregado. Pero hablemos claro: el cuerpo se desintoxica todos los días a través del hígado, los riñones, el intestino, el sistema linfático, los pulmones y la piel. Ayudar a desintoxicar es ayudar al proceso fisiológico de metabolización de sustancias químicas, hormonas y otros compuestos ambientales, y eliminarlos del cuerpo mediante la nutrición, el estilo de vida y una terapia de suplementos específica. Esto incluye reducir las toxinas como el alcohol, los xenoestrógenos y otras sustancias químicas que hacen que el hígado trabaje más de lo necesario. Ahora bien, puede parecer muy difícil mejorar la dieta y abandonar algunos de estos hábitos perjudiciales para las hormonas, pero estoy bastante segura de que, cuando aumente tu energía, mejore tu estado de ánimo y tu disposición, y tengas un mayor equilibrio hormonal en el cuerpo, dirás: «Valió la pena».

El Protocolo Brighten de Desintoxicación

Si vas a continuar tomando la píldora o tienes problemas con la regla, debes comenzar a seguir este protocolo cuanto antes. Si no vas a continuar tomándola, debes hacerlo en el primer mes después de que la dejes.

El primer paso es comer los alimentos y nutrientes que el hígado necesita para procesar los estrógenos y otros residuos metabólicos. El Programa Brighten de 30 Días contiene muchísimos alimentos beneficiosos para el hígado y elimina los que pueden sobrecargarlo o contribuir al desequilibrio hormonal. En mi clínica, también prescribo un programa profesional de suplementación de 14 días como parte de la desintoxicación (más sobre este tema pronto).

También debes sustituir cualquier producto químico dañino que uses en el cuerpo y en el hogar con versiones más seguras, no tóxicas, y evitar a la gente tóxica. En la medida de lo posible, debes limpiar de toxinas el cuerpo, la mente y el hogar. Además, aprender estilos de vida beneficiosos para el hígado y que afectan positivamente la salud hormonal.

Los pasos clave del Protocolo Brighten de Desintoxicación son los siguientes:

1. Completar la desintoxicación hepática de 14 días.
2. Consumir alimentos beneficiosos para el hígado.
3. Eliminar alimentos que sobrecargan el hígado.
4. Reducir la carga tóxica y crear un ambiente sin toxinas.
5. Mover el cuerpo.

Haz una desintoxicación hepática de 14 días

Para equilibrar las hormonas y minimizar los efectos secundarios al dejar la píldora, es crucial hacer la desintoxicación hepática de 14 días; por eso, es el punto de partida del Programa Brighten de 30 Días. Este programa aumentará tu energía, mejorará tu estado de ánimo y tu piel, y aliviará tus reglas. Como mencioné antes, si sigues tomando la píldora, recomiendo que hagas una desintoxicación cada tres o cuatro meses.

En mi práctica clínica, usamos la Desintoxicación Paleo de la Dra. Brighten o la Desintoxicación Brighten Basada en Plantas; ambas incluyen una variedad de ingredientes beneficiosos para el hígado en paquetes fáciles de usar. Estos son los otros suplementos que ayudan al hígado y que puedes tomar por tu cuenta:

- El **glutatión liposómico** es el mejor de todos los antioxidantes. Es una de las formas más rápidas de darle cariño al

¿Debo desintoxicarme el hígado?

Puede que te preguntes cómo determinar si tu hígado puede beneficiarse de una desintoxicación. Marca los recuadros que apliquen para ti:

- [ ] Uso medicinas recetadas o de venta sin receta (aparte de medicinas para la tiroides).
- [ ] Tomo o he tomado contraceptivos hormonales.
- [ ] Tengo síntomas hormonales como síndrome premenstrual, sensibilidad en los senos y, en general, problemas con el período.
- [ ] Siento confusión mental.
- [ ] Me dan dolores de cabeza y migrañas.
- [ ] Tengo sarpullido, urticaria, acné o picor en la piel.
- [ ] Bebo alcohol todas las semanas o tomo más de tres tragos en un día.
- [ ] Como carne o verduras y frutas no orgánicas.
- [ ] Consumo pescado y mariscos enlatados o pescados de piscifactorías.
- [ ] Siento ira, agresividad o irritabilidad.
- [ ] Tengo congestión de los senos paranasales o goteo retronasal.
- [ ] Tengo hipersensibilidad a algunas sustancias químicas.
- [ ] Sufro de hipoglucemia o de desregulación de la glucosa en la sangre.

Si marcaste dos o más casillas, tu hígado necesita atención y se beneficiaría de un apoyo adicional para la desintoxicación. Ve al capítulo 12 para que comiences el Programa Brighten de 30 Días, que incluye una desintoxicación de 14 días para reprogramar tus hormonas.

Análisis clínicos de la función hepática

Lo lamentable de las pruebas hepáticas es que las cosas tienen que estar muy, muy malas para que aparezcan resultados anormales debido a que el hígado es un campeón. Hacer las siguientes pruebas puede ayudar a entender mejor la salud de tu hígado:

- Alanina transaminasa (ALT)
- Fosfatasa alcalina (ALP)
- Aspartato aminotransferasa (AST)
- Bilirubina
- Gamma-glutamil-transferasa (GGT)

hígado. Toma de 100 a 200 miligramos diariamente. Si estás usando glutatión solo, te recomiendo la forma liposómica porque se fija a las células y facilita un uso más eficaz de los nutrientes.

- La **N-acetilcisteína (NAC)** es un precursor del glutatión y hace muchísimas cosas buenas, como mejorar el estado de ánimo, la fertilidad y la función intestinal, y puede reducir el riesgo de aborto espontáneo. Toma de 600 a 900 miligramos dos veces al día.
- El **cardo mariano:** se ha comprobado que favorece la regeneración de células hepáticas lesionadas y que protege del daño al hígado. Toma 300 miligramos tres veces al día.
- El **diindolilmetano (DIM)** ayuda al cuerpo a procesar los estrógenos convirtiéndolos en metabolitos seguros, y ayuda a mantener niveles saludables de estos. Toma 100 miligramos dos veces al día.

- El **D-glucarato de calcio** ayuda a desintoxicar el hígado y a eliminar el exceso de estrógenos. Toma de 50 a 1000 miligramos diarios, dependiendo de la gravedad de los síntomas.
- El **té de diente de león** favorece específicamente la desintoxicación saludable del hígado y puede servir de bebida sustituta para las personas que quieren dejar el café. Puedes tomar de 1 a 3 tazas diariamente.
- La **quercetina** es un antioxidante y antinflamatorio que contienen las cebollas rojas, las moras azules y los chiles. Protege del daño oxidativo y ayuda en la fase I de la desintoxicación del hígado. Toma 100 miligramos dos veces al día.
- El **resveratrol**, un antioxidante que se asocia sobre todo con el vino tinto (lo lamento, pero el vino tinto no funciona durante la desintoxicación), ayuda en la fase II de la desintoxicación del hígado, lo que podría proteger de algunos cánceres. Toma 100 miligramos dos veces al día.

Consume alimentos beneficiosos para el hígado

Como dije antes, los alimentos beneficiosos para el hígado contienen nutrientes esenciales necesarios para potenciar las vías de desintoxicación y son ricos en diindolilmetano (DIM) y azufre, sustancias que ayudan a procesar los estrógenos y alimentan las bacterias intestinales buenas (que ayudan a eliminar los estrógenos). Estos alimentos también están repletos de minerales y vitaminas que influyen en la salud hormonal.

Consumir suficiente fibra —25 gramos al día como mínimo— y tomar mucha agua ayuda a regular la evacuación y a eliminar el exceso de estrógenos del cuerpo. La dieta de desintoxicación debe seguir las siguientes pautas:

- Consumir de 3 a 6 tazas de verduras orgánicas diariamente. Varíalas, para que las comidas sean interesantes y beneficien al cuerpo con una gama amplia de vitaminas y minerales. Procura comer muchas remolachas, zanahorias, ajo, cebollas, brócoli y otras verduras crucíferas, y alcachofas.
- El hígado necesita proteínas de alta calidad para operar sus vías de desintoxicación. Come carnes orgánicas, de animales alimentados solo con pasto y huevos de gallinas criadas en el pasto, así como pescado capturado en su medio natural, legumbres, nueces y semillas (estas son especialmente importantes si no comes carne).
- Las grasas saludables desde el punto de vista de las hormonas proporcionan al cuerpo la energía que necesita para crearlas y ayudan a regular la glucosa en la sangre. Se encuentran en los aguacates, el aceite de oliva prensado en frío, el aceite de coco, el aceite de macadamia y las aceitunas.
- Hidratarse correctamente es parte integral de la desintoxicación. Se debe tomar por lo menos la mitad del peso corporal en onzas [o mililitros] fluidas todos los días. Trata de aumentar unas 20 onzas [medio litro] a tu consumo diario durante la desintoxicación.

Siempre que sea posible, escoge alimentos orgánicos y carnes de ganado alimentado solo con pasto. Si puedes, evita almacenar o comprar alimentos en envases plásticos. Colocar en el microondas envases plásticos con alimentos que contienen grasa es otra fuente de xenoestrógenos, y estos se deben evitar.

Elimina los alimentos que sobrecargan el hígado

Para evaluar cómo responden las hormonas a ciertos alimentos, elimina algunos de los culpables más comunes. Durante la desintoxicación, no deben consumirse los siguientes alimentos o bebidas:

- **Azúcar:** existen muchas razones para evitar el azúcar, entre ellas, que aumenta la inflamación, trastorna el nivel de la glucosa sanguínea y ejerce presión sobre las hormonas, que es exactamente lo que no queremos cuando estamos tratando de regularlas después de haber tomado la píldora. Y, como explicaré pronto, no queremos que nada aumente la inflamación mientras la estás tomando.

- **Alcohol:** es probable que esto no te guste, pero, recuerda que el alcohol es una toxina. Estoy segura de que sabes que existe una correlación entre el consumo de alcohol y la salud del hígado, y que una cantidad excesiva de alcohol puede causar enfermedad del hígado. Durante una desintoxicación, queremos dar al hígado un descanso del procesamiento del alcohol y otras toxinas, y es tan solo durante 14 días. (Aunque recomiendo que se hagan los 30 días completos como parte del Programa Brighten de 30 Días). Puedes hacerlo. El hígado y las hormonas te lo agradecerán.

- **Grasas que inflaman:** debido a que las hormonas se producen a partir de las grasas, si quieres tener hormonas saludables, tienes que comer grasas saludables y evitar las que trastornan las hormonas y el sistema inmunitario. Entre las grasas inflamatorias se incluyen las grasas trans, el aceite de colza, el aceite de maíz, el aceite de semilla de algodón, el de maní y las grasas de los productos convencionales de origen animal.

- **Alimentos disruptores de hormonas:** varios alimentos son disruptores de hormonas. Deja descansar al cuerpo de estos alimentos por lo menos cuatro semanas, y luego reintrodúcelos poco a poco (cubriremos más este tema en el capítulo 6). Estos alimentos incluyen el gluten y todos los granos, los lácteos, la soya y la cafeína, así como el azúcar, el alcohol y las grasas inflamatorias. La única manera de saber cómo te afectan estos alimentos es eliminándolos y reintroduciéndolos más adelante.

Reduce la carga tóxica y crea un entorno sin toxinas

Ya que conoces todas las formas en que las toxinas pueden ser perjudiciales por lo dicho antes en el capítulo, puedes comenzar a reducir su carga en el cuerpo. Ya sea el lápiz labial o la loción, puedes sustituir estos productos con alternativas más seguras, y es más fácil que nunca con la base de datos de cosméticos Skin Deep del Environmental Working Group (en el sitio EWG.org) [solo en inglés]. Además, si la pasaste por alto, chequea mi lista de «Productos de belleza más seguros» en la página 126.

También recomiendo lo que llamo una desintoxicación de mente-cuerpo. Cuando estés desintoxicándote, piensa en tus relaciones. ¿Son tóxicas? Observa cómo te hablas a ti misma. ¿Es de manera tóxica? Fíjate en las palabras que usas todos los días. ¿Oyes las noticias? ¡No lo hagas! Eso es tóxico. Somos sistemas biológicos y energéticos tan complejos que todo, literalmente todo, nos afecta. Concéntrate en pasar más tiempo con personas que te hacen sentir deslumbrante y menos con las que te dejan sintiéndote agotada, estresada o (llena el blanco con algo indeseable) cuando pasas tiempo con ellas. Hazme caso, si dominas esto nada te va a detener.

¡Muévete!

Es lógico que el ejercicio te ayude a eliminar toxinas a través del sudor. Si alguna vez has bebido más de la cuenta, pero te has obligado a ir al amanecer a un entrenamiento intensivo o a una sesión de yoga con calor, ya sabes de lo que hablo. El ejercicio activa el sistema linfático y pone a correr la sangre. Y si sudas, ayudas a sacar residuos del cuerpo. Trata de hacer unos treinta minutos de movimiento diarios durante la desintoxicación, y dos a tres días de ejercicios de los que hacen sudar, como el entrenamiento de intervalos de alta intensidad (HIIT, en inglés); dos días de entrenamiento de fortalecimiento muscular; y dos a tres días de yoga u otro ejercicio de mente-cuerpo. ¿Estás lista para iniciar esta desintoxicación? Entonces ve al capítulo 12, al Programa Brighten de 30 Días, para empezar.

Puntos clave: el ABC de la desintoxicación hormonal

- El hígado cumple una función crucial en el equilibrio hormonal y es esencial para procesar la píldora.

- La píldora podría alterar permanentemente los genes del hígado que aumentan los niveles de globulina fijadora de hormonas sexuales y, si eso pasa, despídete de tu libido.

- La píldora puede causar tumores en el hígado que son más propensos a rotura y sangrado.

- La píldora anticonceptiva puede contribuir a la formación de piedras y enfermedades de la vesícula. Los cinco factores de riesgo son: ser fértil, ser mujer y tener cuarenta años, piel clara y sobrepeso.

- Los cosméticos y los productos de limpieza pueden contener sustancias químicas que la piel absorbe, y son disruptores endocrinos que alteran las hormonas.

- El Protocolo Brighten de Desintoxicación consta de los siguientes pasos importantes: hacer una desintoxicación hepática de 14 días; comer alimentos que benefician al hígado; eliminar los alimentos que sobrecargan el hígado; reducir la carga tóxica y crear un entorno libre de toxinas; y mover el cuerpo.

CAPÍTULO 6

EL CHEQUEO INTESTINAL

Si piensas saltarte este capítulo porque crees que el intestino no tiene nada que ver con las hormonas, quiero que sepas que el intestino tiene *muchísimo* que ver con las hormonas, y podría ser la causa de síntomas como cólicos, acné, dolores de cabeza, irritabilidad, desasosiego o aumento de peso. Lo entiendo. Soy doctora y todos los días, en mi consultorio, oigo lo siguiente: «Dra. Brighten, yo solo quiero regular mis hormonas. ¿Por qué me está hablando del intestino?». En este capítulo, te voy a explicar lo que la píldora anticonceptiva le hace al intestino, y por qué hay que sanarlo si quieres corregir las hormonas.

Hace unos 2500 años, un individuo llamado Hipócrates dijo: «Toda enfermedad comienza en el intestino», y ¿sabes qué? Tenía razón. El intestino se encarga de absorber los nutrientes de los alimentos, que a su vez ayudan a producir las hormonas que necesitamos y a descomponer y eliminar las que no. En él viven muchos organismos —más que la cantidad de células del cuerpo— que afectan el estado de ánimo, el peso, la inflamación y la salud hormonal en general. Además, el intestino, como hemos dicho antes, es el responsable de excretar las hormonas del cuerpo y nos ayuda en la desintoxicación. El intestino es el verdadero centro del funcionamiento interno del cuerpo y, cuando se toma la píldora, este sistema recibe un golpe, un golpe grave. Inflamación, intestino permeable, trastoque de todo el microbioma: estos son algunos de los efectos de la píldora, y no son positivos. Así que, si tienes gases, hinchazón, estreñimiento o diarrea, o ves cosas en tu excremento que no parecen normales, te voy a ayudar a entender por qué, qué tiene que ver la píldora y qué hacer al respecto.

Las hormonas, el microbioma y el intestino son todos buenos amigos

El intestino hospeda el microbioma, que se compone de bacterias saludables o «buenas». Cuando el intestino no funciona correctamente, pueden producirse síntomas de desasosiego, depresión, dolor de cabeza, dolor en las articulaciones, dificultad para aumentar o rebajar de peso, y —¡acertaste!— desequilibrio hormonal.

El intestino y la dominancia estrogénica

¿Recuerdas la dominancia estrogénica que discutimos en el capítulo 4? Pues, ¿adivina qué? El intestino puede desempeñar un enorme papel en la dominancia estrogénica y los incómodos síntomas del síndrome premenstrual. Las bacterias del intestino producen una enzima llamada beta-glucuronidasa, que es beneficiosa para ti, hasta que deja de serlo. Demasiada beta-glucuronidasa significa más estrógeno. ¿Por qué? Porque esta enzima sabotea todo lo que ha hecho el hígado a fin de preparar el estrógeno para expulsarlo del cuerpo y causa que, por el contrario, lo devuelva a la circulación. Ahora el cuerpo tiene mucho más estrógeno del que necesita. ¿Cuál es el resultado? La dominancia estrogénica. Mejorar la salud intestinal puede tener beneficios enormes para tus hormonas. Puedes tomar D-glucarato de calcio a diario para ayudar a manejar esa beta-glucoronidasa.

> **En este capítulo:**
>
> - La píldora, el intestino permeable y tus hormonas
> - Por qué no puedes rebajar esas libras de más
> - El papel de la píldora en las enfermedades autoinmunitarias
> - Cómo la buena salud intestinal puede revertir los efectos de la píldora y regular las hormonas
> - Análisis clínicos para un chequeo intestinal personalizado

Es necesario tener un intestino saludable para eliminar el exceso de estrógeno y otros residuos del cuerpo. El estrógeno se elimina del cuerpo a través del intestino; esto incluye el estrógeno que se produce naturalmente y el estrógeno sintético de la dosis diaria del anticonceptivo oral. Cuando se compromete la función del intestino, el estrógeno regresa a la circulación, lo que puede provocar síntomas incómodos: hinchazón, cólicos, menstruaciones abundantes e irritabilidad, o lo que se conoce como síndrome premenstrual. Si no se evacua o si la microbiota (las bacterias buenas) está en desequilibrio, el estrógeno se queda en el cuerpo más tiempo del que debe, lo que contribuye a la dominancia estrogénica. Es necesario evacuar todos los días para eliminar el estrógeno que el cuerpo ya no necesita.

Ava, una de mis pacientes, tenía síntomas agudos de síndrome premenstrual. Antes de la menstruación, sentía irritabilidad extrema y desasosiego, que luego se convertían en ataques de pánico en toda regla y episodios de alaridos seguidos de depresión. Tenía problemas para dormir (su mente trabajaba a mil por hora) la semana antes de que le llegara la regla. ¿Y la regla en sí? Abundante, tan abundante que usaba un tampón súper por hora. Y doloroso. Tan doloroso que tenía

Cuestionario: ¿cómo está mi salud intestinal?

Marca las casillas que apliquen a tu caso:

- ☐ Tengo gases.
- ☐ Tengo hinchazón.
- ☐ Tengo malestar o eructos después de las comidas.
- ☐ Tengo diarreas.
- ☐ Tengo estreñimiento.
- ☐ Tengo dificultades para evacuar.
- ☐ Tengo intolerancias alimentarias.
- ☐ Tengo síndrome de colon irritable (IBS, en inglés).
- ☐ Tengo enfermedad de Crohn o colitis ulcerosa.
- ☐ Tengo una enfermedad autoinmunitaria.
- ☐ Necesito estimulantes (naturales o fármacos) para evacuar.
- ☐ Tengo acidez estomacal.
- ☐ Tomo medicamentos para bloquear el ácido más de una vez al año.
- ☐ Me dan náuseas después de las comidas.
- ☐ Me dan náuseas con frecuencia.
- ☐ Tengo sarpullido, eczema, acné o urticaria.
- ☐ Tengo heces malolientes.
- ☐ Veo comida sin digerir en mis heces (aparte de nueces, semillas o maíz).
- ☐ Veo mucosidad en el excremento.
- ☐ Me dan antojos de azúcar, carbohidratos simples o alcohol.
- ☐ Me da picor en el ano.
- ☐ Mi lengua está hinchada o tiene una capa gruesa.

Cuestionario: ¿cómo está mi salud intestinal?

- ☐ Uso antiinflamatorios no esteroideos (AINE) como el ibuprofeno o el naproxeno con regularidad.
- ☐ He tomado antibióticos más de una vez en el último año.
- ☐ He tomado la píldora anticonceptiva.

TOTAL _____

Clave de respuestas

1 o 2 marcas = buena salud intestinal (disfunción o desequilibrio leve)

3 o 4 marcas = salud intestinal intermedia (disfunción o desequilibrio moderado)

5 o más marcas = poca salud intestinal (disfunción o desequilibrio grave); sería beneficioso tomar los suplementos recomendados en la sección «Nutre» de la página 157.

---

que tomar analgésicos y quedarse en cama por un día o dos abrazando una bolsa de agua caliente. También había aumentado de peso de continuo en sus veinte, pero después de empezar a tomar la píldora aumentó mucho más, sin importar lo bien que se alimentara o lo mucho que entrenara. Parecía que no podía perder peso de las nalgas, caderas y muslos.

También estaba estreñida; evacuaba solo cada dos o tres días. Se sentía hinchada casi a diario, aunque estaba expulsando muy pocos gases. El historial de Ava daba indicios de que sufría de dominancia estrogénica (también conocida como hiperestrogenismo), algo común cuando se toma la píldora. Pero como también estaba estreñida, no poder eliminar el estrógeno a través del intestino agravaba más el problema.

Ordené análisis clínicos, entre ellos cultivo de heces, prueba de lactulosa y análisis de sangre para evaluar el estado actual de sus hormonas, su inflamación y sus nutrientes. Ella dio positivo a SIBO Metano-Dominante, y disbiosis bacteriana y de levadura, e inflamación significativa intestinal y sistémica.

Ava no estaba lista para dejar la píldora. No se sentía segura de poder prevenir eficazmente el embarazo con las opciones que tenía en el momento. De manera que tratamos de reducir la inflamación, mejorar la función intestinal y reponer las reservas de nutrientes. Sus síntomas comenzaron a mejorar y su estado de ánimo ya no era tan extremo como antes. Ava pudo perder un poco de peso y la digestión se le regularizó. Pero no podía superar por completo los síntomas, por lo que decidió, finalmente, dejar la píldora.

Si, al igual que Ava, sufres de estreñimiento, es probable que tengas dominancia estrogénica. Para que comiences a evacuar enseguida, recomiendo que aumentes la ingesta de fibra a por lo menos 25 gramos al día, y tomes un probiótico y mucha agua. Un suplemento diario de jengibre de 1000 a 2000 miligramos, o 300 miligramos de citrato de magnesio, podría ayudarte a evacuar regularmente. Todo esto forma parte del Programa Brighten de 30 Días que le prescribí a Ava. Y si tienes infecciones subyacentes del intestino, es necesario lidiar también con su causa raíz.

Cualquiera que sea tu salud intestinal, sigue el Protocolo de Rehabilitación Intestinal para mejorarla; es la base para curar el síndrome posanticonceptivos, reequilibrar las hormonas y proteger la salud mientras tomas la píldora. En este capítulo vamos a explorar cómo una pildorita puede destruirte el intestino.

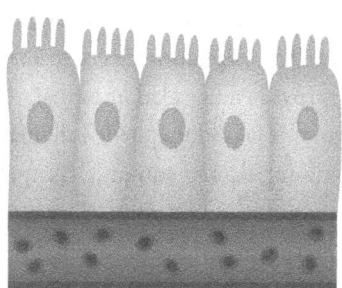 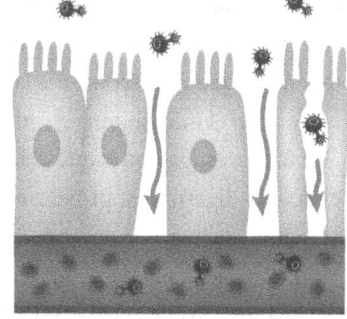

Uniones estrechas normales   Uniones inflamadas y permeables

Un intestino sano es selectivo y permite el paso de partículas necesarias nada más, y mantiene afuera los organismos patógenos y las proteínas alimentarias más grandes. Cuando la unión entre las células se altera, se abren paso los alimentos no digeridos, las bacterias dañinas, los hongos y los parásitos, lo cual activa el sistema inmunitario y provoca inflamación e intolerancias alimentarias.

Cómo la píldora destruye el intestino

¿Tu intestino es como el de Ava? Aparte de las evacuaciones, tu intestino y las bacterias que viven en él favorecen el equilibrio hormonal y la salud en general. De hecho, tener una flora intestinal más diversa crea metabolitos de estrógeno más favorables y puede reducir el riesgo de cáncer de mama. (La píldora aumenta el riesgo de desarrollar cáncer de mama; hay más sobre este tema en el capítulo 8).

Uno de los principales culpables de la alteración del microbioma es el uso habitual de medicamentos. Las píldoras anticonceptivas alteran la flora normal (la que debe tener el intestino) y producen un medio ambiente que permite el sobrecrecimiento de bacterias y levaduras dañinas. Pero los signos y síntomas pueden ser sutiles —gases y eructos leves, aumento de la intolerancia alimentaria—, o pueden ser evidentes, como gases malolientes, hinchazón, estreñimiento y síndrome de colon irritable, e incluso síntomas de depresión, acné o eczema que pueden indicar disbiosis intestinal o desequilibrio microbiano. Con frecuencia veo en mi práctica que estos síntomas no se resuelven de manera definitiva hasta que se descontinúa la píldora. Pero la píldora hace algo más que alterar el microbioma: también destruye la integridad intestinal.

Hay investigaciones que demuestran que la píldora puede inflamar el tracto digestivo y provocar tanta desregulación inmunitaria que aumenta el riesgo de enfermedad autoinmune del intestino. Durante la inflamación, puede desarrollarse hiperpermeabilidad intestinal (es decir, intestino permeable). Por consiguiente, rehabilitar el intestino es un paso importante para lograr el equilibrio hormonal y la recuperación del síndrome posanticonceptivos.

¿Qué es el intestino permeable?

La hiperpermeabilidad intestinal, conocida también como síndrome del intestino permeable, es un padecimiento que produce inflamación generalizada y disrupción hormonal en todo el cuerpo. Sí, es tan malo como suena. La hiperpermeabilidad intestinal sucede cuando las uniones estrechas entre las células de la mucosa del intestino están comprometidas. Estas uniones estrechas regulan lo que puede entrar y salir por la pared intestinal. El intestino es permeable, de por sí, a moléculas muy pequeñas para que el cuerpo pueda absorber los nutrientes que necesita. Se supone que así funciona. Pero en momentos de estrés y cuando tomas la píldora, si comes alimentos a los que eres sensible o tienes una infección en el intestino, o tomas antiinflamatorios no esteroideos o antibióticos, entonces bacterias, hongos, moléculas alimentarias grandes y otros organismos que no debían entrar atraviesan la mucosa intestinal. Luego, toxinas, microbios y partículas de comida sin digerir pasan a través de esta y activan el sistema inmunitario. Cuando las moléculas alimentarias grandes se abren paso a través de la barrera intestinal, el sistema inmunitario las reconoce como «no

¿Cuáles son las causas del síndrome del intestino permeable?

- Los medicamentos para reducir el ácido
- Los antibióticos
- La píldora anticonceptiva
- El bisfenol A (BPA)
- El estrés crónico
- Las infecciones dentales y de los senos paranasales
- La disbiosis
- Las intolerancias alimentarias
- El gluten
- Las infecciones intestinales
- Las lesiones en la cabeza
- Los metales pesados
- Las dietas altas en azúcares
- La desregulación del eje hipotálamo-pituitaria-suprarrenal (HHS) o fatiga suprarrenal
- Las dietas bajas en fibras
- Los antiinflamatorios no esteroideos
- El agotamiento de nutrientes
- Los plaguicidas
- El sobrecrecimiento bacteriano en el intestino delgado (SIBO, en inglés)
- Los esteroides
- Las cirugías
- Los traumatismos

propias» y se pone a la defensiva. ¿Cuál es el resultado? Una respuesta inflamatoria del sistema inmunitario que puede provocar toda una gama de síntomas desagradables. El síndrome del intestino permeable causa el desarrollo de intolerancias alimentarias y trastornos inmunitarios como las enfermedades autoinmunitarias.

Síndrome del ovario poliquístico (SOPQ): ¿qué tiene que ver el intestino permeable?

Existe una conexión estrecha entre el intestino y la salud hormonal, pero hallazgos recientes sugieren que el intestino también tiene que ver con el síndrome del ovario poliquístico. Está bien establecido que el SOPQ tiene su raíz en la inflamación y los trastornos de la regulación de la insulina (más sobre este tema en el capítulo 8), pero lo que en realidad provoca que las mujeres desarrollen el síndrome del ovario poliquístico no está tan claro. Hay nuevas investigaciones que exploran la teoría de la disbiosis de la microbiota intestinal, que propone que el desequilibrio en la flora intestinal y el síndrome del intestino permeable provocan que el sistema inmunitario produzca inflamación, lo que a su vez causa una disfunción de los receptores de la insulina y niveles más altos de testosterona. Esta teoría podría explicar por qué las mujeres que sufren del SOPQ experimentan ciclos anovulatorios, períodos irregulares, acné, hirsutismo y quistes ováricos; y todo se reduce a la salud del intestino. Además, plantea la interrogante de si dar la píldora para «regular el ciclo» puede hacer más daño que bien en las mujeres que padecen este síndrome.

La píldora: la gasolina que alimenta el fuego autoinmunitario

El efecto de la píldora en las enfermedades autoinmunitarias del intestino es profundo: **si se usa la píldora, aumenta en 300 por ciento**

El microbioma de mamá es el microbioma del bebé

Lo que se desarrolla en el intestino de la mamá crece en el intestino de su bebé, de manera que, si hay bacterias que no deben estar ahí, o la píldora dejó a mamá con desequilibrios hormonales, estos pueden afectar mucho el intestino del bebé. Por eso, animo a las mujeres que están tomando la píldora a tomar probióticos. Y, si estás considerando quedar embarazada, debes hacer parte del trabajo que recomiendo en este capítulo para controlar tu salud intestinal de manera que tu cuerpo esté preparado para el bebé.

El microbioma de una madre es tan importante que la salud inmunitaria de su bebé puede afectarse de por vida. Por ejemplo, los bebés que nacen por cesárea y no se exponen a la flora vaginal de la madre al pasar por la cavidad vaginal tienen una mayor incidencia de enfermedad celíaca, diabetes, asma y otras enfermedades crónicas. Por suerte, los bebés reciben algo de la flora de su madre *in utero* y mediante el contacto con su piel. Además, la leche materna contiene oligosacáridos, que actúan como prebióticos para el bebé. Los prebióticos nutren a las bacterias intestinales beneficiosas y promueven la diversidad bacteriana, incluidos los anticuerpos IgA, que ayudan a mantener bajo control las bacterias, evitando así la inflamación, las infecciones y los problemas del intestino.

Si el microbioma de una madre se ha alterado —lo que afecta su sistema inmunitario—, su bebé podría tener un mayor riesgo de por vida de sufrir problemas de salud, así que, si estás pensando en quedar embarazada, tómate de tres a seis meses para centrarte en restablecer tu salud intestinal.

el riesgo de desarrollar la enfermedad de Crohn. La mayor parte del sistema inmunitario se encuentra en el intestino, de manera que si tienes antecedentes de enfermedad autoinmunitaria en tu familia y tomas a diario un medicamento que tiene el potencial de irritar tu sistema inmunitario, estás jugando con fuego. Si tienes una predisposición genética a las enfermedades autoinmunitarias, es posible que estas se activen. Y si eres una mujer que fuma y toma la píldora, tienes un riesgo significativamente mayor de desarrollar colitis ulcerosa.

Se ha demostrado que la píldora se asocia también con un aumento en el riesgo de lupus, una enfermedad autoinmunitaria que afecta las articulaciones, la piel y los riñones, y la cistitis intersticial, conocida comúnmente como síndrome de vejiga dolorosa. Una revisión sustancial de cientos de estudios evaluados por pares, relacionados con los anticonceptivos hormonales y las enfermedades autoinmunes, descubrió que la píldora combinada (de estrógeno y progestina) también se asocia con un aumento de la esclerosis múltiple, así como de la enfermedad de Crohn, la colitis ulcerosa, el lupus eritematoso sistémico y la cistitis intersticial. Como dato interesante, hubo una reducción en el riesgo de desarrollar hipertiroidismo. Las píldoras que solo contienen progestina se asociaron a un aumento del eczema, pérdida de cabello, urticaria y dolor en las articulaciones. Para entender qué tiene que ver la píldora con el desarrollo de las enfermedades autoinmunitarias, déjame ponerte al día con respecto a qué es una enfermedad autoinmunitaria y cómo se desarrolla.

¿Qué es una enfermedad autoinmunitaria?

Una enfermedad autoinmunitaria es un estado de confusión inmunitaria que tiene como resultado que el cuerpo destruya sus propios tejidos. En condiciones normales, el sistema inmunitario siempre está al acecho de proteínas que no son «tú». El sistema a veces se equivoca y señala proteínas que definitivamente son tú, y las marca para destruirlas, lo que provoca una enfermedad autoinmunitaria. De manera que, en lugar de atacar bacterias, virus, parásitos, etc., el sistema inmunitario comienza a atacar al propio organismo. Y aquí interviene tu hermana mayor: «Deja de pegarte. Deja de pegarte».

El sistema inmunitario también puede atacar a las hormonas creando anticuerpos —es decir, proteínas que marcan moléculas que deben ser destruidas— contra el estrógeno y la progesterona. De ordinario, deben marcarse para ser destruidas solo las moléculas exógenas, pero, en el caso de la autoinmunidad, el ataque se enfoca en los tejidos normales y las hormonas. Cuando esto sucede, la ovulación puede retrasarse o reprimirse, y el endometrio no se engrosa, lo que dificulta la concepción, pues provoca períodos erráticos o cortos, o induce ciclos extremadamente cortos o largos. Tener muy pocas hormonas puede llevar a cambios drásticos en el estado de ánimo, como irritabilidad, depresión y desasosiego. El cuerpo también puede producir anticuerpos contra los ovarios, lo que puede originar una menopausia prematura o lo que se conoce como insuficiencia ovárica primaria.

Si sufres de una enfermedad autoinmunitaria, debes saber esto: las enfermedades autoinmunitarias son reversibles y es posible la remisión. Yo revertí los síntomas de mi propia enfermedad autoinmunitaria de la tiroides y las suprarrenales, y he ayudado a miles de mujeres, todas con distintas enfermedades autoinmunitarias, a lograrlo. El Programa Brighten de 30 Días puede ayudarte a contrarrestar la inflamación y el daño causados por la píldora, rehabilitar el intestino, regular las hormonas y reducir el riesgo de padecer una enfermedad autoinmunitaria.

¿Qué desencadena una enfermedad autoinmunitaria?

Las enfermedades autoinmunitarias apenas se conocían hace una generación, pero ahora están aumentando de forma drástica, en particular entre las mujeres, que tienen diez veces más probabilidades que los hombres de padecerlas. Algunas estimaciones sugieren que alrededor de una de cada cinco personas padece una enfermedad autoinmunitaria. El género por sí solo pone a las mujeres en mayor riesgo (quizá porque muchas de nosotras tomamos la píldora anticonceptiva durante años).

Déjame explicar cómo se desarrolla una enfermedad autoinmunitaria para que entiendas por qué la píldora puede ponerte en riesgo. Hay tres ingredientes esenciales necesarios para producir una enfermedad autoinmunitaria, según la definición del Dr. Alessio Fasano, un gastroenterólogo e investigador destacado en el campo de la autoinmunidad: el intestino permeable, la genética y un suceso estresante, como la exposición a una toxina medioambiental o una infección.

LA HIPERPERMEABILIDAD INTESTINAL (TAMBIÉN CONOCIDA COMO INTESTINO PERMEABLE)

Cuando la barrera intestinal se rompe, es decir, cuando se produce un intestino permeable, las proteínas extrañas (alimentos y microorganismos) obtienen acceso al torrente sanguíneo... y el sistema inmunitario no acepta eso. Dado que entre el 70 y el 80 por ciento del sistema inmunitario se encuentra en el intestino, éste es el lugar idóneo para desencadenar una confusión inmunitaria y volver los glóbulos blancos contra ti misma.

UNA PREDISPOSICIÓN GENÉTICA, O LO QUE TU MAMÁ TE TRANSMITIÓ

Al igual que un mapa de carreteras, tus genes pueden determinar la dirección que tomas, pero no controlan cómo llegas hasta allí. Por ejemplo, si tienes antecedentes familiares de tiroiditis de Hashimoto, podrías tener los genes de la enfermedad y, en consecuencia, estar en riesgo; sin embargo, sin un desencadenante y un intestino permeable, puede que nunca desarrolles la enfermedad.

UN HECHO DESENCADENANTE

Entre los desencadenantes que suponen un reto a la integridad del sistema inmunitario y aumentan la probabilidad de que cometa un error están las alergias e intolerancias a alimentos, las infecciones bacterianas o por hongos, los parásitos, las infecciones virales, el estrés crónico, la píldora, los antibióticos y el embarazo.

La conexión estrógeno-autoinmunidad

Hay investigaciones que han demostrado que el estrógeno intensifica el proceso inflamatorio del sistema inmunitario, es decir, que podría intensificar el ataque a los tejidos si ya se padece una enfermedad autoinmunitaria, pero también puede ser una fuente de disfunción.

El sistema inmunitario es más robusto durante los años reproductivos, cuando el estrógeno está en su nivel más alto. En la transición a la menopausia, el estrógeno se reduce y el sistema inmunitario empieza a parecerse más al del hombre. Por esta razón, algunas mujeres notan una reducción en los síntomas autoinmunitarios después de la menopausia, aunque, antes de que los ovarios dejen de funcionar, hay muchos altibajos en la producción de estrógeno, lo que puede desencadenar enfermedades autoinmunes. Si se tiene una enfermedad autoinmune, estos altibajos pueden experimentarse como un recrudecimiento de los síntomas: dolor repentino en las articulaciones, pérdida de cabello, agotamiento físico, cambios en la piel y otros.

A medida que disminuye el estrógeno y la función inmunológica se ve afectada, también puede desarrollarse cierto grado de disfunción inmunitaria. Esta podría ser una de las razones de que se vean más enfermedades cardíacas (que tienen un fuerte componente autoinmune) en las mujeres posmenopáusicas. Es un poco como la situación de Ricitos de Oro: ni tanto estrógeno ni tan poquito; hace falta la cantidad justa para una regulación adecuada del sistema inmunitario. Por este motivo, la terapia hormonal bioidéntica —el uso de hormonas quí-

Análisis clínicos para enfermedades autoinmunitarias

- Anticuerpos antinucleares (ANA) con reflejo: es una prueba para la detección de trastornos autoinmunes en general.
- Anticuerpos antifosfolípidos.
- Anticuerpos anti-*Saccharomyces cerevisiae* (ASCA) y anticuerpos citoplasmáticos de neutrófilos perinucleares (p-ANCA) —detectan enfermedad inflamatoria intestinal—.
- Prueba de anticuerpos Cyrex Array 5: análisis clínicos predictivos de autoanticuerpos para detectarlos años antes de que se presenten síntomas.
- Prueba de la proteína C-reactiva ultrasensible (hs-CRP): es un marcador de inflamación.
- Peroxidasa tiroidea (TPO) y anticuerpos antitiroglobulina: análisis clínicos para detectar la tiroiditis de Hashimoto, la enfermedad autoinmunitaria más común entre las mujeres.
- Anticuerpos anti-21-hidroxilasa: prueba para detectar la enfermedad de Addison.

---

micamente idénticas a las naturales, en contraposición a las sintéticas que se encuentran en los anticonceptivos— debe considerarse caso a caso. En primer lugar, se debe alentar a las mujeres a encontrar y tratar la causa subyacente de sus desequilibrios hormonales, utilizando fármacos solo cuando sea absolutamente necesario.

¿Cuál es el papel de la píldora en todo esto? Pues algunos dirían que una dosis constante de hormonas es beneficiosa porque podría prevenir los recrudecimientos relacionados con el estrógeno. Sin embargo, dado que la píldora es inflamatoria, afecta la mucosa intestinal, altera el microbioma e inhibe la función de las suprarrenales, lo más probable es que aumente el riesgo de recrudecimiento. Como todo lo relacionado con la salud, esto es individual.

Chequeo intestinal: ¿tengo un intestino sano?

El intestino puede hacerse oír cuando no está contento. Pero, incluso si no se tienen síntomas, como molestias después de las comidas, indigestión, gases o reflujo de ácido gástrico, es posible tener problemas intestinales. Usa el cuestionario al comienzo de este capítulo para evaluar tu salud intestinal, y considera hacerte los análisis clínicos de la lista en la página 155. Si estás tomando la píldora, experimentando el síndrome posanticonceptivos, o sufriendo de cualquier síntoma de desequilibrio hormonal como dolor de cabeza, mal humor, acné y aumento de peso, entonces recomiendo que te hagas análisis clínicos para entender la causa raíz de tus síntomas.

Chequea el intestino antes de chequear la báscula

El intestino permeable, las infecciones intestinales, la inflamación, la falta de diversidad de la flora intestinal y los desequilibrios hormonales causan aumento de peso o incapacidad para adelgazar, por no hablar de que el organismo tendrá más dificultades para absorber nutrientes esenciales para el metabolismo, y de que el intestino permeable se asocia con la resistencia a la insulina. Si a esto añadimos estrógenos, esas células adiposas se volverán más gordas y grandes, y empezarán a producir más estrógeno y más leptina. De ordinario, la leptina es algo bueno porque le indica al cerebro que se está lleno y que no hay que seguir comiendo. Sin embargo, si las células adiposas siguen liberando niveles altos de leptina, con el tiempo el organismo se vuelve resistente

¿Qué es SIBO y cómo sé si lo tengo?

El sobrecrecimiento bacteriano en el intestino delgado, conocido más comúnmente en inglés como SIBO, es una afección en la que algunas bacterias buenas están en el lugar equivocado de los intestinos. Estas bacterias ingieren los carbohidratos que no absorbes, como, por ejemplo, la fibra. Pero cuando llegan al intestino delgado, alteran el ácido biliar y las enzimas pancreáticas, lo que les permite ser las primeras en comer. El SIBO puede provocar merma de nutrientes, inflamación, intestino permeable, confusión mental y muchos otros síntomas.

---

a estos niveles de continuo elevados y se experimenta lo que se conoce como resistencia a la leptina, que tiene exactamente el efecto contrario: en lugar de sentirse lleno y saciado, uno siente hambre, aunque acabe de comer. Por desgracia, la leptina también es responsable de que se perciba la comida como recompensa, por lo que el aumento del apetito con resistencia a la leptina se ve agravado por la sensación de ser recompensado cuando se come, lo que induce a comer más. A medida que se consumen más y más alimentos, se crean más células adiposas, que —acertaste— crean más leptina, y el ciclo continúa.

Si se tiene problemas de peso, puede que el asunto no sea tan sencillo como el consejo de «comer bien y hacer ejercicio» que todas hemos oído. De hecho, por lo general es mucho más complicado cuando hablamos de inflamación, salud intestinal y hormonas. Te aconsejo que chequees tu salud intestinal antes de subirte a esa báscula y compruebes si eso pudiera estar contribuyendo a tu incapacidad para perder peso.

Análisis clínicos para el chequeo intestinal

Trabaja con un doctor en naturopatía o medicina funcional cualificado para investigar cualquier posible deficiencia de nutrientes o disfunción intestinal. Es importante detectar padecimientos subyacentes, como disbiosis bacteriana, sobrecrecimiento de levaduras, sobrecrecimiento bacteriano en el intestino delgado (SIBO) o parásitos. Ordena los siguientes análisis clínicos y sigue leyendo para que conozcas mis herramientas para restablecer la salud intestinal.

- **Comprehensive Stool Analysis de la firma Doctor's Data, o GI Effects de la firma Genova:** estos análisis clínicos indican lo que crece —y lo que no crece— en tu intestino y también ofrecen información sobre tu digestión en general.

- **Prueba de lactulosa o de glucosa en aliento:** si tienes antecedentes de intoxicación alimentaria o sufres con frecuencia de acidez, gases, hinchazón, estreñimiento o diarreas, esta prueba puede ayudarte a llegar a la raíz del problema. La prueba toma tres horas y mide la cantidad de hidrógeno y metano que espiras.

- **Prueba de aliento para Helicobacter pylori:** esta prueba revelará si tienes una infección por *H. pylori*, un tipo de infección bacteriana que causa úlceras en el estómago.

- **Prueba de celiaquía:** si tienes síntomas en el intestino, podrías tener problemas con el gluten y debes considerar hacerte la prueba de enfermedad celíaca. Nota: debes estar comiendo gluten para obtener resultados exactos.
    - Anticuerpo antitransglutaminasa tisular (tTG-IgA)
    - Anticuerpo antiendomisio (EMA-IgA)
    - Anticuerpos contra péptidos de gliadina desamidada (DGP-IgA e IgG)

- IgA total en suero
- Análisis clínicos genéticos HLA DR3-DQ2 y DR4-DQ89. El 99 % de los celíacos tienen uno de estos genes o ambos.

- **IgG e IgA para intolerancia alimentaria:** los análisis clínicos de intolerancia alimentaria pueden poner al descubierto la permeabilidad intestinal y ayudarte a determinar qué alimentos debes evitar para rehabilitar tu intestino.

El Protocolo Brighten de Rehabilitación Intestinal

Si has tomado la píldora anticonceptiva en algún momento, esta habrá hecho daño a tu intestino, al igual que la edad, los antibióticos, el estrés, las malas decisiones alimentarias, el alcohol y un montón de actividades que realizas a lo largo de tu vida. Recuerda que la salud intestinal es esencial para reponer las reservas de nutrientes que la píldora ha ido menguando; modular el sistema inmunitario; mantener baja la inflamación; ayudarte a tener un peso y un estado de ánimo saludables; y eliminar el exceso de estrógenos de tu cuerpo. Por esta razón, darle cariño a tu intestino puede ayudar mucho a acelerar su recuperación y a reequilibrar tus hormonas.

Si estás tomando la píldora y tienes que continuar, te conviene hacer este protocolo ahora y cuidar tu intestino a diario. Deberás repetirlo si decides interrumpirla. En mi clínica, pido a mis pacientes que repitan un protocolo de rehabilitación intestinal al menos cuatro veces al año mientras estén tomando la píldora.

Si vas a dejarla, sigue este protocolo durante al menos 30 días para ayudar a tu cuerpo a hacer la transición y evitar el síndrome posanticonceptivos. Muchas mujeres que dejan la píldora obtienen beneficios cuando toman 90 a 120 días de suplementos. En el capítulo 12 mostraré cómo combinar esto con el Protocolo Brighten de Desintoxicación para acelerar los resultados.

Los pasos principales de este protocolo son los siguientes:

Nutre	Alimenta el intestino con los nutrientes que necesita para gozar de una salud óptima.
Elimina	Descarta los alimentos irritantes de la dieta.
Absorbe	Ayuda a la función digestiva para absorber los nutrientes.
Acondiciona	Optimiza el entorno de tu intestino y todas las bacterias que hospeda.

Nutre

Cuando se nutre el intestino, se nutre el cuerpo. Recuerda que la píldora merma nutrientes importantes que tu cuerpo necesita, como los antioxidantes, las vitaminas del grupo B, el selenio y el zinc. El enfoque dietético del Programa Brighten de 30 días tiene dos componentes: la introducción de alimentos que fabrican hormonas saludables y la eliminación de alimentos que pueden estar agravando tus síntomas. Aprovechar los alimentos como medicina restablece el equilibrio hormonal y deshace los efectos negativos de la píldora. Además de los alimentos recomendados en el capítulo 5, en la página 130, empieza a consumir los siguientes:

- **Caldo de huesos**: el caldo de huesos es uno de los alimentos más curativos que se pueden ingerir cuando se trata de rehabilitar un intestino permeable. Se compone de verduras, hierbas y huesos de animales, y contienen vitaminas, minerales y aminoácidos terapéuticos para la recuperación intestinal. El caldo de huesos también contiene grandes cantidades de los aminoácidos glicina y prolina, componentes clave del tejido conjuntivo y fundamentales para curar los daños microscópicos causados por la píldora. Con sus altos niveles de glicina, el caldo de huesos puede ayudar a regular el sistema inmunitario y también a reducir la inflamación. Los aminoácidos que contiene son fácilmente asimilables por el organismo, lo que lo convierte en una opción perfecta cuando se trabaja en la rehabilitación del intestino. Prepara tu propio caldo de huesos o compra, en una tienda local, una versión de alta calidad que no contenga aditivos nocivos y esté hecha con huesos de animales sanos alimentados con pasto.

- **Leche dorada enriquecida**: tómala todas las noches para fomentar el movimiento intestinal saludable y reducir la inflamación. (En la página 405 encontrarás la receta).

- **Alimentos beneficiosos para el intestino**: el chucrut, los encurtidos de eneldo, el kéfir de agua, el yogur de coco y otros alimentos fermentados contienen probióticos de forma natural, así como las fibras que las bacterias intestinales necesitan para desarrollarse. Estos alimentos nutren la salud y la función del microbioma, que a su vez favorece la salud del intestino.

L-GLUTAMINA

Se ha demostrado que la suplementación con este aminoácido mejora la salud de las células intestinales y alivia el intestino permeable asociado al uso crónico de medicamentos. Las células del intestino cambian rápidamente, cada tres a seis días, y la L-glutamina, junto con otros nutrientes esenciales, puede ayudar a la recuperación intestinal. La dosis normal para adultos es de 1,5 a 5 gramos dos o tres veces al día durante treinta a noventa días. Si sigues tomando la píldora, considera la posibilidad de tomar de 1 a 2 gramos diarios regularmente o de 5 a 15 gramos diarios durante treinta días cada tres o cuatro meses.

ÁCIDOS GRASOS OMEGA-3

Se ha demostrado que los omega-3 son beneficiosos para reducir la inflamación, fomentar un estado de ánimo y una función cerebral saludables, y mejorar la salud intestinal. Los omega-3 incluyen el ácido alfa-linolénico (ALA), el ácido eicosapentaenoico (EPA) y el ácido docosahexaenoico (DHA). La caballa, el salmón, las sardinas y otros pescados de agua fría son excelentes fuentes de EPA y DHA. El ALA se encuentra en las semillas de lino enteras, las nueces y las semillas de chía. El ALA se puede utilizar para sintetizar EPA y DHA, aunque esto es muy ineficiente en los seres humanos y parece depender de los estrógenos naturales, por lo que recomiendo comer fuentes animales de omega-3 o complementar con aceite de hígado de bacalao. Una buena opción para los veganos son las algas, una fuente de DHA que puede convertirse en EPA. Pero a las mujeres con síndrome posanticonceptivos o que toman la píldora, les recomiendo fuentes de alimentos y suplementos con mayor contenido de EPA y DHA siempre que sea posible. La alimentación de la mayoría de las personas es alta en formas inflamatorias de omega-6, como los aceites de colza, maíz, semillas de algodón, pepitas de uva, maní (cacahuete), cártamo y soya, junto con otros alimentos procesados. Los omega-6, al igual que los omega-3, son esenciales para la salud, pero el problema es que a menudo están desequilibrados si en nuestra dieta preferimos los omega-6. Procura obtener el omega-6 de fuentes como los piñones, las pipas de girasol, las nueces de Brasil y las pecanas, y comienza a incluir más alimentos ricos en omega-3 en la dieta.

A la mayoría de las mujeres que experimentan síntomas intestinales y hormonales les va mejor tomar suplementos de 1000 a 4000 miligramos de EPA y DHA combinados al día. Si tomas la píldora, te recomiendo 1000 a 2000 miligramos de EPA y 500 a 1000 miligramos de DHA regularmente.

N-ACETILCISTEÍNA (NAC)

El NAC es el aminoácido que el cuerpo usa para hacer glutatión, un potente antioxidante que protege las células. Ayuda a la desintoxicación del hígado y la cicatrización intestinal, descompone las biopelículas (campos de fuerza que crean las bacterias intestinales) y previene los daños causados por los radicales libres. Se toma normalmente en dosis de 600 a 1 800 miligramos diarios por tres a seis meses. Si hablamos de fertilidad (y lo haremos en el capítulo 10), las mujeres suelen mantener esta dosis durante el primer trimestre, pero, por supuesto, consulta antes con tu partera o doctor.

ZINC

Para ser un mineral tan pequeño, el zinc desempeña un papel importante en el organismo. Desde la función inmunitaria hasta la cicatrización de heridas, pasando por la función tiroidea y los revolcones, este mineral es necesario para todo. También es un nutriente esencial en la cicatrización de los intestinos y, recuerda, el zinc es uno de los nutrientes que la píldora merma.

Las insuficiencias de zinc se asocian con un incremento de la permeabilidad intestinal. Se ha demostrado que el zinc es beneficioso para curar la permeabilidad intestinal en pacientes con Crohn, una enfermedad autoinmunitaria que quienes usan la píldora tienen más riesgo de padecer. También se ha demostrado su utilidad para mejorar la integridad intestinal, contribuir a la salud del intestino y reducir la duración de las enfermedades bacterianas intestinales.

Entre los signos de carencia de zinc se incluyen uñas finas y quebradizas que pueden presentar manchas blancas, tendencia a enfermar con facilidad y dificultad para oler o saborear. La suplementación con zinc como parte de un multivitamínico o una vitamina prenatal podría ayudar. Las dosis normales son de 15 a 30 miligramos diarios, a pesar de que en algunos estudios se han usado dosis de hasta 75 miligramos para rehabilitar los intestinos. Las dosis de zinc superiores a 40 miligramos al día pueden aumentar las proteínas que impiden la absorción del cobre y crear una insuficiencia, provocando una anemia que no responde al hierro y un nivel bajo de neutrófilos (un tipo de glóbulos blancos).

Entre las razones por las que puedes no estar ingiriendo suficiente zinc se incluyen la píldora, la enfermedad celíaca, los suplementos de hierro, una mala salud intestinal, un nivel bajo de ácido estomacal y una alimentación alta en fitatos, como las legumbres y los cereales. También ha habido estudios que demuestran que el alcohol inhibe la absorción de varios nutrientes, entre ellos, el zinc. Ese es otro motivo por el que debes eliminar el alcohol para restablecer el intestino y las hormonas.

VITAMINA D

La vitamina D es necesaria para el buen funcionamiento del sistema inmunitario y la salud hormonal. Ten en cuenta que la vitamina D se sintetiza principalmente en la piel como respuesta a la exposición al sol. Una deficiencia (menos de 30 ng/mL) es una señal inequívoca de que necesitas pasar más tiempo al aire libre y bajo el sol. Pero también puede ser un síntoma de disfunción de la vesícula biliar, problemas del páncreas, SIBO o de otras causas de malabsorción de las grasas. Un análisis de sangre puede decirte si tienes insuficiencia de vitamina D. El nivel óptimo está entre los 60 y 80 ng/mL. Algunos estudios sugieren que los contraceptivos orales pueden elevar los niveles de vitamina D, lo que puede provocar complicaciones cardiovasculares. Cuando las mujeres interrumpen los contraceptivos orales, sus niveles de vitamina D pueden bajar. Por eso, es importante que, cuando se deje de tomar la píldora, se controlen los niveles con análisis clínicos y se tomen suplementos.

REGALIZ DESGLICIRRICINADO (DGL)

El DGL es una forma de regaliz que ayuda a mantener el revestimiento mucoso del estómago y los intestinos sin afectar las hormonas.

Algunas personas lo encuentran beneficioso para aliviar la acidez estomacal. Recomiendo tomar 500 miligramos dos veces al día.

OLMO RESBALADIZO, MANZANILLA Y RAÍZ DE MALVAVISCO

Los tés, tinturas y suplementos de olmo resbaladizo, manzanilla y raíz de malvavisco pueden ser muy curativos y calmantes para los intestinos, además de beneficiosos cuando te estás recuperando de un intestino permeable. El olmo resbaladizo puede preparase como papilla.

Elimina

Las intolerancias alimentarias y el intestino permeable van de la mano. Dado que las proteínas alimentarias pueden abrirse paso a través del espacio entre las células, agravar el sistema inmunitario y crear inflamación, tendrás que eliminar algunos alimentos clave mientras curas el intestino. Las migrañas, la dificultad para perder peso, el acné, los desequilibrios hormonales, el agotamiento físico y muchos otros síntomas pueden ser signos de intolerancia alimentaria. Esto es muy distinto de una alergia alimentaria, que está mediada por la inmunoglobulina E (IgE) del sistema inmunitario y da lugar a urticaria, hinchazón y dificultad para respirar. Dado que las intolerancias alimentarias pueden ser difíciles de identificar (una reacción puede no ser evidente hasta tres días después de consumir el alimento), muchas personas no tienen ni idea de que están reaccionando a un alimento.

¿Por qué es importante determinar si se tiene una intolerancia alimentaria? El consumo constante de alimentos a los que se es intolerante activa continuamente el sistema inmunitario, lo que ocasiona daño en el cuerpo e incrementa la inflamación. Puede que, a pesar de tus esfuerzos por sentirte mejor, no consigas alcanzar el estado de salud que deseas. He visto que, al descubrir las intolerancias alimentarias y poner en práctica cambios en la alimentación, los síntomas

Alternativas a los lácteos

Lácteo	Sustituto
Mantequilla	Aceite de coco, mantequilla de coco, aceite de oliva, grasa de la joroba del camello, manteca de cerdo
Queso	Queso de nueces, levadura nutricional
Helado	Helado de almendras, de anacardo, o de coco
Leche	Leche de coco, de anacardo, de almendras o leche de camello
Proteína de suero	Proteína hidrolizada de carne bovina, proteína de guisantes, harina de grillo, proteína de caldo de hueso
Yogur	Yogur de almendras, de anacardos, o de coco

de las pacientes mejoran de forma impresionante y hasta se revierten algunas enfermedades crónicas.

Si recuerdas, los principales alimentos inflamatorios que deberás eliminar son el gluten y los cereales, los lácteos, la soya, el azúcar, la cafeína, el alcohol y las grasas inflamatorias. No ingerir estos alimentos durante 30 días le dará tiempo al intestino para recuperarse de sus efectos. Transcurridos los 30 días, los reintroducirás gradualmente, de uno en uno y con unos días de diferencia para determinar si te provocan una reacción. Por ejemplo, si reintroduces los lácteos y notas que desarrollas acné, entonces ya sabes que tú y los lácteos tendrán que tomar caminos separados. (Para información específica sobre la reintroducción de alimentos, ver el capítulo 12). ¿Y los huevos y el marisco? Aunque la dieta de eliminación tradicional suele sugerir que se eliminen estos dos alimentos, clínicamente he observado que esto crea mucha más tensión a las mujeres que además están tratando de deshacer el daño causado por la píldora. Para propósitos de este programa, puedes continuar comiendo estos alimentos, a menos que sepas que te producen alergia o intolerancia.

EL GLUTEN Y LOS CEREALES

El gluten es una proteína que se encuentra en muchos cereales: trigo, cebada, centeno, espelta y otros. Se trata de una intolerancia alimentaria común, y puede contribuir al intestino permeable y al aumento de la inflamación, así como agravar ciertas afecciones autoinmunes. Debido a que el gluten se encuentra en muchos alimentos populares, será necesario leer las etiquetas para asegurarse bien de no exponerse por accidente.

LOS LÁCTEOS

Los lácteos, otra intolerancia alimentaria común, producen inflamación, la que a veces podría revertirse una vez se cura el intestino. Si tienes acné o síntomas de la piel, los lácteos podrían agravarlos más. Deberás evitar todas las formas de lácteos, como la mantequilla, el queso, la proteína del suero de leche y el helado. Si te estás preguntando dónde obtendrás el calcio, no te preocupes. Tendrás muchas fuentes de calcio biodisponibles con los planes de comidas del capítulo 12.

LA SOYA

La soya es un disruptor hormonal y está en todas partes. Además de la salsa de soya, el miso y el edamame, puede haber soya en todo, desde el pan, las galletas y otros productos de panadería hasta en sopas y salsas (¡lee las etiquetas!). La soya puede minimizar los efectos del estrógeno natural, reducir la fertilidad, aumentar la inflamación y provocar problemas con la función de la tiroides y de las suprarrenales. ¿Cómo saber si esto te sucede a ti? Eliminando alimentos y reintroduciéndolos.

EL AZÚCAR

El azúcar produce inflamación en el cuerpo, lo que produce intestino permeable y resistencia a la insulina. Debido al modo en que la píldora

Cinco recursos para ayudarte a dejar el gluten

- **Conoce dónde se esconde el gluten.** Puede que sepas que hay gluten en el pan, la pasta, los bizcochos y las galletas, pero ¿sabías que podría estar también en las vitaminas, los tés de hierbas, el maquillaje, el champú y los medicamentos que se venden sin receta? En la etiqueta de los suplementos y medicamentos, busca la palabra «dextrina», un relleno derivado del trigo.

- **Lee las etiquetas.** No dejes de leer todas las etiquetas de lo que comes. Es común encontrar gluten en productos vegetarianos, en la salsa de soya, las albóndigas, los condimentos y hasta en las sopas. Mejor todavía, trata de consumir solo alimentos integrales, como carnes, pescados y verduras, que no vienen empacados en una caja con otros veinte ingredientes.

- **No temas preguntar cuando salgas a comer.** Siempre pregunta al mesero si lo que piensas ordenar contiene gluten. Nunca se sabe si le han añadido harina o migas de pan a una salsa para espesarla. Muchos restaurantes están comenzando a complacer a sus clientes que no comen gluten y entienden la gravedad de las alergias alimentarias.

- **Si tienes dudas, mejor no lo pidas.** Si de verdad no estás segura, evita alimentos que podrían estar contaminados con gluten. No vale la pena arriesgarse.

- **Recuerda que muchos cereales contienen gluten,** entre ellos la cebada, el centeno, la avena, el trigo y la espelta. La avena, aunque no contiene gluten, a menudo se manufactura en equipos que también producen cereales que lo contienen, así que existe el riesgo de contaminación cruzada.

Sustitutos del café que no contienen cafeína

Las siguientes bebidas son buenos sustitutos del café de la mañana —o la tarde— y, además, son saludables.

- **Latte de maca** (ver la receta en la página 407).
- **Leche dorada enriquecida** (ver la receta en la página 405).
- Los **elíxires de setas** tienen varios efectos beneficiosos para la salud y muchas empresas, como Four Sigmatic y SuperFeast, hacen elíxires instantáneos. (Ten en cuenta que algunas opciones de «café de setas» están mezcladas con café; selecciona una que esté basada exclusivamente en setas).
- El **matcha descafeinado** —té verde en polvo— se suele mezclar con agua caliente u otro líquido que no sea lácteo: de 1/2 a 1 cucharadita por cada 8 onzas [250 mL] de líquido.
- La **achicoria** y el **diente de león**, cuando se tuestan, adquieren un sabor parecido al del café. Usa 1/2 cucharadita de cada uno por cada 8 [250 mL] onzas de agua. Déjalo en remojo de 3 a 5 minutos y luego cuélalo.
- Tés herbales
- **Agua infusionada:** añádele pepinos, bayas, limón o lima al agua para darle más sabor.

---

anticonceptiva afecta a la insulina y a la función de las suprarrenales, es posible que sientas un aumento en los antojos de azúcar mientras la tomas. No te voy a mentir: renunciar al azúcar probablemente sea más difícil que eliminar los otros alimentos de esta sección. En primer lugar, hay azúcar en *todo*. Hasta en el caldo de pollo, el kétchup y los aderezos de ensalada. De manera que, aunque no comas muchos dulces, podrías estar consumiendo mucha más azúcar de lo que piensas. Eliminar el azúcar supone eliminar los edulcorantes artificiales, como los que contienen los alimentos dietéticos y sin azúcar. También ten cuidado con los jugos de fruta y otras bebidas azucaradas.

Durante los primeros días sin azúcar, podrías experimentar algunos síntomas de abstinencia, como dolores de cabeza, agotamiento físico e irritabilidad. Pero si puedes superar esos días iniciales, habrás pasado lo peor y luego será mucho, mucho más fácil.

LA CAFEÍNA

Esto es temporal. ¡Menos mal! Está bien, ahora que ya nos hemos quitado eso de encima, vamos a meternos de lleno en por qué hay que eliminarla. Aunque es cierto que el café tiene muchos beneficios para la salud, la cafeína puede resultar demasiado estimulante para el sistema nervioso y puede interrumpir el sueño o provocar sofocones. Si no te atreves a dejarla de golpe, te recomiendo que lo hagas gradualmente. Trata de reducir la ingesta de café en 50 por ciento cada tres días hasta que ya no estés tomándolo. Por ejemplo, si ahora tomas una taza de café todos los días, prueba con media taza durante tres días y luego una cuarta parte de una taza por tres días, y ya no tomes más durante el resto del programa. Es mejor no continuar tomando café descafeinado porque este puede irritar el intestino.

EL ALCOHOL

El alcohol puede causar intestino permeable, desregulación de la glucosa sanguínea y sobrecrecimiento bacteriano en el intestino delgado. Si durante este protocolo echas de menos una bebida divertida, prueba el *spritzer* antinflamatorio de cúrcuma (ver página 405).

LAS GRASAS INFLAMATORIAS

Las grasas ayudan a regular las hormonas, pero, como con muchas otras cosas, su calidad es importante. Hay grasas buenas y no tan

Qué alimentos comer y cuáles no

Sí	No
Grasas saludables (de aguacate [palta], aceite de coco, pescados de agua fría, aceite de macadamia, aceite de oliva)	Grasas inflamatorias (grasas trans, alimentos procesados, comidas rápidas, aceite de canola, de maíz, de semilla de algodón y de maní [cacahuate])
Frutas y verduras orgánicas	Gluten y cereales
Proteínas de alta calidad	Soya
Agua, leche dorada enriquecida (ver la página 405)	Alcohol y cafeína
Consomé de huesos	Lácteos
Comidas fermentadas	Azúcar y edulcorantes artificiales

buenas. Sigue los planes de comida del Programa Brighten de 30 Días para que obtengas una abundancia de las grasas saludables que necesitas, como los ácidos grasos esenciales. Para curar el intestino, sin embargo, debes eliminar las grasas inflamatorias, como las grasas trans de los alimentos procesados, la margarina y las comidas rápidas.

Absorbe

No eres lo que comes; eres lo que comes y absorbes. Debes ayudar al proceso digestivo de los nutrientes para poder absorberlos. Ya has comenzado a hacer esto al nutrir el intestino, eliminar los alimentos que lo empeoran y acondicionarlo. Los siguientes pasos también mejorarán tu digestión:

- **Toma HCL.** El estómago produce ácido clorhídrico (HCL), que ayuda a la digestión, pero el HCL también es un antimicrobiano potente. Ayuda a liberar los nutrientes de los alimentos, como el hierro, la vitamina B12, el calcio y las proteínas, para que el intestino delgado pueda absorberlos. Cuando se tiene el nivel óptimo de ácido clorhídrico, otros procesos digestivos operan más eficaz y eficientemente. Tomar clorhidrato de betaína con pepsina puede favorecer el tracto digestivo en general.
- **Añade enzimas digestivas.** Un suplemento combinado de amilasa, pepsina, lipasa y proteasa puede ayudarte a aprovechar al máximo los alimentos que ingieres. Si tomas la píldora y quieres que tu cuerpo absorba mejor los alimentos, aprovecha también las enzimas digestivas.

Estilos de vida beneficiosos para tu intestino

- Come en un ambiente relajado.
- Practica concentrarte en comer y estar presente con la comida.
- Evita tomar muchos líquidos con las comidas.
- Reduce el estrés cantando en voz alta (esto es bueno para tu nervio vago también, lo que favorece el movimiento saludable del intestino).
- Evita actividades moderadas o intensas por una hora después de comer. Deja que el cuerpo *descanse y digiera*.
- Practica la respiración profunda lo más a menudo posible.
- Date masajes de aceite de ricino en el abdomen con aceite esencial de menta.

- **Prueba la bilis de buey.** Ayuda a tu organismo a absorber las grasas y las vitaminas liposolubles, y proporciona a tu vesícula biliar la ayuda que tanto necesita con 75 a 500 miligramos diarios de bilis de buey.
- **Incluye procinéticos naturales.** Si sufres de estreñimiento, puedes añadir suplementos de jengibre, magnesio o vitamina C para mejorar el movimiento intestinal y eliminar los desechos.
- **Controla el estrés.** El estrés o la dominancia del sistema nervioso simpático pueden alterar el microbioma e inhibir el flujo sanguíneo a tu intestino. Cuando estás constantemente estresada y el sistema nervioso está en estado de «lucha o huida», la digestión se afecta de manera drástica. Si tienes problemas con este tipo de estrés, trata de comer con atención, de disfrutar de todas las sensaciones que te brinda la comida, de masticar bien y de no trabajar mientras comes. Practicar técnicas de relajación como la meditación o el yoga (ver «Prácticas para reducir el estrés», página 348), y conocer y establecer tus límites es tan importante como comer verduras.
- **Elimina los medicamentos innecesarios.** Deja de tomar antinflamatorios no esteroideos, inhibidores de la bomba de protones (PPI), antibióticos innecesarios y la píldora de control de la natalidad. Y, desde luego, si te los recetó tu médico, habla con él o ella primero.

Acondiciona

Los desequilibrios del microbioma, como los creados por la píldora, dejan al intestino susceptible a las infecciones. La píldora también induce inflamación, lo que crea un entorno muy hostil para las bacterias beneficiosas y dificulta la capacidad de descomponer y absorber los nutrientes. Esto es particularmente problemático si alguna vez has tomado la píldora, que se sabe que mengua los nutrientes del cuerpo. Sigue estos pasos para reequilibrar tu microbioma y crear un entorno feliz para las bacterias, de modo que puedas empezar a reforzar tu salud intestinal y hormonal, y curarte de los efectos de la píldora.

AGREGA ALIMENTOS FERMENTADOS A TU ALIMENTACIÓN

Los alimentos fermentados como el kvas de remolacha, el té kombucha, el chucrut y el kimchi (col fermentada coreana) están repletos de microbios beneficiosos y fibras prebióticas que pueden ayudar a restablecer la salud intestinal. Cuando elimines los lácteos, incluye alternativas fermentadas no lácteas a la dieta, como el kéfir de agua y el yogur de coco. Muchas de mis pacientes se benefician de los alimentos fermentados, aunque, si tienes SIBO, estos alimentos y algunos probióticos pueden agravar los síntomas y deberán evitarse hasta que la infección desaparezca.

REHÚYE LOS PLAGUICIDAS

Los alimentos llenos de plaguicidas y antibióticos alteran la microbiota o matan las bacterias buenas. Escoge alimentos orgánicos, cultivados localmente, siempre que sea posible.

BALANCEA LA FLORA INTESTINAL CON PROBIÓTICOS

Lo que he visto en mi práctica es que, al dejar la píldora, es absolutamente esencial tomar un probiótico de calidad para rehabilitar el intestino. Si decides seguir usándola, entonces debes tomar un probiótico a diario y rotar el tipo cada tres o cuatro meses para introducir una variedad de cepas. Los organismos que he visto que son más beneficiosos para las mujeres que han usado la píldora son las especies *Lactobacillus* y *Bifidobacterium*, *Saccharomyces boulardii*, de dosis altas y con muchas sepas, y los probióticos formadores de esporas. Al escoger un probiótico, la calidad es importante. Recomiendo ser muy exigente con los suplementos, y los probióticos no son la excepción.

Al comenzar a tomarlos, ve poco a poco para evitar síntomas. En el Protocolo Brighten de Suplementos (página 331), están mis recomendaciones. Al escoger un probiótico de dosis alta y muchas cepas de *Lactobacillus* o *Bifido*, debes buscar que tenga por lo menos 10 cepas. Estas bacterias pueden beneficiar al sistema inmunitario y aportar flora beneficiosa que ayude a sintetizar las vitaminas K y B que la píldora merma.

También recomiendo usar probióticos formadores de esporas, que pueden ayudar a las especies *Lactobacillus* del intestino cuando se toman con un probiótico *Lactobacillus*. Si te preocupa que puedas tener SIBO, los probióticos basados en esporas ayudan a eliminar el sobrecrecimiento y, a diferencia de la especie *Lactobacillus*, es menos probable que causen incomodidad. Las investigaciones también han demostrado que los probióticos basados en esporas, a diferencia de otros probióticos, sobreviven en el ácido estomacal y pueden ayudarte a repoblar el intestino.

Cuando empieces a tomar probióticos a base de esporas, te recomiendo que tomes media cápsula al día durante siete días. Puedes abrir la cápsula y vaciarla en la boca o en la comida. Transcurridos siete días, aumenta la dosis a una cápsula diaria por catorce días. Transcurridos los catorce días, aumenta a una cápsula dos veces al día durante catorce días, luego de lo cual puedes aumentar a dos cápsulas dos veces al día por no menos de sesenta días o quizás noventa.

La *Saccharomyces boulardii* es una levadura beneficiosa que puede aumentar la producción de IgA secretora a un nivel saludable. La IgA secretora es un anticuerpo que reviste los intestinos y protege al organismo de invasores extraños, como los parásitos y las infecciones oportunistas patógenas. El estrés crónico y la inflamación, como la que se puede experimentar cuando se toma la píldora, puede agotar este anticuerpo, lo que te hace vulnerable a infecciones.

Observa que, al tomar probióticos, puede ocurrir una crisis curativa, también conocida como reacción de Jarisch Herxheimer. Cuando esto sucede, se pueden experimentar síntomas parecidos a los de la gripe, como dolores de cabeza, dolor en el cuerpo, malestar estomacal o sarpullido. Aunque te sientas mal, a menudo esto es señal de que se está produciendo la curación a medida que eliminas las bacterias malas en favor de las buenas. Pero, si tienes dudas, visita a tu médico.

Busca en el Protocolo Brighten de Suplementos (página 331) mis recomendaciones de cepas probióticas para incorporar a tu régimen y las dosis recomendadas durante este programa. Y para la lista actualizada de probióticos, ve al sitio web DrBrighten.com/Resources (disponible solo en inglés).

Puntos clave: chequeo intestinal

- Las hormonas femeninas, los intestinos y el microbioma están íntimamente relacionados.

- Para eliminar el exceso de estrógeno y evitar un desequilibrio hormonal, es esencial tener un intestino saludable.

- La píldora altera el microbioma y destruye la integridad del intestino; también aumenta el riesgo de desarrollar una enfermedad autoinmunitaria.

- La hiperpermeabilidad intestinal sucede cuando las uniones estrechas entre las células de la mucosa del intestino se deterioran y no pueden protegernos de los invasores extraños, lo que provoca inflamación y trastornos hormonales.

- Las causas principales del intestino permeable son los antinflamatorios no esteroideos, los antibióticos, la píldora anticonceptiva, el estrés crónico, las dietas altas en azúcares y las dietas bajas en fibras.

- Los desequilibrios del intestino pueden ser el motivo del aumento de peso.

- Las enfermedades autoinmunitarias se desarrollan cuando tenemos un intestino permeable, un suceso estresante o una predisposición genética.

- El Protocolo Brighten de Rehabilitación Intestinal incluye los siguientes pasos: nutrir, eliminar, absorber, acondicionar.

- La L-glutamina, los ácidos grasos omega-3, la N-acetilcisteína (NAC), el zinc, la vitamina D, el regaliz desglicirricinado (DGL), el olmo resbaladizo, la manzanilla, la raíz de malvavisco, los probióticos y las enzimas digestivas pueden ayudar a rehabilitar el intestino.

CAPÍTULO 7

REVITALIZA LA TIROIDES Y LAS SUPRARRENALES

¿Tienes una enfermedad de la tiroides o de las suprarrenales? Entonces, te diré que la píldora no te está haciendo ningún favor. Entre la inflamación, la deficiencia de nutrientes y el aumento de proteínas fijadoras de la tiroides, la píldora altera de manera importante la función de la tiroides y de las suprarrenales. La tiroides contribuye al estado de ánimo, el metabolismo, la menstruación y la energía, y afecta todas y cada una de las células de nuestro organismo. Sin la cantidad adecuada de hormona tiroidea, nos sentimos deprimidas y tenemos confusión mental, la piel se nos reseca, el cabello se nos comienza a caer, y nos sentimos adoloridas y más viejas de lo que deberíamos. Además, con frecuencia subimos de peso y el ejercicio se nos hace intolerable.

Tengo que compartir algunos datos contigo y darte una visión realista de la importancia de la función de la tiroides. La American Thyroid Association (Sociedad Estadounidense de la Tiroides) ha estimado que 27 millones de estadounidenses tienen enfermedad tiroidea. No obstante, más de la mitad de ellos anda por ahí sin idea de que tienen una enfermedad de la tiroides. Las mujeres tienen entre cinco y ocho veces más probabilidades que los hombres de desarrollar una enfermedad tiroideas. En Estados Unidos, la enfermedad de Hashimoto, o tiroiditis autoinmunitaria, es la causa principal de enfermedad de la tiroides. Eso significa que el sistema inmunitario del cuerpo ataca a su propia glándula tiroidea. Si bien hay investigaciones que trabajan duro para entender por qué las mujeres somos tan susceptibles a esta enfermedad autoinmunitaria, está bastante claro que las hormonas tienen algo que ver. Pero no olvidemos que cerca del 80 por ciento de las mujeres han tomado la píldora, que es inflamatoria, contribuye a la disfunción inmunitaria y causa intestino permeable.

La tiroides produce hormona tiroxina, o T4, que debe convertirse en triyodotironina, o T3, para que las células puedan usarla. El intestino es uno de los lugares principales de conversión de la hormona tiroidea, lo que significa que toma la hormona inactiva y la activa, para que te sientas llena de energía y contenta a lo largo del día. Pero si tenemos el intestino inflamado, el microbioma trastornado, los nutrientes agotados o tenemos intestino permeable, eso afectará el proceso de activación. Y sin la hormona tiroidea activa, el intestino no puede funcionar de manera óptima. Es aquí donde las mujeres quedan atrapadas en un círculo vicioso, porque si el nivel de la hormona tiroidea baja mucho, el cuerpo no produce suficiente ácido clorhídrico, la vesícula biliar no funciona bien y la tripa no se mueve (léase: estreñimiento). Ahora bien, si estás empezando a asustarte un poco y piensas que estás hecha una piltrafa, no te preocupes: en este capítulo te voy a ayudar. Voy a analizar el efecto de la píldora en la tiroides y cómo recuperar la salud tiroidea.

Toda la información sobre tus hormonas tiroideas

Mediante la hormona estimulante de la tiroides (TSH, en inglés) el cerebro le habla a la tiroides. Entonces la tiroides responde segregando T4 y un poco de T3. La T4 es la hormona inactiva que viaja a otros tejidos del organismo, concretamente, el intestino, el hígado y los riñones, donde se convierte en T3, la hormona tiroidea activa.

> ## En este capítulo
>
> - Cómo la píldora sabotea la tiroides y las suprarrenales
> - Las muchas formas en que se presenta la enfermedad tiroidea
> - La conexión tiroides e intestinos (pista: el intestino permeable puede ponerte en riesgo de desarrollar hipotiroidismo)
> - Cómo ayudar a las suprarrenales ahora mismo
> - Cómo mejorar la salud de la tiroides, tomes o no tomes la píldora
> - Cómo las hormonas sexuales dependen de la función de la tiroides y las suprarrenales

Como mencioné antes, la T3 afecta el estado de ánimo, la energía, la menstruación y el metabolismo, y además te mantiene calientita. (Si siempre tienes frío, debes examinarte la tiroides). Cualquier cosa que dificulte la producción de TSH o de T4, o la conversión de T4 a T3, o impide que las células usen la T3, puede causar síntomas de hipotiroidismo. Varias cosas pueden alterar la tiroides: los metales pesados, el fluoruro, las infecciones, la inflamación, las enfermedades autoinmunitarias, el estrés, las deficiencias de nutrientes y los medicamentos, entre ellos la píldora anticonceptiva. Aunque muchas enfermedades de la tiroides son autoinmunitarias, tenemos que determinar cuál es la causa raíz, porque una persona con una enfermedad autoinmunitaria de la tiroides también podría tener deficiencias nutricionales o cualquiera de los otros problemas que acabamos de mencionar.

La enfermedad tiroidea se manifiesta de dos maneras principales: como hipertiroidismo o hipotiroidismo. Se tiene hipertiroidismo cuando la tiroides está extremadamente activa y produce demasiada hormona tiroidea. Por el contrario, cuando se tiene una tiroides vaga, que no produce suficiente hormona tiroidea, se tiene hipotiroidismo, que es mucho más común que el hipertiroidismo.

Síntomas de la tiroides que pasamos por alto

Si bien podrías sospechar que tienes enfermedad tiroidea basándote en los síntomas que aparecen en el cuadro de la página 181, hay otras formas más sutiles en que se presenta la enfermedad tiroidea que no se te deben escapar:

1. **¿Sufres de problemas con el período y de síndrome premenstrual?** Los ciclos irregulares, las menstruaciones abundantes, los cólicos, los cambios drásticos de estado de ánimo y manchar entre períodos podrían ser síntomas de enfermedad tiroidea. Si tienes un desequilibrio hormonal, podrías tener demasiado estrógeno, lo que puede empeorar el proceso inflamatorio del sistema inmunitario y contribuir al ataque a la tiroides.

2. **¿Sentiste agotamiento físico después de comenzar a tomar la píldora anticonceptiva?** La píldora causa un aumento de la globulina fijadora de la tiroides, que fija la hormona tiroidea libre de forma tal que el organismo no la puede usar. Analizaremos cómo la píldora altera la tiroides más adelante en el capítulo.

3. **¿Ha cambiado tu sentido del olfato o del sabor?** Si no se produce suficiente hormona tiroidea, puede alterarse el olfato, el sabor y, por ende, el disfrute de la comida. Si sientes que tienes menos interés en la comida y que has perdido el apetito, podrías tener hipotiroidismo. La buena noticia es que una vez se trata la enfermedad, estos sentidos se recuperan.

4. **¿Estás teniendo cambios en la vista y trastornos oculares?** La tiroiditis de Hashimoto y la enfermedad de Graves pueden causar enfermedades oculares. Cuando experimentas episodios de hormona tiroidea elevada, lo que podría suceder con estas enfermedades, se puede estimular el crecimiento de los ojos, produciendo ojos saltones, algo que puede ocasionar daños a la córnea. Si con frecuencia tienes picor en los ojos, sientes una demora cuando tratas de cerrar los párpados o notas cambios en la visión, coordina una visita con tu oculista para que te evalúen adecuadamente.

5. **¿Sientes agotamiento físico durante el primer trimestre de embarazo?** La gonadotropina coriónica humana (hCG, en inglés), estimula la producción de la tiroides durante la primera mitad del embarazo. Si estás encinta y sientes agotamiento, estreñimiento, piel reseca, pérdida de cabello o depresión, podría deberse al hipotiroidismo. Recomiendo enfáticamente que te examines la tiroides antes de salir encinta, a principios del primer trimestre y después del parto. Si tu TSH es 2,5 μIU/mL o más, entonces debes considerar tomar medicamentos para la tiroides por el bien de tu salud y la de tu bebé. La enfermedad tiroidea después del parto afecta a una de cada doce mujeres en todo el mundo.

6. **¿Tienes SIBO?** El SIBO es muy común entre los pacientes de tiroides. Si tienes gases, hinchazón, estreñimiento, diarreas u otros síntomas intestinales, podría deberse al hipotiroidismo.

7. **¿Sufres de acidez estomacal grave?** La acidez estomacal es la sensación de quemazón en el pecho que experimentas después de las comidas o incluso a lo largo del día. Hace falta hormona tiroidea para producir ácido estomacal, lo que significa que sin él no es posible digerir la comida para obtener todos sus nutrientes. De hecho, la digestión y la tiroides están íntima-

mente conectadas. Cuando tenemos suficiente ácido estomacal, el esfínter esofágico se cierra. Cuando tenemos poco ácido estomacal, el esfínter podría no recibir la señal de cierre y entonces puede subir ácido a la garganta, lo que causa la acidez estomacal.

8. **¿Te está cambiando la voz?** ¿Suena como si fumaras una cajetilla de cigarrillos cuando te levantas por la mañana? Esto puede ser síntoma de hipotiroidismo. La hormona tiroidea impide la acumulación en las cuerdas vocales de azúcares llamadas mucopolisacáridos, de manera que, cuando los niveles de la hormona bajan, estas azúcares se acumulan en las cuerdas vocales, causando una voz más grave. Las cuerdas vocales también pueden inflamarse, que es otra causa de los cambios de voz y un síntoma común del hipotiroidismo. ¿Sientes la voz temblorosa e inestable? Esto también puede ser síntoma de hipertiroidismo. Esto se debe al estado hipermetabólico: todo está acelerado.

9. **¿Tienes dolor en las manos o pies?** El túnel carpiano puede ser síntoma de enfermedad tiroidea. Los niveles bajos de hormona tiroidea afectan la función de los nervios y la circulación sanguínea, dando como resultado frío en manos y pies. Se requiere hormona tiroidea para reparar los tejidos, lo que significa que los músculos que más se usan (los de los pies y manos) podrían ser los primeros en mostrar señales de hormona tiroidea baja, y se manifiesta por lo general como dolor o quemazón. Si tienes hipertiroidismo, las manos u otros músculos podrían sentirse débiles. Tanto el hipertiroidismo como el hipotiroidismo pueden causar calambres; por esta razón es importante hacer los análisis clínicos.

Si contestaste sí a cualquiera de estos síntomas, toma la prueba siguiente y pide a tu médico un análisis de función tiroidea completa, además de uno de anticuerpos. Hacer los análisis clínicos correctos

Síntomas de enfermedad tiroidea

Hipertiroidismo	Hipotiroidismo
Pérdida de peso	Aumento de peso
Intolerancia al calor o sudar en exceso	Intolerancia al frío
Ansiedad	Depresión o ansiedad
Palpitaciones	Frecuencia cardíaca lenta
Manos temblorosas	Reflejos lentos
Insomnio	Agotamiento y pérdida de memoria
Caída del cabello	Piel seca, uñas quebradizas y pérdida de cabello
Heces blandas	Estreñimiento
Menstruaciones irregulares	Menstruaciones irregulares

es crucial para diagnosticar y garantizar el tratamiento apropiado de la enfermedad tiroidea. Además, los resultados de los análisis clínicos deben interpretarse a la luz de tus síntomas. Los análisis de la tiroides son una instantánea en el tiempo, razón por la cual monitorear los síntomas es parte importante para tener un cuadro completo.

Cómo la píldora sabotea tu tiroides

Existe una conexión muy real entre la píldora y la tiroides. De hecho, muchas de mis pacientes se dan cuenta de que sus problemas de tiroides comenzaron después de que empezaron a tomar la píldora.

En primer lugar, la píldora anticonceptiva mengua nutrientes vitales que la tiroides necesita para sintetizar la hormona tiroidea, así como los nutrientes que las células necesitan para usar las hormonas. Entre los nutrientes necesarios para producir y modular las hormonas tiroideas se encuentran los siguientes:

- El **selenio** y el **zinc** son necesarios para producir hormona tiroidea y convertirla de su forma inactiva, T4, a su forma activa, T3.

- El **zinc** también hace falta para la comunicación entre la hormona tiroidea y los receptores celulares. Solo con menguar el zinc, la píldora puede impedir que se produzcan, activen y usen las hormonas tiroideas.

- Las **vitaminas B** son clave para sintetizar la hormona tiroidea, entre otros cientos de funciones en el organismo.

Estas deficiencias de nutrientes también interfieren con la capacidad del cuerpo para usar la hormona tiroidea al nivel celular. Si tienes una enfermedad tiroidea y tomas la píldora, producirás menos hormona tiroidea, convertirás menos de ella a su forma activa y usarás menos, razón suficiente para no tomar la píldora. Si has tomado la píldora o la estás tomando ahora, entonces el primer paso para proteger la función de la tiroides es tomar un multivitamínico o vitamina prenatal de calidad para reponer estos nutrientes clave para la tiroides.

En segundo lugar, la píldora aumenta la globulina fijadora de tiroxina (TBG, en inglés). Una TBG elevada hace que la hormona libre se fije, así que ahora la hormona tiroidea que el organismo logre producir no estará disponible para las células. Algunos estudios han demostrado que la píldora eleva la hormona tiroidea, pero es importante señalar que estos informaban acerca de la hormona tiroidea total (o fija), que no es posible usar.

En tercer lugar, la píldora es inflamatoria; esto es importante porque la inflamación es la raíz de todas las enfermedades crónicas. Si ya sufres de una enfermedad autoinmunitaria, como la tiroiditis de Hashimoto, una mayor inflamación solo exacerbará los síntomas, haciendo que se te dificulte moverte, concentrarte, tener energía; es decir, vivir lo mejor posible. Cuando hay mucha inflamación, el organismo convierte la T4 en T3 inversa (RT3), a la que llamo la hormona de la hibernación, porque una RT3 elevada hará que almacenes calorías (o sea, grasa) y quieras dormir. La inflamación también hace que las paredes celulares sean menos sensibles a todas las hormonas, entre ellas la tiroidea, la insulina y la progesterona, para nombrar solo algunas. La resistencia a la insulina causa no solo diabetes, sino problemas neurológicos y enfermedades del corazón (más sobre este tema en el siguiente capítulo).

Piensa que la inflamación es fuego y la píldora, gasolina. Las mujeres que toman la píldora experimentan un alza en la proteína C-reactiva de alta sensibilidad (hs-CRP, en inglés), lo que indica un aumento de la inflamación en el organismo y se asocia con un riesgo más elevado de enfermedades crónicas y mortalidad. Otros marcadores de inflamación aguda, entre ellos las proteínas fibrinógeno y ceruloplasmina, también tienden a elevarse con el uso de la píldora. Y como veremos en el capítulo 9, toda esa inflamación es muy mala para el cerebro.

La doctora Izabella Wentz, una farmacéutica especializada en la seguridad de los medicamentos y autora de *Protocolo Hashimoto: plan de 90 días para revertir los síntomas de la tiroiditis y recuperar tu vida*, señala: «Otro desencadenante relacionado con algunos anticonceptivos orales son los materiales de relleno que pueden contener las píldoras. Por ejemplo, muchas contienen lactosa. Esto puede ser un problema adicional para las mujeres que sufren de Hashimoto (quienes a menudo presentan problemas de intolerancia a los lácteos y al gluten)».

¿Y cuál es la buena noticia? Que el hipotiroidismo puede revertirse

La TSH *no* es suficiente

Además de medir la hormona estimulante de la tiroides (TSH), tu médico debe examinar lo siguiente*:

- T4 total
- T3 total
- T3 libre
- T4 libre
- T3 inversa
- Anticuerpos antiperoxidasa tiroidea (anti-TPO)
- Anticuerpos antitiroglobulina
- Anticuerpos del receptor TSH e inmunoglobulina estimulante de la tiroides (si hay señales de hipotiroidismo)

---

* La biotina en dosis de 5 a 10 miligramos (que se encuentra comúnmente en las fórmulas para la pérdida del cabello) puede interferir con los resultados de los análisis y debe suspenderse dos días antes de los análisis.

---

dándole apoyo a la glándula tiroides y a la capacidad del organismo para usar la hormona tiroidea.

La conexión tiroides-intestinos

Si fuiste al endocrinólogo debido a tu hipotiroidismo, con toda probabilidad te dio una receta y te envió a casa. ¿Tuvieron una conversación acerca de tu salud intestinal? Quizás no. Pero la salud de la tiroides y la salud intestinal están íntimamente relacionadas, y no puedes curar la tiroides sin curar también el intestino.

Según analizamos en el capítulo 6, el uso a largo plazo de la píldora puede causar daños al revestimiento del intestino y producir intestino permeable. Cuando el intestino está comprometido, lo que incluye potenciales infecciones, el riesgo de desarrollar enfermedades autoinmunitarias aumenta y puede ocurrir malabsorción de nutrientes (recuerda que la píldora también merma los nutrientes). Tu cuerpo debe estar nutrido para mantener la salud de la tiroides y, cuando no lo está, surgen problemas. Si la tiroides está saludable pero el intestino no funciona de manera óptima, se pueden experimentar síntomas de hipotiroidismo debido a que la inflamación inhibe la hormona tiroidea activa (T3). Alrededor de 20 por ciento de la conversión de la hormona tiroidea ocurre en el intestino. Además, si estás inflamada, no puedes aprovechar las hormonas tiroideas en las células. Clínicamente, he encontrado que las mujeres que siguen el Programa Brighten de 30 Días y continúan en la píldora, por lo general, experimenta cerca de un 80 por ciento de mejoría en los síntomas. Sin embargo, las que la dejan por completo, con frecuencia informan que los síntomas han revertido por completo.

El eje ovarios-suprarrenales-tiroides (OAT, en inglés)

Además de los intestinos, la tiroides se conecta con las suprarrenales y los ovarios. Estas tres glándulas productoras de hormonas se comunican y gobiernan tu mundo a través del eje ovarios–suprarrenales–(OAT). Ahora bien, no olvides que la píldora interfiere con la comunicación hacia y desde los ovarios, y en su lugar sustituye la función de los ovarios con dosis altas de hormonas sintéticas. Pienso en al eje OAT como un taburete de tres patas, en el que cada glándula representa una de las patas. Cuando cualquiera de ellas está desequilibrada, todo el sistema se afecta y comienza a fallar.

Cuestionario: ¿cómo está la salud de mi tiroides?

PARTE 1
Marca los recuadros que apliquen para ti:

- ☐ He subido de peso sin explicación.
- ☐ Siempre siento frío en los pies.
- ☐ Me siento constantemente agotada.
- ☐ Me siento deprimida o nerviosa.
- ☐ Tengo una frecuencia cardíaca lenta.
- ☐ Mis reflejos son lentos.
- ☐ Siento confusión mental y tengo problemas de memoria.
- ☐ Tengo la piel seca, las uñas frágiles y se me cae el cabello.
- ☐ Tengo estreñimiento con frecuencia.
- ☐ Ha cambiado mi sentido del olfato o del sabor.
- ☐ He notado cambios en la visión.
- ☐ Me siento extremadamente agotada durante el primer trimestre de embarazo.
- ☐ Tengo sobrecrecimiento bacteriano en el intestino delgado (SIBO).
- ☐ Tengo acidez estomacal a menudo.
- ☐ Tengo menstruaciones prolongadas, dolorosas o irregulares, o síndrome premenstrual.
- ☐ Sentí agotamiento físico después de comenzar a tomar la píldora anticonceptiva.
- ☐ Me duelen los músculos o las articulaciones.
- ☐ Tengo la cara hinchada.

Cuestionario: ¿cómo está la salud de mi tiroides?

- ☐ Tengo la voz grave o ronca.
- ☐ Me siento adolorida por muchos días después de hacer ejercicios o actividad física.
- ☐ Mis heridas sanan con lentitud.
- ☐ Tengo el colesterol alto.

TOTAL _____

PARTE II

- ☐ He aumentado de peso sin explicación.
- ☐ Siempre siento calor y sudo.
- ☐ Me siento inquieta.
- ☐ A menudo siento palpitaciones.
- ☐ Las manos me tiemblan.
- ☐ Sufro de insomnio.
- ☐ Se me cae el cabello.
- ☐ Tengo heces blandas o diarreas.
- ☐ Noto cambios en la visión, tengo los ojos saltones o los ojos me pican.
- ☐ Tengo menstruaciones irregulares.

TOTAL _____

PARTE 1

1 casilla marcada = riesgo bajo de hipotiroidismo

Cuestionario: ¿cómo está la salud de mi tiroides?

2 casillas marcadas = riesgo moderado de hipotiroidismo

3 o más casillas marcadas = riesgo alto de hipotiroidismo

PARTE II

1 casilla marcada = riesgo bajo de hipertiroidismo

2 casillas marcadas = riesgo moderado de hipertiroidismo

3 o más casillas marcadas = riesgo alto de hipertiroidismo

Pon en práctica el Protocolo Brighten de Salud de la Tiroides y las Suprarrenales de la página 195 si tienes síntomas de una enfermedad de la tiroides. Y ve a tu médico para que te ordene los análisis clínicos.

Todas las mujeres dependen de la función correcta del eje OAT para sentirse bien, y te aseguro que *nunca es una sola glándula la que está desequilibrada.* Cuando la tiroides, las glándulas suprarrenales y los ovarios dejan de comunicarse correctamente o empiezan a fallar, se produce toda una serie de síntomas.

La conexión suprarrenales-tiroides-autoinmunidad

Las glándulas suprarrenales desempeñan una función importante en la salud inmunitaria, respondiendo a la inflamación y regulando las células inmunitarias mediante el cortisol. El eje hipotalámico–

hipofisario–suprarrenal (HPA, en inglés) es el mecanismo mediante el cual el cuerpo regula la producción de cortisol (es decir, la comunicación entre las suprarrenales y el cerebro), que se afecta con la inflamación. Tu cuerpo intenta ir al paso de la inflamación causada por la píldora, pero con el tiempo puede producirse una alteración en el eje HPA. Se ha demostrado que este tipo de disrupción, conocida comúnmente como «fatiga suprarrenal», acompaña a un aumento en la inflamación y las enfermedades autoinmunitarias, entre ellas la enfermedad autoinmunitaria de la tiroides (la tiroiditis de Hashimoto y la enfermedad de Graves), la esclerosis múltiple, el síndrome de Sjögren, la *alopecia areata* (pérdida del cabello), las enfermedades inflamatorias del intestino (la enfermedad de Crohn y la colitis ulcerativa) y muchas más.

Como podrás imaginar, a las glándulas suprarrenales no les encanta este estado inflamatorio causado por las hormonas sintéticas de la píldora. El estrés crónico, ya sea mental, físico, emocional o inflamatorio, puede alterar la forma en que el cerebro y las glándulas suprarrenales se comunican. El problema es que las suprarrenales siguen segregando cortisol siempre que perciben estrés, pero, en este mundo de hoy, el estrés puede ser incesante. Las luces de la ciudad en la noche, conducir con mucho tráfico, comer a toda prisa, y mantenerse al día con las innovaciones y la tecnología son fuentes sutiles de estrés constante. Es lo que llamamos un desfase evolutivo: tu cuerpo no ha tenido oportunidad, en el nivel genético, de cambiar su fisiología para ir a la par con nuestro entorno moderno. Estaba diseñado para responder al estrés ocasional al que se enfrentaba durante los tiempos de caza y recolección, cuando tenía que defenderse de un animal salvaje, pero no está diseñado para el estrés constante que experimentamos en el mundo moderno. En las etapas iniciales de la inflamación, el cortisol circula a niveles elevados, pues el cuerpo no logra refrenar la respuesta inflamatoria, y esto puede provocar resistencia al cortisol; es decir, las células no aprovechan el cortisol que se produce. Por defecto, se permite que la inflamación progrese y, finalmente, los niveles de cortisol se desploman. La inflamación sigue aumentando y te encuentras en un caos hormonal e inmunitario. Múltiples estudios han vinculado el estrés, la desregulación del eje HPA (la fatiga suprarrenal) y las enfermedades autoinmunitarias. La artritis reumatoide, que afecta principalmente las articulaciones, la esclerosis múltiple, la enfermedad tiroidea autoinmunitaria y la diabetes autoinmunitaria son solo unas pocas de las afecciones relacionadas con el estrés.

La fatiga suprarrenal y la píldora

La desregulación del eje HPA produce una interrupción en la comunicación entre el cerebro y las suprarrenales, y también puede ocasionar una resistencia celular. Esto puede manifestarse en la forma de lo que comúnmente se conoce como «fatiga suprarrenal», cuyo término más preciso es desregulación HPA. Las suprarrenales no están diseñadas para agotarse, como los ovarios en la menopausia, y en realidad no se fatigan. Ya sé que «fatiga suprarrenal» o «fatiga adrenal» son términos comunes, pero quiero que entiendas que no es una descripción exacta de lo que sucede en realidad. Cuando la píldora interfiere con el eje ovarios–suprarrenales–tiroides (OAT), se afectan las suprarrenales, produciendo la desregulación HPA que tiene como resultado los síntomas que se asocian con la «fatiga suprarrenal».

Debido a que la dosis de estrógeno en la píldora anticonceptiva es sumamente inflamatoria, causa que las suprarrenales liberen cortisol para intentar sofocar esa inflamación. El cerebro les dice a las glándulas suprarrenales: «¡Hay inflamación! ¡Envíen cortisol!». El problema es que la dosis diaria de la píldora puede ser demasiado alta para que las glándulas suprarrenales la manejen durante un largo período. Para empeorar las cosas, la píldora eleva los niveles de una proteína llamada globulina fijadora de cortisol, que se une al cortisol e impide que el cuerpo pueda usarlo. Así que las suprarrenales segregan el cortisol según se les ha pedido, pero la globulina fijadora de cortisol se une a él de modo que este no puede hacer su trabajo y la inflamación continúa aumentando mientras continúes tomando la píldora. Con el tiempo, el cerebro y las glándulas suprarrenales dejan de comunicarse de forma eficaz para el organismo.

Si se tratara de un incidente excepcional no habría problemas, pero el estrógeno constante y el desencadenamiento de la inflamación pueden ser demasiado para el eje HPA del organismo. Además, la píldora anticonceptiva merma nutrientes importantes para la salud de las suprarrenales, lo que contribuye a la fatiga suprarrenal.

¿Cómo saber si tienes desregulación HPA? Haz la siguiente prueba para ver si tienes cualquiera de los síntomas comunes.

Prueba: ¿Tengo desregulación del eje HPA?

Marca las casillas que apliquen para ti:

- ☐ Tengo dificultades para despertarme por las mañanas.
- ☐ Me siento agotada o tengo poca energía.
- ☐ Me siento nerviosa y cansada por la noche.
- ☐ Tengo antojos de azúcar, sal o carbohidratos.
- ☐ Me enfermo a menudo.
- ☐ Tengo desequilibrio hormonal, síndrome premenstrual considerable, o síntomas de menopausia.
- ☐ Tengo acné y otros problemas de la piel.
- ☐ Me siento deprimida o irritable.
- ☐ Tengo poco deseo sexual.
- ☐ No tengo buena memoria.
- ☐ Me siento mareada o aturdida al levantarme de una posición acostada o sentada.

- ☐ No puedo lidiar con el estrés.
- ☐ Tengo la presión arterial baja.
- ☐ Me siento inquieta.
- ☐ He aumentado de peso alrededor de la cintura.
- ☐ Las heridas me sanan mal.
- ☐ La piel se me está oscureciendo.
- ☐ He bajado de peso de forma inesperada.

TOTAL _____

1 casilla marcada = riesgo bajo de desregulación del eje HPA

2 casillas marcadas = riesgo moderado de desregulación del eje HPA

3 o más casillas marcadas = riesgo alto de desregulación del eje HPA

No está todo «en tu cabeza»

Cuando Cali llegó a mi consultorio, ya había visto a otros diez médicos, y el último había recomendado que viera a un psiquiatra para tratar su estrés. Cali sí tenía estrés, pero sus síntomas eran muy reales. Sufría de agotamiento físico, desasosiego y dolor en las articulaciones a diario, por no mencionar el estreñimiento. Había estado tomando la píldora anticonceptiva durante unos diez años y se preguntaba qué impacto estaba teniendo en su salud ya que alternaba entre tener suficiente energía y sentirse totalmente estresada con regularidad.

Me di cuenta de que Cali necesitaba ayuda con el estrés, en efecto, y le pregunté qué hacía para manejarlo. Creo que es importante re-

Análisis clínicos para la desregulación del eje HPA

Si estás experimentando cualquiera de los síntomas de la lista anterior, recomiendo que te hagas los siguientes análisis:

- **Hormona corticotropina (ACTH) con cortisol:** por lo regular, esta prueba se hace alrededor de las 8 a.m., y los resultados pueden ayudarte a entender cómo es la comunicación entre tu cerebro y tus suprarrenales.

- **DHEA-S:** Esta hormona esteroide se produce en las glándulas suprarrenales y podría estar elevada en las etapas iniciales de la desregulación del HPA, pero podría descender cuando el organismo produce más cortisol a expensas de las otras hormonas sexuales. El DHEA se convierte, a fin de cuentas, en estrógeno y testosterona.

- **Prueba de 4 puntos de cortisol en orina o en saliva:** esto supone medir tu cortisol en cuatro momentos distintos durante el día, pues los niveles pueden variar. Así se obtiene un cuadro más detallado. Hacer la prueba de cortisol en orina con una prueba DUTCH de suprarrenales tiene el beneficio de mostrar el cortisol inactivo conocido como cortisona.

- **Anticuerpos contra la-21-hidroxilasa:** Si tus síntomas son fuertes, entonces se justifica investigar la posibilidad de una enfermedad autoinmunitaria.

Analizar la desregulación del HPA puede ser complicado, razón por la que es de ayuda examinar los resultados de una variedad de análisis clínicos junto con tus síntomas para que recibas un diagnóstico certero y el tratamiento correcto.

conocer y modificar los patrones de estrés enseguida. Puede que no sea fácil, pero esto puede reprogramar el cerebro. Cali admitió que cuando se sentía tensa, se lo comía todo. En particular, cosas saladas. No la juzgo. Todas hemos pasado por eso. Pero debido a que Cali se había sentido juzgada por sus otros médicos, no les había mencionado este hábito.

La respuesta de Cali a la pregunta sobre el estrés me dio dos claves importantes de su situación. Una, que Cali comía cuando se sentía en tensión. Cuando estás tensa, la sangre se desvía de los intestinos hacia los músculos más grandes. Debido a esto, el intestino de Cali no estaba funcionando adecuadamente y ella no podía digerir la comida. ¡Con razón estaba estreñida! Además, el torrente constante de estrógeno de la píldora no ayudaba. Dos, que Cali tenía antojos de comidas saladas, específicamente, lo que era una indicación de que las suprarrenales estaban implicadas. Además del cortisol, las glándulas suprarrenales también regulan la presión arterial, y la sal tiene un par de cosas que ver con ese sistema. Por eso, se nos antojan alimentos salados cuando estamos estresados.

Cali necesitaba hierbas adaptógenas (más sobre estas en la página 197) para equilibrar las hormonas suprarrenales y hierbas para reducir su respuesta al estrés. Le prescribí una combinación de rodiola, ashwagandha, flor de la pasión, ginseng y raíz de regaliz. También nutrimos sus suprarrenales con vitaminas B, vitamina C, grasas saludables y proteínas de calidad. Y Cali decidió que era hora de dejar la píldora y revitalizar su salud.

Lamentablemente, ninguno de los médicos anteriores había ido a la raíz de por qué Cali tenía inflamación en primer lugar. Después de varios análisis clínicos, descubrimos que Cali tenía una serie de problemas, entre ellos proteínas inflamatorias elevadas e intestino permeable, y tenía hipotiroidismo con anticuerpos elevados, lo que indicaba la enfermedad de Hashimoto. Empecé a darle una dosis baja de hormona tiroidea natural desecada, porque con sus niveles bajos de T4 y T3, tenía problemas para producir y convertir la hormona tiroidea. Por último, su pobre función intestinal significaba que no era capaz de absorber los nutrientes que su tiroides necesitaba y, por ende, su intestino y su tiroides estaban empeorando cada vez más.

Después de dos semanas en este régimen y sin tomar la píldora, la digestión de Cali mejoró y se sentía con más energía y menos ansiosa. Y en lugar de comer cada vez que estaba estresada, Cali aprendió a hacer una pausa y preguntarse si comida era lo que su cuerpo en realidad necesitaba en ese momento. También caí en cuenta de que Cali había pasado demasiados años en una dieta restrictiva que le había provocado una deficiencia de nutrientes, igual que la píldora anticonceptiva, de manera que mi prioridad era que empezara a reintroducir comidas para determinar cuáles eran problemáticas, y así pudiera volver a comer una dieta más variada. Ella necesitaba hierbas y alimentos sanadores para rehabilitar el intestino y restaurar el microbioma. A los seis meses, el estreñimiento de Cali había desaparecido, los anticuerpos tiroideos habían disminuido, ya no sentía desasosiego, y lo mejor de todo era que el agotamiento físico había sido remplazado con energía sin límites.

El Protocolo Brighten de Salud de la Tiroides y las Suprarrenales

En mi práctica, muchas de mis pacientes dicen que, aunque el medicamento para la tiroides las ayuda, sin dieta y estrategias de estilo de vida, no es suficiente para mejorar de modo significativo su enfermedad. Independientemente de cómo decidas manejar tu enfermedad tiroidea, puedes incorporar nutrición y suplementos apropiados a tu alimentación para ayudar a la función de la tiroides y facilitar la activación de la hormona tiroidea. Debido a que el intestino y la tiroides ejercen una influencia fuerte uno en el otro, recomiendo comenzar con el Protocolo Brighten de Rehabilitación Intestinal que aparece en el capítulo 6. También debes completar la desintoxicación hepática del Programa Brighten de 30 Días (ver el capítulo 12). Dada la forma negativa en que la píldora afecta la salud tiroidea, yo consideraría seriamente dejarla si es una opción para ti.

Los pasos principales del Protocolo Brighten de Salud de la Tiroides y las Suprarrenales son:

Nutrición y adaptógenos para las suprarrenales
Desintoxicación del hígado
Nutrición para apoyar la tiroides
Ejercicios y reducción del estrés
Causa raíz de la disfunción

Nutrición de las suprarrenales y adaptógenos

Mejorarás la comunicación del sistema OAT en su totalidad cuando des apoyo a tus suprarrenales, además de crear un equilibrio en el sistema hormonal. Dormir suficiente y descansar es absolutamente indispensable para restaurar las suprarrenales, la tiroides, las hormonas y reparar tu organismo. Además de dormir bien, busca tiempo para relajarte durante las horas del día. Programa tiempo para sosegarte, respirar hondo y sentir gratitud; esto le indicará al cuerpo que descanse también.

Las suprarrenales son la base de las hormonas, y necesitas que estén fuertes para que den apoyo a las otras hormonas. Procura alimentarlas bien con vitaminas, minerales y hierbas. Recomiendo tomar las siguientes:

una vitamina de complejo B de buena calidad

1000 a 4000 miligramos de vitamina C

de 150 a 600 miligramos de magnesio todas las noches

Cuando estamos estresados, excretamos más magnesio, y la mayoría de nosotras ya tenemos insuficiencia de magnesio debido a la carencia

El yodo y la autoinmunidad

Ten cuidado de no tomar suplementos de yodo de dosis altas. Los niveles altos de yodo se usan para suprimir la tiroides y se ha demostrado que agravan la tiroiditis de Hashimoto. En su lugar, opta por una combinación de selenio y yodo, y limita el yodo a no más de 300 microgramos diarios provenientes de la comida y los suplementos.

---

en los alimentos que consumimos. Si estás lidiando con cualquier tipo de síntoma hormonal, recomiendo que tomes magnesio como suplemento en una dosis de por lo menos 300 miligramos diarios.

Una de las mejores formas de comenzar a apoyar las suprarrenales es con hierbas adaptógenas. Las hierbas adaptógenas mejoran la función de las suprarrenales y la inmunidad, así como la resistencia física y mental. Mejoran la comunicación entre el cerebro y las suprarrenales, y regulan la producción de cortisol. Las siguientes son algunas hierbas adaptógenas que puedes considerar:

- La **maca** actúa en las glándulas suprarrenales y ayuda a tener niveles saludables de estrógeno y testosterona. Incorpora la maca a tu batido de frutas diario.

- El *Eleutherococcus senticosus*, **o ginseng de Siberia**, es conocido por mejorar la energía, la resistencia y la concentración. Ayuda a eliminar el agotamiento físico, fortalecer el sistema inmunitario, mejorar la memoria y la agilidad mental, y reducir el insomnio. También ayuda a desarrollar los músculos. No tomes esta hierba si tienes presión arterial alta y tómala antes del mediodía para que puedas dormir bien.

- La **centella asiática** puede aprovecharse si has estado en tensión constante o si la tensión está por incrementarse. Te mantendrá las suprarrenales saludables en lo que logras reducir lo que sea que las está sobrestimulando.

- La **rodiola** ayuda a balancear la producción de cortisol, reduce los efectos del estrés y mejora la resiliencia; concíbela como una hierba de resistencia. Mejora la energía, reduce la nerviosidad y la inflamación, y fortalece tu sistema inmunitario. Una ventaja adicional: la rodiola también ayuda a mantener niveles saludables de progesterona. (No la tomes sin supervisión si tienes historial de depresión o trastorno bipolar).

- La **ashwagandha** hace callar al cortisol y aporta una profunda sensación de calma. Si te sientes cansada y tensa a la vez, esta hierba puede ser particularmente beneficiosa antes de dormir. Reduce la inflamación, el estrés oxidativo y la ansiedad, y mejora el sueño, la memoria, la energía y el deseo sexual. Hay estudios que han demostrado que también puede reducir el sangrado abundante durante la regla y eliminar los fibromas uterinos con el uso a largo plazo. La ashwagandha es una solanácea, así que podría ser problemática si eres intolerante a la familia de las solanáceas.

- El *Cordyceps sinensis* u hongo oruga es un hongo medicinal que ayuda a nutrir las suprarrenales y favorece su función general, además de mejorar la función hepática. Una ventaja adicional: se conoce tradicionalmente como afrodisíaco natural. Así que, olvídate de la champaña el día de San Valentín y prende tu relación con el *Cordyceps*.

- La **raíz de regaliz** aumenta la energía y disminuye la inflamación al mantener el cortisol circulando por más tiempo. Si eres hipertensa, no consumas regaliz.

- El **reishi** es un hongo que contribuye a la fortaleza de las suprarrenales, además de mantener los resfriados a raya y hacernos más resilientes al estrés.

Aunque estas hierbas pueden ayudar muchísimo, no funcionan de un día para otro; no esperes resultados en pocos días. Espera de dos a tres meses a que hagan su magia.

Desintoxicación del hígado

En el capítulo 5, aprendiste la importancia de la desintoxicación y la salud del hígado. Fortalecer el hígado también es esencial para la salud tiroidea porque las toxinas del medioambiente y los medicamentos pueden interferir con la función de la tiroides y causar, a fin de cuentas, enfermedad tiroidea. El hígado también es un lugar importante de conversión de la tiroides, pues ayuda a que la hormona T4 se convierta en la hormona activa T3. El hígado también es un órgano clave en la regulación de la glucosa sanguínea, que está íntimamente relacionada con las glándulas suprarrenales. El cortisol hace que el hígado descomponga el glucógeno (la forma de almacenamiento de la glucosa) y libere glucosa al torrente sanguíneo como respuesta al estrés, lo que incluye saltarse comidas. Los estudios han demostrado que la disfunción de las suprarrenales y del hígado van de la mano. ¿Recuerdas cuando hablamos en el capítulo 2 de que el colesterol se usa para hacer las hormonas? Pues el hígado es el encargado de hacer el colesterol que se usa para sintetizar las hormonas. Qué no hace el hígado, ¿no? Si no lo has hecho todavía, comienza el protocolo de desintoxicación hepática del Programa Brighten de 30 Días (ver el capítulo 12).

Nutrición para la tiroides

Antes que nada, ingiere alimentos y suplementos que optimicen la salud de la tiroides. Puedes comenzar a reponer los nutrientes que te faltan incorporando a tu dieta carnes de animales alimentados con pasto, mariscos, verduras de hoja verde, setas y alimentos que estén repletos de vitaminas y minerales.

Los siguientes son los nutrientes más importantes para la salud de la tiroides:

- El **selenio** es necesario para la producción de T4 y su conversión a T3. Se ha demostrado que una dosis diaria de 200 microgramos es beneficiosa para la producción de la hormona tiroidea y revertir y prevenir la enfermedad autoinmunitaria de la tiroides. Añade a tu alimentación vísceras, mariscos, nueces de Brasil y carnes rojas.

- El **yodo**, junto con la tirosina (un aminoácido), son los componentes de la hormona tiroidea, de manera que el yodo es muy importante para la salud de la tiroides en general. Solo necesitas 150 gramos al día, que puedes obtener consumiendo mariscos y algas marinas. La sal de mesa con yodo y otros alimentos contienen yodo, así que debes tener cuidado de no extralimitarte porque puede tener un efecto perjudicial en la síntesis tiroidea.

- Los **ácidos grasos omega-3** mantienen fuertes las membranas celulares, permiten que la hormona tiroidea entre en las células, reducen la inflamación y ayudan a mantener la función de la tiroides. Los ácidos grasos esenciales también ayudan a equilibrar las hormonas y a estabilizar la energía. Puedes consumir ácidos grasos esenciales en los arenques, el salmón, las sardinas, las ostras y otros pescados grasos de agua fría.

- El **magnesio** ayuda a regular la presión arterial, que puede subir cuando hay una deficiencia de hormona tiroidea. Aumenta tu ingesta de magnesio comiendo muchas verduras, habas, pescado y nueces.

- El **zinc** hace muchas cosas para la tiroides. Junto con otras vitaminas y minerales, ayuda a sintetizar la hormona tiroidea y la conversión de T4 en T3. También ayuda al cerebro (al hipotálamo, específicamente) a detectar y reaccionar de manera adecuada a la hormona tiroidea que circula en el torrente sanguíneo. Podemos encontrar zinc en los mariscos, en especial las ostras, y las carnes rojas. (Lamentablemente, el zinc que puedes encontrar en los granos enteros, las legumbres y las nueces no es tan asimilable porque está adherido a ácido fítico).

- El **hierro** desempeña una función crucial en la producción de la hormona tiroidea y es común que las personas que sufren de hipotiroidismo tengan una insuficiencia. Ayuda con la conversión de T4 en T3 y del yoduro en yodo; esto te hace sentir energizada, te ayuda a tener reglas más llevaderas y a sentirte enamorada de la vida. Encontramos hierro en fuentes animales como el pollo, la carne de res, de cerdo y los mariscos, así como en las verduras de hoja verde oscura. Como dato interesante, la insuficiencia de hierro por lo general va de la mano con la insuficiencia de vitamina A. Hay estudios que han demostrado que la suplementación con vitamina A tiene efectos beneficiosos en la situación del yodo. Sin embargo, toma nota de que la vitamina A se considera un agente teratógeno, lo que significa que, si te estás suplementando con una dosis alta, puede ser dañina si quedas embarazada. Las mujeres que todavía tienen su período deben consumir de 18 a 30 miligramos diarios de hierro, pero la dosis puede variar dependiendo de las necesidades individuales.

- La **vitamina A** es un antioxidante que ayuda a la función inmunitaria. Mejora la sensibilidad celular a la hormona tiroidea. Cuando la vitamina A está lista para usarse en el organismo, se llama retinol, y puedes encontrarla en productos animales como el hígado, las yemas de huevo, la mantequilla de animales alimentados con pasto y el aceite de hígado de bacalao. Los carotenoides también pueden convertirse en vitamina A cuando el cuerpo la necesita, y puedes encontrarlos en las batatas (boniato o camote), las zanahorias, los mangos, los albaricoques, las verduras de color naranja y las de hojas verdes. Si estás tratando de quedar embarazada o no estás usando ninguna forma de control de natalidad, busca suplementos de vitamina A cuyas fuentes sean solo betacaroteno y come verduras ricas en carotenoides, pues es la forma de vitamina A más segura durante el embarazo.

- Las **vitaminas B** intervienen en la producción de hormona tiroidea, la función inmunitaria y la desintoxicación, que son todas áreas en las que las mujeres que toman la píldora (y las mujeres en general) necesitan ayuda. Si has tomado la píldora o la estás tomando ahora, un complejo de vitaminas B puede ayudar a reponer los nutrientes que esta agota y, a la vez, promover el equilibrio hormonal. El Protocolo Brighten de Desintoxicación incluye fuentes alimentarias de vitaminas B.

- La **vitamina D** es muy importante para la salud de la tiroides porque ayuda a transportar la hormona tiroidea a las células y beneficia a las células inmunitarias. Una de las formas más fáciles de obtener vitamina D es pasar más tiempo al sol, pero también se encuentra en el salmón, las sardinas, en la caballa y en los aceites de hígado de pescado. Hacerte la prueba es la mejor manera de determinar si necesitas un suplemento y cuál es la mejor dosis para ti. En términos generales, la mayoría de las personas obtienen beneficios con un suplemento de 1000 a 2000 UI diarias.

Sigue los planes de comidas del Programa Brighten de 30 Días, en el capítulo 12, para energizar las hormonas de la tiroides y tu salud suprarrenal.

Por qué debes eliminar el gluten si tienes hipotiroidismo

En el capítulo 6, hablé de por qué es necesario eliminar el gluten si tienes problemas intestinales, pero es particularmente importante si tienes hipotiroidismo, porque 90 por ciento de los casos son causados por una enfermedad autoinmunitaria. En los casos como la tiroiditis de Hashimoto, los anticuerpos señalizan el ataque a la tiroides y destruyen el tejido tiroideo. Cada vez hay más evidencia de que el gluten impulsa el ataque a tu tiroides. Si tienes intolerancias alimentarias o intestino permeable (recuerda que la píldora puede provocarlo), cuando una proteína del gluten llamada gliadina entra al torrente sanguíneo a través del intestino, el sistema inmunitario la ve como no propia y libera anticuerpos. El problema es que el sistema inmunitario confunde la tiroides con la gliadina en un proceso llamado mimetismo molecular. En esencia, cada vez que comes gluten, tu cuerpo produce anticuerpos a la gliadina, que finalmente desencadena un ataque a la tiroides. Muchas de mis pacientes han reducido su nivel de anticuerpos y sus síntomas molestos mediante prácticas alimentarias como eliminar el gluten, y tú también puedes hacerlo.

Ejercicios y reducción del estrés

Al igual que con todos los protocolos para sanar de este programa, es importante mover el cuerpo regularmente, porque se reduce la inflamación y las hormonas mejoran. En relación con la tiroides, el ejercicio también favorece la conversión de T4 en la hormona activa T3. Si una enfermedad tiroidea o síntomas de las suprarrenales te hacen sentir agotada, comienza poco a poco y aumenta el tiempo e intensidad según puedas. Intenta hacer treinta minutos de movimiento diarios, que pueden incluir caminar, entrenamiento con pesas, ejercicios cardiovasculares, yoga o cualquier otra cosa que te guste. El movimiento te permite liberar estrés y tensión del cuerpo, aumentar el oxígeno en el cerebro y contrarrestar los efectos del cortisol.

Aunque incorporar el hábito del ejercicio a tu vida tendrá un efecto positivo en la salud de la tiroides —y en general—, estate atenta a no ejercitarte demás o participar en actividades de alta intensidad durante mucho tiempo, como por ejemplo correr durante dos horas o tomar una clase rigurosa de *spinning* o un entrenamiento tipo *boot camp*. Esto podría añadir demasiado estrés que, como sabes, puede provocar desregulación de HPA e inflamación, las cuales obstaculizan la producción de hormona tiroidea. También se ha demostrado que el estrés altera las bacterias del intestino, lo que puede tener un efecto perjudicial en la tiroides y las suprarrenales. Además de ejercicio ligero, trata la respiración profunda, la meditación y la atención plena para aliviar la tensión cuando la vida parece estar fuera de control. Aunque el estrés es casi imposible de evitar en el mundo de hoy, *puedes* escoger cómo responder a él. Prueba una de las prácticas que reducen el estrés de la página 348. Deshazte del estrés y descubre tu zen interior.

La causa raíz de la disfunción

Si tienes infecciones, parásitos u otros animalitos en el intestino, será necesario tratarlos para reducir la inflamación, rehabilitar el intestino, y sanar la tiroides y las suprarrenales. Muchas terapias naturales pueden contribuir a reequilibrar el intestino. Refiérete al Protocolo Brighten de Reparación Intestinal en el capítulo 6.

Puntos clave: revitaliza la tiroides y las suprarrenales

- Cuando recibe el estímulo de la TSH, la tiroides secreta la hormona inactiva T4 y una pequeña cantidad de T3. La T4 se convierte en T3 en el intestino, el hígado, los riñones y otros tejidos.

- Los dos tipos de enfermedad tiroidea son el hipertiroidismo (demasiada hormona tiroidea) e hipotiroidismo (insuficiente hormona tiroidea); la última es la más común.

- Los síntomas principales del hipotiroidismo son el aumento de peso, la intolerancia al frío, la depresión o ansiedad, la frecuencia cardíaca lenta, los reflejos retardados, el agotamiento, la pérdida de memoria, la caída del cabello, la piel seca, las uñas quebradizas y el estreñimiento.

- Además de la TSH, tu doctor o doctora debe hacerte los análisis clínicos de T4 total, T3 total, T4 y T3 libre, T3 inversa, anticuerpos antiperoxidasa tiroidea (anti-TPO) y anticuerpos antitiroglobulina.

- La píldora mengua nutrientes importantes que la tiroides necesita y también eleva la globulina fijadora de tiroxina (TGB), fijando la hormona tiroidea que logres producir.

- El intestino permeable aumenta el riesgo de enfermedad tiroidea, inhibiendo la producción de hormona tiroidea activa. Recuerda que 20 por ciento de la conversión de la hormona tiroidea ocurre en el intestino.

- La píldora también provoca la desregulación del eje hipotalámico-hipofisario-suprarrenal (HPA) (la fatiga suprarrenal), porque la corriente constante de estrógeno produce inflamación, lo que hace que las suprarrenales produzcan más cortisol.

- El Protocolo Brighten de Salud de la Tiroides y las Suprarrenales incluye los siguientes pasos: consumir nutrientes que favorecen la función de la tiroides, comenzar ejercicios moderados y reducir el estrés, ayudar al hígado, encontrar la causa raíz de las infecciones o la inflamación, y ayudar a las suprarrenales.

- Los nutrientes más importantes para la salud de la tiroides son: selenio, yodo, ácidos grasos esenciales, magnesio, zinc, hierro, y las vitaminas A, B y D.

- Puedes comenzar a ayudar a las suprarrenales con las siguientes hierbas adaptógenas: maca, *Eleutherococcus senticosus* o ginseng de Siberia, centella asiática, rodiola, ashwagandha, *Cordyceps* u hongo oruga, raíz de regaliz y setas reishi.

CAPÍTULO 8

REVIERTE EL CAOS METABÓLICO

El metabolismo no es tan solo un número en la báscula. El metabolismo provoca las reacciones químicas de las células que crean energía a partir de los alimentos que consumes, y puede cumplir una función en la regulación de todo, desde el nivel de la glucosa sanguínea hasta el equilibrio hormonal. Y cuando la píldora anticonceptiva interfiere con el funcionamiento apropiado del metabolismo, pueden desencadenarse problemas graves: lo que yo llamo el caos metabólico.

La píldora causa inflamación y resistencia a la insulina, y esto puede provocar un desequilibrio en la glucosa sanguínea, lo que te pone en riesgo de desarrollar tres problemas potencialmente mortales: enfermedades cardíacas, accidentes cerebrovasculares y cáncer. La píldora también eleva el colesterol y la presión sanguínea, otros dos factores de riesgo de estas peligrosas enfermedades. Por último, la píldora aumenta el riesgo de coágulos sanguíneos, que, a su vez, pueden provocar un accidente cerebrovascular, particularmente si se tienen determinados genes.

En este capítulo, te ayudaré a determinar si puedes estar en riesgo de derrames, enfermedades del corazón o cáncer, para que puedas tomar una decisión informada de si la píldora te conviene, en especial si la estás tomando por motivos que no sean evitar el embarazo. Ya sea que decidas seguir tomándola o no, el Protocolo Brighten del Metabolismo puede ayudarte con cambios en el estilo de vida que le dirán al caos metabólico exactamente a dónde se puede ir.

Los desequilibrios de la glucosa sanguínea y las hormonas

¿Alguna vez has tenido uno de esos días de mucha tensión, en que no tuviste tiempo para comer y agarraste un bizcochito durante una reunión en la tarde; y, luego, aparentemente de la nada, te salió el mal humor? ¿Y luego te ibas a caer de boca en el escritorio debido al cansancio? Pues puedes echarle la culpa a la glucosa en la sangre. Las fluctuaciones en la glucosa en la sangre pueden dar a las hormonas un latigazo y causar síntomas de irritabilidad, agotamiento y hasta náuseas. Aunque una alimentación saludable puede contribuir a regular la glucosa sanguínea —y las hormonas—, si sufres de inflamación provocada por la píldora, solo puede ayudar hasta cierto punto. La inflamación puede causar resistencia a la insulina y alzas de la glucosa en la sangre, lo que ha sido llamado también el camino al caos metabólico.

Un estudio de 2016 publicado en la revista *Endocrine* reveló que el uso de la píldora por más de seis meses aumenta significativamente el riesgo de desarrollar diabetes en las mujeres postmenopáusicas. Se determinó que las mujeres no diabéticas que usaban la píldora tenían niveles significativamente elevados de insulina; esto es un síntoma de resistencia a la insulina y un factor de riesgo de desarrollar diabetes y enfermedades del corazón. A las mujeres que usaban la píldora también se le diagnosticó diabetes a una edad menor. Los investigadores notaron además que las mujeres que habían usado la píldora tenían la presión sanguínea y el colesterol más altos en comparación con las que no habían tomado la píldora por un período prolongado. Lo que la investigación sugiere es que usar la píldora por más de seis meses

> **En este capítulo**
>
> - Por qué la píldora puede hacerte sentir malvada y exhausta (ojo: examínate la glucosa en la sangre)
> - ¿Qué pasa con el riesgo de cáncer?
> - Por qué esos molestosos pelos en la barbilla y el acné puede que no sean SOPQ
> - Por qué tomar la píldora por tiempo indefinido puede ser absolutamente peligroso
> - Por qué no es buena idea tomar la píldora si te dan dolores de cabeza o migrañas
> - Por qué debes hacerte la prueba del virus del papiloma humano (en inglés, HPV), y dejarla si lo tienes
> - Por qué la píldora puede matar y, de hecho, mata

durante los años reproductivos es un factor de riesgo significativo de desarrollar diabetes. A tu médico probablemente se le olvidó mencionar esto.

La píldora, la resistencia a la insulina y el síndrome del ovario poliquístico (SOPQ)

Entonces, la píldora causa resistencia a la insulina y eleva el azúcar en la sangre en algunas mujeres. ¿Sabes qué otra cosa causa resistencia a la insulina? El síndrome del ovario poliquístico (SOPQ). El SOPQ es uno de los motivos principales no contraceptivos para recetar la píldora a las mujeres. Muchos doctores y doctoras la prescriben para los síntomas del acné, el aumento de peso, el crecimiento excesivo de pelo y los períodos irregulares.

Opino que dar la píldora a una mujer con diagnóstico de SOPQ para enmascarar sus síntomas hormonales sin al menos advertir de sus efectos secundarios (enfermedades cardíacas y derrames, por ejemplo) no solo es hacer un daño sino algo patentemente peligroso. Como ya sabes, la píldora es una curita hormonal y no llega a la causa raíz de los síntomas, lo que significa que, mientras dependas de ella, estas enfermedades tendrán permiso para avanzar. Y la evidencia sugiere que la resistencia a la insulina como resultado de la inflamación puede *provocar* el síndrome del ovario poliquístico, no a la inversa.

Recuerda que en el capítulo 2 dijimos que la insulina es una hormona producida por el páncreas que ayuda a llevar la glucosa en la sangre a las células. La inflamación hace que las células se pongan rígidas y, así, ya no pueden recibir la señal de la insulina de transportar azúcar a las células. Cuando toda esa azúcar circula por el torrente sanguíneo, el páncreas produce más insulina. Y más. Y más. Hasta que las células se cansan de que la insulina esté tocando a su puerta y dejan de escucharla y la ignoran, lo que finalmente causa la resistencia a la insulina. Esto produce un daño bastante grave al cerebro, los riñones, los ojos y los ovarios. Los ovarios *no* se hacen resistentes a la insulina, pero si son bombardeados con insulina, ocurre un cambio estructural que estimula a los ovarios a secretar testosterona. Esto provoca crecimiento de pelo en la barbilla, el pecho y el abdomen. ¡Qué diablos! La insulina también inhibe la secreción de la globulina fijadora de hormonas sexuales (en inglés, SHBG), una proteína que se produce en el hígado y se fija a las hormonas sexuales para impedir cualquier síntoma que pueda deberse a demasiada testosterona o demasiado estrógeno. De manera que, aunque a simple vista parezca un problema de hormonas sexuales nada más, tiene sus raíces en un trastorno metabólico. La regulación incorrecta de la glucosa sanguínea está en el meollo de muchos desequilibrios hormonales, entre ellos la testosterona alta, y puede causar infertilidad. Pero he aquí la parte complicada: algunas mujeres que dejan la píldora experimentan los mismos síntomas del síndrome del ovario poliquístico.

SÍNDROME DEL OVARIO POLIQUÍSTICO POSPÍLDORA

Se pueden experimentar síntomas del síndrome del ovario poliquístico sin *tener* SOPQ debido a problemas con la insulina y la glucosa en la sangre que elevan los niveles de testosterona. (Tu nivel de glucosa sanguínea es el que manda cuando se trata de tus hormonas). Por lo común esto se conoce como síndrome del ovario poliquístico pospíldora, o síndrome del ovario poliquístico inducido por la píldora, según definido por primera vez por la Dr. Lara Briden, autora de *Cómo mejorar tu ciclo menstrual: tratamiento para mejorar las hormonas y la menstruación*, y es una de las formas en que se puede manifestar el síndrome posanticonceptivos. Pero, en realidad, no es SOPQ.

A algunas mujeres se les diagnostica SOPQ por error porque la píldora produce resistencia a la insulina, suprime la ovulación y puede hacer que la testosterona se eleve una vez dejas de tomarla. Un aumento de la testosterona puede deberse a problemas con la glucemia en la sangre, o a lo que nos referimos como un rebote de andrógenos, que es el aumento en la producción de testosterona que puede suceder cuando se interrumpe la píldora. He conocido infinidad de pacientes que dejaron la píldora y se toparon con brotes dolorosos e incesantes de acné. Cuando interrumpes la píldora, si los ovarios aumentan la producción de testosterona, las glándulas sebáceas aumentan el sebo. En parte por esto es que el acné después de los anticonceptivos orales puede ser tan pernicioso y por qué tomar la píldora para tratar de eliminarlo es una mala idea a largo plazo.

¿Cómo saber si tus síntomas no son, en realidad, síndrome del ovario poliquístico? Las mujeres que tienen el síndrome inducido por la píldora tienen un historial de períodos regulares y ningún síntoma de resistencia a la insulina antes de comenzar a tomarla. Lo que he visto clínicamente es que la mayoría de las mujeres con síndrome del ovario poliquístico pospíldora no tienen regla, sus andrógenos (es decir, la testosterona) están elevados y a menudo no tienen problemas de glucosa en la sangre o insulina en el mismo grado que los tiene una mujer con verdadero síndrome del ovario poliquístico. En algunas ocasiones sí hay problemas con la insulina, entonces tomo en consideración los antecedentes menstruales de la mujer. Las mujeres que sufren del SOPQ clásico *nunca* han tenido un ciclo regular.

Cuando Olivia vino a verme, tenía poco más de treinta años y había dejado la píldora con la esperanza de tener un bebé, pero descubrió que ya no tenía la regla. Su médico le había diagnosticado SOPQ, pero esto no tenía sentido con sus antecedentes de períodos regulares *antes* de la píldora. Sus ciclos menstruales siempre habían sido de veintisiete a veintinueve días y ningún otro síntoma de su juventud apuntaba a SOPQ. Pero cuando Olivia dejó la píldora, no le llegó la regla. ¿Qué le llegó? Piel grasa, toneladas de acné y pérdida de cabello, a lo que era muy sensible. Para cuando la vi, no había tenido el período en ocho meses. Basándose en unas anormalidades leves en los análisis de sangre y su cuadro clínico, su médico le había dado el diagnóstico de síndrome del ovario poliquístico, y le había dicho que, si quería quedar embarazada, tendría que someterse a tratamientos contra la esterilidad. Ella era doctora, y se sintió confundida por el diagnóstico, así que me buscó para que le ayudara a descubrir por qué tenía estos síntomas.

Los análisis de sangre revelaron que no tenía resistencia a la insulina, según demostraban sus niveles de insulina, su hemoglobina A1C y su glucemia en ayunas. Tenía una proteína C-reactiva ultrasensible (hs-CRP) de 3 mg/L, lo que significaba que tenía mucha inflamación en el cuerpo. Esto apuntaba a una conexión suprarrenales–ovarios. También examinamos sus niveles de hormona estimulante del folículo (FSH) y de hormona luteinizante (LH). Tenía un nivel un poco alto de LH, pero no tan alto como se suele ver en los casos de SOPQ. Y su ecografía no mostraba quistes en los ovarios.

Como cualquier doctor o doctora, Olivia trabajaba muchas horas y no almorzaba. Tenía síntomas de hipoglucemia y señales claras de que estaba produciendo mucha testosterona, lo que explicaba la piel grasa y el acné. Recordó que, alrededor de tres meses después de dejar la píldora, le empezaron a salir bultos duros y dolorosos en la barbilla, y constantemente se le secaba la cara debido a la grasa. Mi primera meta fue ayudar a Olivia a controlar el acné comiendo mejor, de manera que la inicié en el Programa Brighten de 30 Días para ayudarla a regular su glucemia. También le recomendé reforzar su ritmo circadiano con terapias herbales y nutricionales, como la palmera-sierra, la cúrcuma, los omega-3, el zinc, la ortiga y semillas de lino recién molidas para comenzar a reducir la piel grasa y el acné. Además, la inicié en fototerapia láser para el cuero cabelludo, con el fin de estimular el crecimiento del cabello.

Debido a que había pasado bastante tiempo desde que Olivia había menstruado, comenzamos a sincronizar su ciclo con la luna mediante el *seed cycling* (ver la página 344) y tinturas de hierbas. Desde la luna nueva hasta la luna llena, tomaba dosis más altas de cohosh negro (*Cimicifuga racemosa*). Desde la luna llena hasta la luna nueva, tomaba *Vitex* y usaba crema de progesterona micronizada tópica, porque esta tiene un efecto antiandrogénico que ayuda a bloquear la testosterona.

A Olivia le tomó solo tres meses volver a tener un período normal y dejar gradualmente la progesterona, pero he tenido casos en que recuperar el período ha tomado de dieciocho a veinticuatro meses, y a veces más, así que no pierdas las esperanzas. Ella continuó usando las hierbas durante un poco más de tiempo y nunca desarrolló resistencia a la insulina. Mientras hacía el Programa Brighten de 30 Días, Olivia se dio cuenta de que los lácteos eran alimentos desencadenantes para ella. Pero no le importaba dejar los lácteos si eso significaba que ya no tendría más acné. Felizmente, siete meses después de comenzar el programa, Olivia pudo concebir de manera natural. Y su período volvió después del parto con un ciclo regular de veintinueve días.

La píldora y el síndrome metabólico

El síndrome metabólico es un grupo de padecimientos (tres o más) que pueden incrementar el riesgo de enfermedades del corazón, accidentes cerebrovasculares y diabetes. Están incluidos la obesidad abdominal, la hiperglucemia, los triglicéridos altos en sangre, el colesterol HDL bajo y la hipertensión arterial. Ya sabes que la píldora puede contribuir al aumento de peso y a la hiperglucemia debido a la inflamación y la resistencia a la insulina, pero además afecta el colesterol y la presión arterial. Si estás en riesgo de desarrollar síndrome metabólico, o tienes antecedentes familiares, debes considerar una de las formas de contracepción alternativas que aparecen en el capítulo 13.

Se ha demostrado que en algunas mujeres la píldora provoca el aumento del colesterol total, el LDL (el colesterol malo) elevado, el HDL (el colesterol bueno) bajo y los triglicéridos altos. El SOPQ se ha asociado a los triglicéridos altos, y debido a que los anticonceptivos orales

---

El *Vitex* y el SOPQ (síndrome del ovario poliquístico)

El uso de *Vitex* en mujeres con el SOPQ ha sido controversial porque siempre se pensó que aumentaba la hormona luteinizante, y las mujeres que sufren de síndrome del ovario poliquístico ya tienen demasiada. Pero la Dr. Fiona McCulloch, autora de *8 Steps to Reverse Your PCOS* (*Ocho pasos para revertir tu síndrome del ovario poliquístico*), sostiene que las mujeres con SOPQ y síntomas similares pueden desarrollar una disfunción en el sistema opioide; y el *Vitex* puede contribuir a reprogramar ese sistema. La resistencia a la insulina provoca esa disfunción. Así que, contrario a la creencia generalizada, el *Vitex* puede ser beneficioso para las mujeres con SOPQ.

pueden hacer que esos niveles aumenten todavía más, tomar la píldora cuando tienes síndrome del ovario poliquístico puede incrementar el riesgo de enfermedades cardiovasculares. Si la única solución que te ofrece tu doctor a los síntomas del SOPQ es que tomes la píldora, ¡busca a otro! En serio. Tenemos formas mejores de solucionar el problema del crecimiento de pelo y el acné sin poner en riesgo tu vida.

Presión arterial elevada

Los anticonceptivos hormonales también pueden elevar la presión arterial y esto suele aparecer como efecto secundario en el paquete, y el riesgo aumenta si tienes más de treinta y cinco años, tienes sobrepeso o fumas. Tener presión arterial alta durante largos períodos puede causar daño a los riñones, los ojos y el cerebro. De hecho, la hipertensión arterial es un factor de riesgo para un tipo de accidente cerebrovascular conocido como isquemia cerebral transitoria. Chequear la presión arterial con regularidad es una herramienta de detección importante.

Algunos médicos recomiendan que las mujeres comiencen a tomar la píldora después de los treinta y cinco años, porque aducen que manejará los síntomas de la perimenopausia y que las mujeres pueden continuar tomándola hasta que dejen de tener la regla (recuerda que, cuando se tiene un período mientras se está tomando la píldora, se trata de un sangrado por deprivación). Una cosa es si te preocupa la prevención del embarazo, pero, si consideramos los efectos secundarios (como los que matan), habría que discutir los riesgos. Además, hay otras maneras menos riesgosas de prevenir el embarazo (ver el capítulo 13).

Los coágulos sanguíneos

Se sabe que la píldora aumenta el riesgo de coágulos, lo que puede tener como consecuencia una embolia pulmonar, una trombosis venosa profunda o un derrame. Estás en riesgo de desarrollar coágulos sanguíneos si tienes sobrepeso, tienes más de treinta y cinco años, o fumas. Aunque muchos críticos han sostenido que el riesgo es bajo en comparación con el riesgo durante el embarazo o el posparto, estos dos estados duran un período limitado de la vida de una mujer. La píldora por lo general se usa durante décadas. ¿Alguna vez has visto a una mujer encinta durante décadas? No, no es así. La píldora conlleva un riesgo de largo plazo de desarrollar coágulos que pueden provocar la muerte. Están en riesgo las mujeres de todas las edades, pero especialmente al entrar en la menopausia. Si estás entre las edades de veinte a cuarenta y cuatro años, es importante que sepas que 1 en 2000 mujeres de este grupo de edad que toman la píldora será hospitalizada debido a coagulación anormal. Compara ese dato con las mujeres del mismo grupo de edad que no usan la píldora, y 1 en 20 000 (sí, hay otro cero ahí) será hospitalizada por las mismas razones.

La píldora puede matar y, de hecho, mata. En las mujeres entre las edades de quince y treinta y cuatro años, el riesgo de muerte debido a un trastorno circulatorio es de 1 en 12 000. En las que no usan la píldora, el riesgo es de alrededor de 1 en 50 000. Si bien tu médico puede haberte dicho que el riesgo de accidente cerebrovascular y muerte es bajo, es importante examinar estas cifras en el contexto de tus antecedentes personales y familiares. Además, quizás 1 en 12 000 parezca bajo, pero cuando se trata de ti, o de tu hermana, o de tu mejor amiga, el número se hace mucho más significativo. Y lleva a muchas mujeres a preguntar: «¿Cuán necesaria es esta píldora?».

Las mujeres que usan la píldora combinada de estrógeno y progestina también tienen un riesgo de dos a cuatro veces mayor de sufrir un tromboembolismo venoso en comparación con las mujeres que no la usan. Un tromboembolismo venoso se da cuando se forma un coágulo en la vena. Puede que conozcas el término trombosis venosa profunda, que es un coágulo en una vena profunda, por lo general en la pierna,

Los problemas metabólicos y las deficiencias de B6

Como hemos dicho en capítulos anteriores, la píldora mengua muchos nutrientes, entre ellos, la vitamina B6. Algunos estudios han descubierto que hasta 75 por ciento de las mujeres que toman anticonceptivos orales tienen una deficiencia de B6, lo que, por otra parte, se asocia con un riesgo mayor de derrames y cardiopatías. La deficiencia de B6 también contribuye al aumento de una molécula llamada xanturenato, lo que tiene un efecto negativo en la insulina y, según estudios realizados con animales, causa diabetes. Si tomas la píldora y tienes que reponer la B6, alimentos como los aguacates (palta), pistachos, sésamo (ajonjolí) y semillas de girasol, pollo y carne bovina de ganado alimentado con pasto son fuentes excelentes.

---

pero a veces en el brazo o en otras venas. Los trombos se hacen especialmente peligrosos cuando se desprenden de la pared de la vena, viajan a los pulmones y bloquean total o parcialmente el riego sanguíneo. Esto se conoce como una embolia pulmonar. Las trombosis venosas profundas y las embolias pulmonares pueden aumentar el riesgo de un accidente cerebrovascular. Aunque los fabricantes han tratado de reducir el riesgo de tromboembolismos venosos en las versiones más recientes de la píldora, todavía este persiste. Los anticonceptivos que contienen levonorgestrel parecen ser los que representan menor riesgo, aunque si tienes antecedentes familiares de coágulos sanguíneos o accidentes cerebrovasculares, o tienes un riesgo mayor de coágulo debido a factores genéticos o de otro tipo, entonces recomiendo que reconsideres el uso de los anticonceptivos orales.

El riesgo de desarrollar un coágulo es una preocupación real. Es tan real que, en 2012, basándose en los datos disponibles, la Administración de Drogas y Alimentos de Estados Unidos modificó la documentación de los anticonceptivos orales que contienen drospirenona para incluir que estos pueden estar asociados a un riesgo hasta tres veces mayor de tromboembolismos venosos. La drospirenona es una progestina sintética que se usa en las píldoras anticonceptivas combinadas, como Yasmin, y ha sido asociada a un riesgo mayor de coágulos sanguíneos y derrames.

Si tomas la píldora para tratar el acné, el síndrome premenstrual, los dolores de cabeza u otros síntomas hormonales, te exhorto a que busques la causa raíz de tus síntomas. Usar la píldora para tratar síntomas cuando existen alternativas seguras y eficaces podría poner tu vida en riesgo de manera significativa e innecesaria.

La píldora y los accidentes cerebrovasculares

El riesgo de accidente cerebrovascular está bien documentado, pero muchos médicos lo descartan porque no se considera significativo. Perdón, ¿cómo? Aunque el aumento en el riesgo puede que sea pequeño, *no* es insignificante, y un asesoramiento individualizado es lo indicado. El tipo de accidente cerebrovascular isquémico que se asocia con la píldora lo causa un coágulo que obstaculiza la circulación de sangre oxigenada al cerebro. En términos generales, ocurren alrededor de 4,4 accidentes cerebrovasculares isquémicos por cada 100 000 mujeres en edad reproductiva. La píldora casi duplica el riesgo a 8,5 derrames por cada 100 000 mujeres, según un metaanálisis. Las mujeres con anticuerpos antifosfolípidos lúpicos constituyen uno de los grupos de más riesgo de derrames e infartos. Las probabilidades de que estas mujeres sufran de un infarto cardíaco mientras toman la píldora aumentaron a 21,6 por cada 100 000.

Las mujeres que tienen niveles elevados del aminoácido llamado homocisteína mientras toman la píldora también tienen un riesgo mayor de desarrollar un coágulo en el cerebro. Yo no sé tú, pero ¿un coágulo en el cerebro? No, gracias. Recomiendo unos análisis clínicos muy sencillos y una prueba de detección (ver la página 222) si tomas la píldora o estás considerando comenzar a usar contraceptivos hormonales. Es la mejor manera de entender tu riesgo individual.

Lo que no le dicen a la mayoría de las mujeres acerca del riesgo de accidente cerebrovascular es que fumar, ser hipertensa, estar obesa, tener determinados genes y antecedentes de migrañas con auras (destellos de luz) aumenta el riesgo significativamente. Las mujeres que tienen estos hábitos o enfermedades *no* deben usar la píldora. Según los Centros para el Control de Enfermedades estadounidense, los siguientes representan riesgos de salud para las mujeres que usan un contraceptivo oral combinado de estrógeno y progestina:

> Lupus eritematoso sistémico (anticuerpos antifosfolípidos positivos o desconocidos)
>
> Antecedentes personales o familiares de coágulos o accidente cerebrovascular a los treinta y cinco años o más
>
> Fumar quince o más cigarrillos al día (que quede claro: eso no significa que está bien fumar unos pocos o siquiera uno al día)
>
> Peso corporal excesivo
>
> Migrañas con aura (no importa la edad)
>
> Hipertensión (sistólica ≥160 mmHg o diastólica ≥100 mmHg
>
> Colesterol alto
>
> Cáncer de mama
>
> Enfermedades hepáticas como cirrosis, tumores o cáncer
>
> Enfermedades del corazón o los pulmones, como la fibrilación auricular o la hipertensión pulmonar
>
> Tener múltiples factores de riesgo de enfermedades del corazón, como edad avanzada, fumar, diabetes e hipertensión arterial

Tener una mutación genética que aumenta el riesgo de coagulación, como, por ejemplo, el factor V de Leiden o variaciones genéticas como la del gen MTHFR

El riesgo genético y la píldora

Si tomas la píldora, es importante saber si tienes el factor V de Leiden y variaciones del gen MTHFR, algo que es fácil de probar. En mi clínica, hago análisis clínicos de detección de estas variaciones a todas las mujeres a fin de ofrecerles recomendaciones individualizadas. El estudio «Risk of Arterial Thrombosis in Relation to Oral Contraceptives (RATIO)» halló que las mujeres que tenían una sola copia de la mutación genética del factor V de Leiden tenían un riesgo once veces mayor de accidente cerebrovascular isquémico en comparación con las mujeres que no tomaban contraceptivos orales.

Entre los factores de riesgo adicionales de un accidente cerebrovascular isquémico se encuentra la edad. Sí, mientras más edad tengas, mayor será el riesgo. Las incidencias estimadas de tener un coágulo es 100 casos por cada 100 000 personas para las mujeres que tienen más de treinta y nueve años y toman la píldora. Para hacer una comparación, para las adolescentes esta cifra es 25 por cada 100 000 personas.

Otro estudio calculó que era hasta **treinta y cinco veces mayor el riesgo de derrame en mujeres con el gen factor V que toman contraceptivos orales.** Las mujeres con *MTHFR* 677TT que usan contraceptivos orales tienen un riesgo de derrame 5,4 veces mayor. En mi práctica, hacemos análisis clínicos de detección y encontramos variaciones *MTHFR* con regularidad. Aunque encontrar el factor V es menos frecuente, es algo que buscamos detectar. Recomiendo hacer los análisis clínicos de detección de estos dos genes antes de comenzar a tomar anticonceptivos hormonales y, si ya los tomas, háztelos.

¿Cuáles son los síntomas de un accidente cerebrovascular?

Cuando tenía veinte años, no sabía absolutamente nada de lo que era tener un derrame cerebral, pero eso no impidió que tomara una píldora que aumentaba el riesgo de que lo sufriera. Algunas de las señales de alerta de un accidente cerebrovascular son las siguientes:

- Debilidad o adormecimiento, especialmente en un lado del cuerpo, como la cara, un brazo o una pierna
- Sentir hormigueo
- Confusión o dificultad para entender a las personas
- Dificultad para hablar o trastornos del habla
- Visión borrosa, visión doble o pérdida de la visión
- Problemas con el equilibrio o la coordinación, dificultad para caminar
- Mareos o vértigo
- Dolor de cabeza fuerte y súbito

Si experimentas cualquiera de estos síntomas, particularmente si tienes más de uno a la vez, tómalo en serio y ve a examinarte de inmediato.

Dolores de cabeza y migrañas

Si tú o tus padres tienen historial de dolores de cabeza, entonces tienes un riesgo mayor de desarrollar nuevos dolores de cabeza cuando comiences a tomar la píldora. Y los nuevos dolores de cabeza son una de las razones principales por las que muchas mujeres deciden finalmente

Qué análisis clínicos hacer antes de tomar la píldora

Te recomiendo que consideres hacerte estos análisis clínicos si estás pensando tomar la píldora o si ya la estás tomando, en especial si tienes antecedentes familiares de coágulos sanguíneos, derrames, infartos cardíacos a edad temprana o embolia pulmonar:

- Anticuerpos anticardiolipina
- Anticuerpos antifosfolípidos
- Presión arterial
- Perfil lipídico
- Hemograma completo
- Panel metabólico completo
- Genes de la protrombina (genes del factor II)
- Genes de la coagulación (genes del factor V)
- Fibrinógeno
- Prueba de la proteína C-reactiva ultrasensible (hs-CRP)
- Homocisteína
- Lipoproteína (a)
- Actividad de la fosfolipasa A2 asociada a lipoproteínas (Lp-PLA2)
- MTHFR
- Mieloperoxidasa (MPO)

dejarla. Para algunas mujeres, los dolores pueden amainar después de varios meses tomando la píldora, pero, para otras, persisten. Los dolores de cabeza y las migrañas son posibles síntomas de inflamación, desequilibrio hormonal, enfermedad celíaca, intolerancia alimentaria, enfermedades autoinmunitarias y más. Debe investigarse su causa raíz.

En lo que respecta a las migrañas, algunas mujeres dicen tener una gran mejoría después de comenzar a tomar la píldora, pero otras indican que han tenido un aumento en la frecuencia o duración. (¿Te has dado cuenta de que hay un tema que se repite? Se trata de lo que te sucede a ti). Aunque las experiencias y los datos varían, algo que entendemos bien es que las mujeres que experimentan auras con la migraña tienen un riesgo mayor de tener un accidente cerebrovascular isquémico.

La píldora y los paros cardíacos

Como mencionamos previamente, la píldora también aumenta el riesgo de ataques al corazón, algo de lo que las mujeres han estado muriendo a tasas más altas que los hombres desde la década de 1980. ¿Por qué morimos a un ritmo mayor? Pues eso requeriría un libro completamente distinto, que explorara los entresijos de los prejuicios médicos de género y cómo dejan a las mujeres enfermas... ¡y a veces muertas! De hecho, cada 80 segundos muere una mujer en Estados Unidos a causa de un infarto. Pero, en resumen, nosotras presentamos síntomas distintos y a veces eso confunde a los médicos. Dicho eso, tu médico de cabecera y tu gineco-obstetra identifican excelentemente los factores de riesgo de las enfermedades del corazón y otros problemas metabólicos, pero necesitan tu información. Además de los análisis de sangre y otros estudios, tienen que conocer tu historial médico, tus antecedentes familiares y cualquier síntoma que tengas. No pueden ayudarte si no tienen toda la información. En la página 226 tienes una lista de asuntos sobre los cuales debes hablar con tu doctor.

En Estados Unidos, Yaz, Yasmin y Ocella son algunos de los anticonceptivos más conocidos que tienen una **advertencia de recuadro negro por aumento del riesgo de eventos cardiovasculares graves.** Estos son los mismos medicamentos usados para tratar enfermedades benignas como el acné. Parece un poco extremo dar a una mujer un medicamento que puede causar un derrame cerebral o un ataque cardíaco sin advertirle de los riesgos u ofrecerle otras opciones más seguras para tratar el acné. Por si no lo sabías, una advertencia de recuadro negro es algo importante. Es la advertencia más estricta que da la FDA [Administración de Drogas y Alimentos], y solo la da cuando hay evidencia suficiente de que un medicamento está asociado con unas consecuencias muy graves para la salud.

Cuando Yaz salió al mercado en 2006, rápidamente se convirtió en la píldora preferida de los doctores y doctoras, y de las mujeres también. Después de todo, los anuncios publicitarios la presentaban como una especie de curalotodo de los síntomas del síndrome premenstrual. Pero, resultó que Yaz nunca recibió aprobación como tratamiento del síndrome premenstrual, y no era más eficaz para evitar el embarazo que las píldoras anteriores o. Y los efectos secundarios... pues, la FDA no apreció que Bayer hiciera afirmaciones sobre el síndrome premenstrual en sus anuncios o usara contenido que distraía la atención mientras el narrador enumeraba los efectos secundarios.

Mucho antes de que interviniera la FDA, sin embargo, las mujeres estaban contando sus experiencias con la píldora en la Internet. Aumento de peso, empeoramiento de los síntomas de síndrome premenstrual (sí, exactamente lo que los manufactureros decían tratar), dolores de cabeza, sangrado irregular, ansiedad, depresión, agotamiento, pérdida del deseo sexual, náuseas, indigestión, enfermedades de la vesícula biliar, palpitaciones, infartos y derrames. Ten en cuenta que estos son los mismos síntomas que las mujeres han estado denunciando desde que se introdujo la píldora, pero aquí había algo nuevo, y las mujeres que la estaban tomando comenzaban a darse cuenta.

Cómo se presenta un ataque al corazón en una mujer

Las mujeres tendemos a tener síntomas que no se parecen a los de los hombres. Con esta lista, familiarízate con las manifestaciones de un infarto en las mujeres; de este modo, si alguna vez experimentas estos síntomas, sabrás que debes buscar ayuda de inmediato:

- Sudor frío
- Agotamiento
- Síntomas de influenza
- Indigestión
- Mareo
- Náuseas
- Dolor en los brazos, espalda, cuello, quijada o estómago
- Falta de aire
- Presión incómoda e intermitente en el centro del pecho

¿Qué hacía a Yaz tan especial? Era la primera vez que una hormona anticonceptiva, la drospirenona, se presentaba como tratamiento para los síntomas de las mujeres y algo que cumplía una función adicional a la prevención del embarazo. A diferencia de otras progestinas sintéticas, la drospirenona se deriva de la espironolactona, lo que le da la capacidad para actuar en el organismo como un antimineralocorticoide (piensa en los diuréticos: te hacen orinar más). También tiene efectos antiandrogénicos (antitestosterona), lo que la hace eficaz para mejorar el acné. ¿Y el efecto diurético que ayuda con la hinchazón? Ahí es donde las cosas se ponen color de hormiga brava. Este medicamento provoca la pérdida de sodio y la retención de potasio al oponerse a la

¿Estoy en riesgo de sufrir un infarto?

Podrías tener un riesgo alto de infarto si:

- Tienes un pariente que padece o ha padecido una enfermedad del corazón.
- Eres afroamericana, mexicoamericana, india americana o nativa de Hawái.
- Fumas.
- Tienes la presión arterial alta.
- Tienes el colesterol alto.
- Tienes diabetes.
- Tienes sobrepeso u obesidad.
- Tu vida es mayormente sedentaria.
- Te alimentas mal.
- Tienes estrés con regularidad.
- Tomas alcohol.
- Tienes más de sesenta y cinco años (pero los infartos les pueden ocurrir y les ocurren a mujeres mucho más jóvenes).

---

aldosterona, una hormona producida por las glándulas suprarrenales para regular la presión arterial. Demasiado potasio puede provocar un paro cardíaco y, con el tiempo, puede causar daños a los riñones en determinadas personas. Si ya tienes enfermedades de los riñones o del hígado o insuficiencia suprarrenal, (como en el caso de la enfermedad de Addison), o tomas un medicamento que te hace retener el potasio (como la espironolactona o los antinflamatorios no esteroideos), entonces debes reconsiderar tomar esta hormona. Los antinflamatorios no esteroideos como el ibuprofeno y el naproxeno también hacen que se retenga el potasio, razón por la que se recomienda controlar regularmente los niveles de potasio si se usan en dosis altas o a largo plazo. Las mujeres que tienen reglas dolorosas, como en el caso de la endometriosis, pueden estar en riesgo si dependen de los antinflamatorio no esteroideos para aliviar el dolor mientras toman un contraceptivo hormonal que contiene drospirenona.

Un estudio evaluó los datos de 1.6 millones de danesas que tomaron el contraceptivo drospirenona durante varios años. Los investigadores hallaron que el riesgo de ataque al corazón o derrame cerebral era más alto en estas mujeres que en las que usaban un método de contracepción no hormonal.

La píldora y el cáncer

El riesgo de cáncer de mama, cervical, del hígado y del cerebro aumenta con el uso de la píldora. Muchos expertos han concluido que mientras más tiempo esté expuesto un organismo al estrógeno sintético —como el que contiene la píldora— más alto será el riesgo de desarrollar cánceres relacionados con el estrógeno. Y, novedad: hasta las píldoras más nuevas, de dosis baja, presentan un riesgo. Un estudio reciente publicado en la revista *New England Journal of Medicine* dio seguimiento a 1.8 millones de mujeres, entre los quince y cuarenta y nueve años, y concluyó que los anticonceptivos hormonales estaban asociados con un riesgo elevado de cáncer de mama. El estudio también descubrió que las progestinas (la progesterona sintética) pueden aumentar el riesgo de cáncer de mama. Las mujeres que usaban la píldora tenían un riesgo de cáncer de mama 20 por ciento mayor que las mujeres que usaban formas de contracepción no hormonales. Permíteme desglosar eso: por cada 100 000 mujeres que no usan contraceptivos hormonales, 55 recibirán un diagnóstico de cáncer de mama. Por cada 100 000 mujeres que toman la píldora y otras formas de contracepción hormonal, 68 probablemente recibirán un diagnóstico de cáncer de mama.

Hacen falta más estudios de largo plazo, pero la evidencia inicial sugiere que el riesgo no desaparece al dejar la píldora y revela un riesgo elevado a largo plazo. ¿La conclusión? Todas las formas de anticonceptivos hormonales aumentan el riesgo de cáncer de mama. Aunque los estudios actuales sugieren que el riesgo es pequeño, si tienes antecedentes de cáncer de mama en la familia, debes considerar formas alternativas de contracepción. Si estás tomando la píldora o la has usado en el pasado, puedes poner en práctica los cambios del Protocolo Brighten del Metabolismo, que aparece en la página 231, para comenzar a ayudar a tu cuerpo a eliminar el estrógeno y aumentar la protección de las células con antioxidantes.

Ahora bien, la píldora no es del todo mala cuando se trata del cáncer; los casos de cáncer de útero, endometrio, ovarios y colon se reducen en las mujeres que toman la píldora. También parece que el efecto protector puede extenderse más allá de cuando una mujer deja de tomarla, aunque los estudios han demostrado que la resistencia a la insulina aumenta el riesgo de cáncer de endometrio, por lo que el debate continúa sobre qué tan bien protege contra esta forma de cáncer. Yo diría que existen formas mucho mejores de prevenir el cáncer que pueden beneficiar a todo el organismo y con muchos menos efectos secundarios. Seamos realistas: ¿cuán beneficioso es que la píldora reduzca algunos cánceres si aumenta el riesgo de otros?

Una revisión sistemática de veintiocho estudios que examinaron a más de doce mil mujeres con cáncer del cuello uterino encontró que el riesgo de este tipo de cáncer aumenta mientras más se use la píldora. De hecho, el riesgo se duplica después de diez años de uso. El riesgo aumenta incluso cuando se toman en cuenta factores como cantidad de parejas sexuales, uso de métodos anticonceptivos de barrera, pruebas anteriores de Papanicolau, tabaquismo y tener el virus del papiloma humano (VPH).

El Collaborative Group on Epidemiological Studies of Cervical Cancer (Grupo Colaborativo sobre Estudios Epidemiológicos de Cáncer del Cuello Uterino) descubrió en sus análisis de veinticuatro estudios de más de dieciséis mil mujeres con cáncer uterino que el **riesgo de cáncer invasor del cuello uterino aumenta cuanto más se use la píldora.** La buena noticia es que también encontraron que el riesgo disminuye cuando se detiene el uso de la píldora, y después de diez años sin usarla, el riesgo es similar al de las mujeres que nunca la han tomado. Ahora bien, lo complicado de estos estudios es que no fueron capaces de evaluar el impacto total del VPH, y otros estudios han encontrado que las mujeres VPH-negativas que toman la píldora no demuestran un riesgo tan alto. Dicho eso, alrededor de 79 millones de estadunidenses tienen VPH, y eso es cerca de 80 por ciento de los hombres y mujeres sexualmente activos.

Estos son algunos datos que considerar acerca del VPH:

- Un estudio *in vitro* demostró que el estradiol estimula el crecimiento de las células de cáncer de cuello uterino positivas para VPH.
- Las mujeres más jóvenes que tienen la exposición mayor al VPH toman contraceptivos orales: ¡Dios mío!
- Tomar estrógeno sintético aumenta la ectopia cervical (cuando las células interiores del cuello uterino están afuera) y al VPH le encanta andar por ahí.
- Tomar estrógeno también aumenta la expresión del receptor de estrógeno; el VPH se engancha a ese receptor.

La píldora, el VPH y el riesgo de cáncer del cuello uterino

El virus del papiloma humano (VPH) es un virus de transmisión sexual que cuenta con más de 150 cepas. Se sabe que alrededor de 13 de ellas causan cáncer. A diferencia de otras infecciones de transmi-

¿La melatonina puede reducir el riesgo de cáncer de mama?

La melatonina, conocida a veces como la «hormona del sueño», la produce principalmente la glándula pineal, pero también se produce en algunos otros lugares, como el intestino y los glóbulos blancos. La melatonina es un gran antioxidante y protege del cáncer de mama, otra razón por la cual dormir es esencial. Si tienes la melatonina baja y tienes estrógenos potentes (como el 4OHE1 o el 16OHE1), podrías tener grandes problemas en lo que respecta al cáncer de mama. Los receptores de melatonina se encuentran en las células ováricas, lo que indica que puede tener una función en los niveles de estrógeno que se producen en los ovarios, actuando como modulador selectivo del receptor de estrógeno e inhibiendo su crecimiento. Los estudios han revelado que las personas que trabajan en el turno de noche, como las enfermeras, tienen un mayor riesgo de padecer cáncer de mama, y las mujeres que han sido diagnosticadas con este tipo de cáncer tienen niveles más bajos de melatonina. Un metaanálisis encontró un riesgo 40 por ciento mayor de cáncer en mujeres que trabajan el turno de noche. Otro metaanálisis de asistentes de vuelo reveló un riesgo 44 por ciento mayor de desarrollar cáncer de mama en comparación con la población general, algo que no debe sorprender cuando se tiene en cuenta que muchas asistentes de vuelo trabajan de noche y cruzan zonas horarias, alterando potencialmente sus ritmos circadianos.

sión sexual, el VPH es común; las probabilidades de que tú o alguien que conoces lo tenga son altas. Alrededor de 70 por ciento del cáncer de cuello uterino, 95 por ciento del cáncer de ano y 65 por ciento del cáncer de vagina puede atribuirse al VPH.

Varios estudios han propuesto que lo que coloca a las usuarias de la píldora en el mayor riesgo es la conversión del estrógeno que contiene la píldora al metabolito 16-alfa-hidroxiestrona (16OHE1), que se une al VPH para hacer que crezca el cáncer. Recuerda que en el capítulo 5 dijimos que el hígado metaboliza la estrona y el estradiol en los metabolitos 2OHE1, 4OHE1 y 16OHE1, y que la vía 16OHE1 puede estimular el crecimiento de tejido, que podría derivar en cáncer.

Si te diagnostican VPH, respira hondo. No significa, necesariamente, que te va a dar cáncer. Seguir las recomendaciones de tu médico de hacer exámenes regulares, cambios en el estilo de vida y terapias dietéticas que promuevan la salud cervical puede tener un impacto tremendo. Tomes la píldora o no, comienza a incluir antioxidantes como las vitaminas C y E, y añade té verde descafeinado a la dieta, o toma suplementos. Se ha demostrado que los antioxidantes tienen propiedades anticancerígenas y que son beneficiosos para las mujeres que registran cambios en el cuello uterino. Las verduras crucíferas, como el brócoli, la coliflor y la col rizada contienen fitonutrientes, y promueven un metabolismo saludable del estrógeno. Recomiendo suplementos de indole-3-carbinol (I3C) y diindolilmetano (DIM) a mis pacientes porque brindan dosis más altas de fitonutrientes que lo que la mayoría de nosotras comería normalmente. (Si deseas comer 1 kilo de estas verduras al día, todos los días, te felicito). El I3C y el DIM ayudan a convertir el 16OHE1 a la forma 2OHE1, que es más beneficiosa.

El Protocolo Brighten del Metabolismo

Si quieres regular tu azúcar en sangre para ayudar a prevenir el caos metabólico de la resistencia a la insulina, el colesterol elevado, la hipertensión y el desequilibrio hormonal, varios cambios en el estilo de vida pueden ayudar a evitar que tomes un camino que conduzca a un mayor riesgo de accidente cerebrovascular, ataque cardíaco o cáncer.

¿Estoy en riesgo de padecer cáncer?

Tienes un riesgo mayor de cáncer si:

- Tienes antecedentes familiares de cáncer
- Estás expuesta a sustancias químicas y cancerígenos (sustancias que provocan cáncer)
- Fumas
- Tomas alcohol
- Tienes inflamación crónica
- Te alimentas mal
- Estás obesa
- Tienes infecciones que se sabe que causan cáncer
- Has estado expuesta a radiación

El Programa Brighten de 30 Días ayudará a reducir el riesgo de problemas metabólicos, pero aquí presento los consejos principales de este protocolo para que comiences ya:

1. Elimina el azúcar y los carbohidratos refinados.
2. Come comida de verdad, con muchas verduras.
3. Haz actividad diaria.
4. Come a horas regulares.

Elimina el azúcar y los carbohidratos refinados

Si dejar el azúcar te hace sentir atrapada en una situación desagradable, debes saber que no eres la única. El azúcar es muy adictiva. He hablado sobre esto en capítulos anteriores, así que no me voy a repetir mucho, pero la clave para regular la glucosa sanguínea y mantener la energía es no consumir azúcar y carbohidratos refinados como pan blanco, arroz y productos horneados, que producen aumentos de la glucosa sanguínea y bajones de energía. Las tengo en la mira, galletitas. Usa almíbar de arce, miel y azúcar de coco con moderación. Procura comer frutas como las bayas.

Come comida de verdad, con abundantes verduras

Los alimentos orgánicos completos —carne, pescado, verduras y grasas saludables— nutren el organismo y estabilizan la glucosa sanguínea, a diferencia de los alimentos procesados, que a menudo la hacen subir. Recomiendo consumir grasas y proteínas en todas las comidas para mantener niveles balanceados de azúcar en sangre. Trata de ingerir de 1 a 2 cucharadas de grasa saludable con cada comida, como, por ejemplo, aceite de coco, aceite de oliva, aceite de nueces de macadamia o aguacates enteros, o mantequilla de vacas alimentadas con pasto y mantequilla clarificada de vacas alimentadas con pasto si te sientan bien los lácteos (sigue la dieta del Protocolo Brighten para averiguarlo). En cuanto a la proteína, trata de ingerir 6 onzas [170 g] de pescado o ave, 4 onzas [100 g] de carne roja o ¼ de taza de nueces.

Llena por lo menos la mitad de tu plato con verduras ricas en fibra. Evita comer demasiadas verduras con almidón, como papas, calabaza y guisantes. Aunque las verduras crucíferas, en general, son increíbles por sus compuestos anticancerígenos, los germinados de brócoli son lo máximo. Son sumamente potentes y contienen grandes cantidades de sulforafano, que promueve la desintoxicación hormonal y tiene propiedades anticancerígenas. Se ha demostrado que los germinados de brócoli ayudan a eliminar las toxinas medioambientales. Si tomas la píldora, come 1/4 de taza tres o cuatro veces a la semana. Si no tomas la píldora, por lo menos dos veces a la semana. Si tienes síntomas de dominancia estrogénica, come 1/4 de taza tres veces por semana y luego diariamente por cinco días antes de comenzar la regla.

Procura comer por lo menos siete a nueve porciones de verduras a diario. Si esto parece mucho, comienza añadiendo un poco más cada día. Echa algunas verduras a los huevos del desayuno, come una ensalada grande con proteína en el almuerzo e incluye una variedad de verduras en la cena. O prepara una de mis recetas de batidos (ver la página 391); es una manera fácil de comer varias porciones de una vez. Trata de incluir en tu plato una gama de colores para que obtengas una variedad de antioxidantes y nutrientes.

Haz actividad diaria

Se ha demostrado que tanto el ejercicio cardiovascular como el entrenamiento de fuerza mejoran el metabolismo de la glucosa y la sensibilidad a la insulina, lo que mejora el equilibrio hormonal y ayuda a evitar el caos metabólico. Las investigaciones han demostrado que el ejercicio diario reduce eficazmente el riesgo de muchos tipos de cáncer. El ejercicio, de moderado a vigoroso, por alrededor de 150 minutos semanales, se asocia con tasas más bajas de reaparición del cáncer de mama y de muerte por causa de la enfermedad. De hecho, un metaanálisis descubrió que el ejercicio regular puede reducir el riesgo de muerte por cáncer de mama en 40 por ciento. Procura hacer por lo menos 20 minutos diarios de movimiento; puedes alternar entre ejercicio cardiovascular y de fuerza. O prueba a hacer yoga, pilates, zumba, *barre* o artes marciales. Si no estás acostumbrada a hacer ejercicios regularmente, comienza por caminar y hacer estiramientos, y progresa gradualmente a otras actividades más intensas.

Come a horas regulares

Si tienes hipoglucemia o estás dejando la píldora, debes hacer tres comidas regulares al día —desayuno, almuerzo y cena— porque no debes encontrarte en la situación de tener hambre, estar perdiendo la energía y comer un tentempié lleno de carbohidratos que te provoque desregulación de la glucosa sanguínea. Si necesitaras un tentempié incluso con las tres comidas al día, come una verdura con una proteína o una grasa saludable, como unos bastoncitos de zanahoria con guacamole o de apio con humus. No comas *pretzels* ni papitas. Si a menudo tienes prisa, en especial a la hora del desayuno, prepara un batido verde para llevarte o un huevo duro. También recomiendo tener a mano tentempiés saludables y rápidos, como las barritas marca Epic, Exo o Rxbar, los bastoncitos de Paleovalley, o colágeno hidrolizado en paquetes de viaje. Estos mantienen a raya al monstruo hambriento.

Se ha demostrado que el ayuno intermitente es beneficioso para reducir el riesgo de cáncer, mejorar la salud cardiovascular, ayudar al movimiento del intestino, reducir la inflamación, estabilizar la glucosa sanguínea y reducir peso. Considéralo tu sesión diaria de amor metabólico. Recomiendo que las mujeres traten de ayunar por catorce horas diarias. Catorce horas. Ya sé que parece mucho, pero es fácil. Lo prometo. Trata de comer tus comidas dentro de un período de diez horas todos los días, y luego cierra la cocina alrededor de las 6:00 o 7:00 p. m. Digamos que cenas a las 6:00 p. m., el día siguiente espera para comer el desayuno hasta las 8:00 a. m. Hay muchas variaciones del ayuno intermitente, pero recomiendo trabajar con un doctor o doctora antes de experimentar con algo distinto a este ayuno básico. Recomiendo hacer esto como parte del Programa Brighten de 30 Días.

Puntos clave: revertir el caos metabólico

- Las mujeres con SOPQ son resistentes a la insulina, lo que puede estimular a los ovarios a segregar testosterona.

- Si has tomado la píldora anticonceptiva, puedes tener síntomas de SOPQ que no son el verdadero síndrome, sino un síndrome del ovario poliquístico pospíldora o síndrome del ovario poliquístico inducido por la píldora.

- Se ha demostrado que la píldora causa colesterol elevado, hipertensión y resistencia a la insulina, lo que puede provocar diabetes.

- La píldora también aumenta el riesgo de coágulos sanguíneos, los que, a su vez, aumentan el riesgo de derrame cerebral.

- Si tienes las variaciones genéticas de factor V de Leiden o MTHFR, puedes tener un riesgo mayor de derrame cerebral si tomas la píldora.

- Las mujeres que experimentan auras con la migraña tienen un riesgo mayor de tener un accidente cerebrovascular isquémico.

- Algunas píldoras contraceptivas, como las que contienen drospirenona, pueden aumentar el riesgo de paro cardíaco y accidentes cerebrovasculares.

- La píldora también aumenta el riesgo de ciertos cánceres, tales como el de mama, cuello uterino, hígado y cerebro.

CAPÍTULO 9

CONTROLA LOS ALTIBAJOS EMOCIONALES, LA ANSIEDAD Y LA DEPRESIÓN

¿Sabías que la píldora puede interferir con la capacidad para responder de manera apropiada al miedo y al estrés? ¿Sabías que la desregulación del eje hipotalámico-hipofisario-suprarrenal (en inglés, HPA) (que sufren las mujeres que toman la píldora, como dijimos en el capítulo 7, puede dejarte a merced del estrés y producir respuestas alteradas al temor? ¿Sabías que es posible que la píldora influya en cómo interactuamos con los hijos y hasta con la pareja? Algunas investigaciones también han mostrado que las mujeres que usan la píldora son menos sensibles a la oxitocina, lo que puede afectar su capacidad para establecer vínculos afectivos con su bebé o su pareja. También se afecta la satisfacción con las relaciones, y no precisamente de manera positiva. Todo esto es lógico porque las investigaciones han demostrado que los cambios cíclicos naturales de las hormonas influyen en el estado de ánimo, el comportamiento y la vinculación social. Es un área que recién comienza a explorarse. Muchos investigadores ahora empiezan a examinar cómo la píldora anticonceptiva puede estar influyendo no solo en tu estado de ánimo, sino también en cómo socializas y, en términos generales, cómo te comportas.

Como a muchas mujeres, es posible que te hayan dicho que la conexión entre la píldora anticonceptiva y el estado de ánimo solo está en tu cabeza. Es común y corriente, no solo en la medicina, sino también en la sociedad en general, hacer caso omiso de los síntomas asociados al uso de la píldora. No importa que los síntomas aparezcan como efectos secundarios en el envasado. Las mujeres han estado reportando cambios en el estado de ánimo desde que se comenzó a usar. Pero la depresión no es el único problema de salud mental que ocasiona la píldora. Existe también una conexión entre la píldora y un trastorno un poco menos visible pero mucho más generalizado: la ansiedad.

Si sufres de depresión o ansiedad —o ambas— podrías sentirte desesperada o vulnerable, pero quiero que sepas que no estás rota. Y si tu doctor o doctora te ha dicho que «todo está en tu cabeza», entonces llegó el momento de buscar una segunda opinión. Para muchas mujeres, comenzar a tomar la píldora supone un deterioro de su estado de ánimo, pero existen muchas formas naturales de ayudar al cuerpo a recuperarse de estos trastornos devastadores y en ocasiones paralizantes que pueden surgir cuando se comienza a tomarla. En este capítulo, voy a explicar algunas maneras eficaces y comprobadas de ayudar a recuperar el estado de ánimo, y eliminar la depresión y la ansiedad para siempre.

¿Se fue a pique tu estado de ánimo cuando comenzaste a tomar la píldora?

Tres meses después de dejar la píldora, Samantha llegó a mi consultorio. Estaba lidiando con la falta de motivación y, en sus propias palabras, se había «desenamorado de la vida». Todos los días se sentía

> **En este capítulo**
>
> - Por qué la píldora puede hacerte sentir deprimida
> - Los dos factores de riesgo principales de desarrollar depresión mientras se toma la píldora
> - Cómo interfiere la píldora con la producción de la serotonina
> - La conexión entre la ansiedad, las hormonas y la píldora
> - Por qué la píldora causa deficiencia de nutrientes, y qué puedes hacer al respecto

desesperanzada y lloraba con facilidad. Sus síntomas habían comenzado cuatro años antes, cuando comenzó a tomar la píldora de control de la natalidad. Y, después de oír a su doctor decir por muchos años que no había forma de que la píldora tuviese nada que ver con su depresión, ella decidió que había llegado el momento de dejarla y comprobarlo por sí misma. Como muchas mujeres, Samantha había pensado que tan pronto dejara la píldora, recuperaría su estado de ánimo y se sentiría como antes. Sin embargo, no conocía el síndrome posanticonceptivos y las consecuencias y efectos secundarios duraderos que puede tener la píldora anticonceptiva. No entendía por qué continuaba sintiéndose deprimida y comenzó a dudar de sí misma. Quizá su doctor tenía razón. Quizá la depresión no tenía nada que ver con la píldora. Le aseguré a Samantha que ella no era la primera que reportaba cambios en el estado de ánimo al comenzar a tomar la píldora, y que ciertamente no era la primera en llegar a mi consultorio con problemas a pesar de haberla dejado. Le expliqué que la píldora puede afectar el humor de varias maneras, y que existía una causa raíz que explicaba por qué su estado de ánimo no había mejorado y, por el contrario, sufría constantemente de depresión.

Tras trece años de seguimiento a más de un millón de mujeres entre las edades de quince a treinta y cuatro años, los investigadores de un estudio comprobaron que era más probable que a una mujer se le diagnosticara depresión por primera vez si usaba anticonceptivos hormonales. Estas mujeres tenían un 23 por ciento más de probabilidades de recibir un antidepresivo si estaban tomando una píldora combinada de estrógeno y progestina. Aún más sorprendente es que las adolescentes que tomaban una píldora anticonceptiva combinada tenían *80 por ciento más probabilidades de desarrollar depresión*. Lamentablemente, la píldora de solo progestina no era mucho mejor para las adolescentes, pues aumentaba al doble el riesgo en comparación con las que no tomaban ningún contraceptivo oral. Este estudio fue revolucionario para la salud de las mujeres porque fue la primera vez que una investigación de este alcance revelaba una relación definitiva entre el control de la natalidad hormonal y la depresión. Mientras que estudios anteriores nunca habían podido demostrar un vínculo definitivo, este finalmente había expuesto el riesgo real de que tomar anticonceptivos puede conducir a un diagnóstico de depresión. Proporcionó información muy necesaria para las mujeres —y sus médicos— que durante años han estado lidiando con esta conexión, o no la conocían.

La doctora Kelly Brogan, una psiquiatra *board certified* (con certificado de especialidad) y autora de *Tu mente es tuya: la verdad sobre la depresión femenina: ¿enfermedad o síntoma?*, cree que la píldora representa un obstáculo importante para la salud mental y la regulación apropiada de las hormonas. Brogan explica: «Hoy en día, cuando me encuentro con una paciente que se queja de ánimo decaído, poco deseo sexual, aumento de peso, irritabilidad, depresión y ansiedad, una de las primeras preguntas que hago es: ¿Estás tomando la píldora? Y parece que hay un subconjunto de pacientes para quienes las hormonas sintéticas son una mala elección que puede exacerbar síntomas psiquiátricos preexistentes o provocar nuevos síntomas psiquiátricos». Brogan cree en investigar los síntomas, y reconoce: «He llegado a creer que nunca podrás ser verdaderamente dueña de tu feminidad primigenia, nunca podrás responder a la pregunta que los síntomas formulan —desde los períodos irregulares hasta el síndrome premenstrual— sin estar en contacto profundo con tu yo hormonal».

El aumento en el riesgo de suicidio

Otro estudio reciente ha descubierto que el riesgo de suicidio de las jóvenes que usan contraceptivos hormonales es *tres veces mayor* que el de las que nunca han usado este tipo de control de la natalidad. Según el estudio, la amenaza de suicidio es mayor durante los primeros dos meses de comenzar a tomar la píldora (o usar el anillo, el dispositivo intrauterino [en inglés, IUD] o el parche). Aunque este riesgo se estabiliza después de un año, todavía es más alto en comparación con el de las mujeres que nunca han usado contraceptivos hormonales. El parche tuvo el riesgo mayor de intentos de suicidio, y el riesgo de los otros contraceptivos hormonales le siguió de cerca. No existen anticonceptivos hormonales sin riesgos. Si bien es cierto que las investigaciones pueden tener muchas variables que complican probar una relación causal directa, estos hallazgos deben hacernos repensar cuán despreocupadamente se recetan los anticonceptivos hormonales, en particular por motivos que no son el control de la natalidad.

Creo en el derecho de las mujeres a evitar el embarazo del modo que deseen, pero conocer los riesgos que se asocian con la píldora y cómo protegerse de esos riesgos es importante para conservar la salud. El nuevo feminismo incluye estar tan bien informadas acerca de nuestro cuerpo que podamos estar 100 por ciento seguras de tomar la mejor decisión. Si vas a escoger la píldora u otro anticonceptivo oral como la forma primaria de control de la natalidad, tienes que estar plenamente informada sobre los riesgos a la salud mental, ser consciente de los potenciales signos y síntomas, y estar armada con las herramientas que pueden ayudarte a contrarrestar los efectos perjudiciales. Durante años, he defendido la necesidad de que los doctores y doctoras hagan un cribado más riguroso y ofrezcan consejería personalizada a sus pacientes antes de recomendar anticonceptivos hormonales, porque entender las necesidades individuales de cada mujer puede ayudarnos a hacer recomendaciones que le servirán mejor a ella y a su salud.

¿Estás en riesgo?

¿Por qué algunas mujeres experimentan depresión cuando toman la píldora anticonceptiva mientras que otras no? Pues la respuesta corta es que los organismos de las mujeres son todos distintos; por este motivo es tan importante la medicina de causa raíz que considera a cada persona individualmente. Sí conocemos dos factores de riesgo: antecedentes personales o familiares de depresión, y antecedentes personales o familiares de enfermedades de desregulación inmunitaria o enfermedades inflamatorias como las autoinmunitarias. Eso significa que, si has sufrido de depresión en el pasado, pero la has superado, puede volver mientras tomas la píldora. O, si tu madre, hermano o abuelo ha tenido depresión, podrías ser más susceptible.

Algunas investigaciones han demostrado que la inflamación y la desregulación del sistema inmunitario tienen que ver con la depresión. Como vimos en los capítulos 6 y 8, la píldora es inflamatoria y compromete al sistema inmunitario. Por esto, los antecedentes personales o familiares de enfermedades inflamatorias o autoinmunitarias pueden aumentar el riesgo de experimentar depresión mientras se toma la píldora. Esta es un área que necesita más atención e investigación para entenderla mejor.

Una de mis pacientes, Samantha, aunque no tenía antecedentes de depresión antes de comenzar a tomar la píldora, sí recordó que su madre había tenido depresión tras el parto. También encontramos pistas en los resultados de los análisis clínicos con respecto a la razón para

La píldora y los riesgos de depresión

- Las mujeres que tomaban una píldora combinada (de estrógeno y progestina) tuvieron 23 por ciento más probabilidades de que les recetaran antidepresivos.
- Las adolescentes que tomaban una píldora anticonceptiva combinada tuvieron 80 por ciento más de probabilidades de padecer de depresión.
- Es 34 por ciento más probable que a las mujeres que toman una píldora solo de progestina les receten antidepresivos.
- A las adolescentes que tomaban la píldora solo de progestina se les duplicó el riesgo de depresión.
- Las jóvenes que usan contraceptivos hormonales tienen tres veces más riesgo de suicidio.
- Las adolescentes tienen el doble de riesgo de suicidio después de tomar la píldora por un año, y un riesgo 30 por ciento mayor después de siete años de usar anticonceptivos hormonales.
- El riesgo de suicidio está en su punto más alto alrededor de dos meses después de comenzar a tomarlos.

---

sentirse deprimida: tenía los marcadores de inflamación elevados y los niveles de B6 bajos. Como exploraremos con más detalles, el aumento de la inflamación puede incrementar el riesgo de depresión.

¿Cómo contribuye la píldora a la depresión?

La píldora merma nutrientes que son cruciales para la salud del cerebro: reduce la testosterona, trastorna la tiroides y las suprarrenales, provoca intestino permeable y altera el microbioma; cualquiera de estas cosas, por sí sola, puede hacerte sentir deprimida. Hay investigaciones que están demostrando que, en comparación con las mujeres que no usan anticoncepción hormonal, las mujeres que toman la píldora experimentan una disminución en las moléculas neuroprotectoras que resguardan las células cerebrales y un aumento en los productos químicos neurotóxicos que las destruyen. Eso significa que tomar la píldora es perjudicial para el cerebro, y tal parece que el estado de ánimo depende de cómo se procesa un aminoácido: el triptófano.

¿Qué tiene que ver el pavo con el cerebro?

¿Alguna vez has oído decir que el pavo da sueño? Pues, eso se debe a que el pavo contiene triptófano, un aminoácido que se usa para producir serotonina (una sustancia química que se encuentra en el cerebro y el intestino) y melatonina, el neurotransmisor del sueño. Aunque el cuento del pavo es un mito (en realidad, son todos los carbohidratos, azúcar y alcohol que se consumen en el día de Acción de Gracias los que te dan sueño), el triptófano es un aminoácido esencial para la salud cerebral, hormonal y mental. Cuando el metabolismo del triptófano funciona de manera óptima, el organismo produce serotonina, melatonina y ácido quinurénico, que protege el cerebro. Algunos estudios han demostrado que las mujeres que toman la píldora no metabolizan el triptófano de manera normal, y otros han recomendado tomarlo en suplementos diarios para corregir esto.

Un estudio descubrió que las mujeres que tomaban la píldora tenían el ácido quinurénico bajo y la proteína C-reactiva de alta sensibilidad (hs-CRP) elevada, una señal de inflamación y activación del sistema inmunitario. (Recuerda que la alta dosis de estrógenos que contiene la píldora es inflamatoria). Cuando se eleva la inflamación o el cortisol, la vía del triptófano se desplaza a la producción de ácido quinolínico, que es inflamatorio y dañino para el cerebro. Se ha comprobado que

Nutrientes para el cerebro

Lo siguiente te ayudará a reponer nutrientes y beneficiar el cerebro:

- Acetil-L-carnitina
- *Bacopa monnieri* (bacopa, hisopo de agua, verdolaga de puerco)
- Bayas
- Beta-hidroxibutirato
- Café
- Galato de epigalocatequina
- Aceite de pescado
- Ginkgo biloba
- Huperzina A
- Magnesio
- Fosfatidilcolina
- Fosfatidilserina
- Cúrcuma

---

la inflamación y la desregulación inmunitaria desempeñan un papel en el desarrollo de la depresión. Para mi paciente Samantha, parecía que la inflamación era, definitivamente, la causa raíz de sus síntomas anímicos. Además, la píldora merma la vitamina B6, que es necesaria para convertir el triptófano en serotonina y en ácido quinurénico, y los resultados de los análisis clínicos de Samantha habían revelado niveles bajos de B6.

Sabemos que las hormonas afectan el sistema inmunitario; hay receptores de estrógeno en células inmunitarias clave, como los linfocitos, los macrófagos y las células dendríticas. También sabemos que muchos genes en el sistema inmunitario innato responden al estrógeno. Las investigaciones han demostrado que, por lo general, las mujeres producen una respuesta inmunitaria más fuerte a las infecciones y son más propensas a sufrir de enfermedades inflamatorias y autoinmunitarias que los hombres. Esta es una de las razones principales por la que los investigadores piensan que las mujeres tienen un riesgo mayor de depresión en comparación con los hombres.

Está bien; después de entender todo esto, es perfectamente lógico que una píldora que contiene estrógeno pueda influir en una respuesta inflamatoria y hacer que el cuerpo fabrique en el cerebro sustancias químicas dañinas. Pero parece haber algo especial con la píldora misma, puesto que también se ha demostrado que el estrógeno es beneficioso para el cerebro y protege de las enfermedades neurológicas. Por este motivo, muchos expertos sostienen la hipótesis de que el efecto multifactorial de la píldora, incluida la inflamación y la reducción de nutrientes, puede ser una razón importante de que las mujeres reporten depresión mientras la toman. Hacen falta estudios más abarcadores para entender si la reducción en ácido quinurénico y aumento de la inflamación son el mecanismo principal mediante el cual la píldora causa depresión.

Nunca hagas caso omiso de los riesgos, ni de los síntomas

Si tomas la píldora y estás deprimida, recomiendo que prestes atención al papel que puede desempeñar la píldora en tu estado de ánimo general y que consideres dejarla. Me encantaría poder decirte que una vez la dejes todo mejorará como por arte de magia, pero, lamentablemente, no es eso lo que he visto en mi práctica clínica. Alcanzar la salud hormonal puede requerir tiempo, cambios y compromiso. Si lo único que haces es dejar la píldora, no debes esperar que tu estado de ánimo mejore. Si la dejas, debes saber que un pequeño porcentaje de las mujeres siente alivio de los síntomas anímicos. Y la mayoría de las mujeres tienen que hacer cambios en la alimentación y el estilo de vida, y emplear suplementos específicos para recuperar su estado de ánimo. De manera que, si tienes síntomas, dar los pasos descritos aquí, ahora mismo, puede ayudar a que te sientas mejor, y va a facilitar mucho la transición cuando dejes las hormonas de la píldora una vez estés lista. Y quiero que sepas que Samantha pudo recuperar su buen ánimo con la información de este capítulo.

Comenzamos con la dieta del Programa Brighten de 30 Días, que es inherentemente antinflamatoria y brinda al cerebro las grasas esenciales para su salud; usamos un suplemento de cúrcuma para reducir la inflamación; y ayudamos a las suprarrenales de Samantha para que aprovecharan los mecanismos antinflamatorios naturales de su cuerpo. También comenzamos a restaurar su microbioma con el Protocolo Brighten de Rehabilitación Intestinal y con probióticos. Ha habido un auge en las investigaciones sobre el microbioma que muestran que lo que crece en el intestino influye en cómo nos sentimos a lo largo del día. En el término de un ciclo, el estado de ánimo de Samantha mejoró y se sintió mucho mejor la semana antes de la regla. Después de tres ciclos, le complació informar que había vuelto a estar en plena forma, y se sentía muy motivada en su trabajo y en la vida en general. Diez meses después, fue como si nunca hubiera estado deprimida. Se sentía tan llena de alegría y con tantas ganas de vivir que había dejado atrás toda la terrible experiencia. También trabajó con un terapeuta, porque si una paciente sufre de depresión o ansiedad, me aseguro de que un especialista en salud mental trabaje con ella. Creo que es verdaderamente importante que las mujeres tengan acceso a expertos en cada área que puedan satisfacer todas sus necesidades.

Si tienes antecedentes de depresión, o una paciente de primer grado con depresión, te exhorto a que consideres usar otro anticonceptivo.

Si bien es cierto que continúa el debate de si la píldora causa depresión, en el ámbito médico se ha reconocido que los antecedentes personales o familiares te ponen en riesgo de cambios de humor cuando comienzas a tomarla.

No puedo dejar de insistir en que, si estás tomando la píldora y sientes cambios en el estado de ánimo, no dejes que nadie, ni siquiera tu médico, descarte tus síntomas o los ignore diciendo que «todo está en tu cabeza». La depresión es un síntoma de desequilibrio, una manera del cuerpo de comunicarse contigo, y puede ser absolutamente debilitante. Mereces que tus síntomas se investiguen.

Si por alguna razón tienes que seguir tomando la píldora o decides hacerlo, procura tomar medidas para reponer los nutrientes que la píldora merma, reducir la inflamación y ayudar al hígado a desintoxicarse de manera natural. Comienza por tomar un multivitamínico o una vitamina prenatal, y sigue el Protocolo Brighten de Dominio del Estado de Ánimo, y los protocolos para ayudar al hígado y reducir la inflamación de los capítulos 5 y 6. Seguir el Programa Brighten de 30 Días, explicado en el capítulo 12, te ayudará muchísimo a revitalizar tu estado de ánimo.

¿La píldora te está produciendo ansiedad?

Quizás no sufras de depresión, pero te tomas un Xanax todos los días para mantener la ansiedad a raya. Si bien la idea de un embarazo no planificado puede estresarte, tomar la píldora anticonceptiva puede producirte más ansiedad, en última instancia, debido a sus efectos en tu organismo. Si sufres de un nivel de ansiedad debilitante, hay muchas probabilidades de que tengas un desequilibrio hormonal, en especial si has advertido una correlación entre tus síntomas y el momento en que comenzaste a tomar la píldora anticonceptiva.

La ansiedad no es chiste. Tener una sensación de miedo y páni-

La píldora y las deficiencias de nutrientes

Las investigaciones han demostrado que tomar la píldora anticonceptiva produce deficiencias de nutrientes importantes. Esta lista incluye algunas de las que se experimentan más comúnmente:

- Folato (ácido fólico)
- Magnesio
- Selenio
- Vitamina B2 (riboflavina)
- Vitamina B6 (piridoxina)
- Vitamina B12
- Vitamina C
- Vitamina E
- Zinc

Además, la píldora reduce los antioxidantes, como la coenzima Q10 (CoQ10). Debido a todas estas deficiencias, es importante consumir una dieta rica en nutrientes y comenzar a tomar suplementos, incluida la CoQ10 y los que enumero en el Protocolo Brighten de Suplementos (página 331).

---

co que aparece de la nada puede ser increíblemente debilitante, y de verdad puede afectar tu vida. En mi clínica, si una mujer dice que la ansiedad es su síntoma principal, lo primero que hago es aliviar sus síntomas para que pueda usar la energía que consume la ansiedad en sanarse y buscar su causa raíz.

Existe una conexión real entre la ansiedad y las hormonas, y ni los medicamentos ni la meditación ayudarán a aliviar los síntomas si no se va a la causa raíz de la ansiedad. La idea aceptada es que la ansiedad se debe a una desregulación de neurotransmisores, y muchos médicos recetan fármacos para tratar de acabar con esas conductas inapropiadas. Pero, aunque el fármaco puede suprimir los síntomas incómodos, no regula los neurotransmisores, ni arregla el intestino, ni atiende ninguna de las causas subyacentes de la ansiedad.

La verdad es que, en muchos casos, la ansiedad es causada por el estrés, lo que, como ya sabes, genera una respuesta de las suprarrenales: producir más cortisol. En el mundo de hoy, la mayoría de nosotros sufre alguna forma de estrés. Todos los días. Ya sea una reunión importante o una fecha de entrega inminente, una pelea con tu pareja o un problema en la escuela de tu hijo. Estas situaciones estresantes que se repiten inician una respuesta en el organismo que puede despertar la ansiedad, particularmente si estás tomando la píldora. Aparte de las causas más obvias de estrés, otros estresores más sutiles bombardean el organismo constantemente, como, por ejemplo, la exposición a la luz durante la noche, comer a toda prisa o las infecciones crónicas.

En primer lugar, vamos a ver cómo el estrés afecta tu ciclo. Alrededor del día 14, cuando el óvulo es liberado durante la ovulación, tu organismo comienza a segregar progesterona por dos semanas. La progesterona produce una sensación de calma y de conexión y amor profundos al estimular los receptores de ácido gamma-aminobutírico (GABA), que acallan a los neurotransmisores excitatorios (es decir, el estrés). Lamentablemente, cuando se está en tensión, el cuerpo da prioridad a la supervivencia por sobre la fecundidad, lo que supone comenzar a producir más cortisol, a expensas de la progesterona. Cuando se sufre de estrés crónico —como sufrimos muchos— se experimenta la desregulación del eje hipotalámico-hipofisario-suprarrenal (HPA), que ocasiona los síntomas de fatiga suprarrenal que analizamos en el capítulo 7. El organismo aumenta la producción de epinefrina y norepinefrina, y estas le dicen al cerebro que se alborote. Dado que el cuerpo también reduce de manera drástica la producción de progesterona, que de ordinario le diría al cerebro que se calme, sufres un impacto doble de estrés y ansiedad. ¿Sabes qué otra cosa trastorna el eje HPA? La inflamación. Y la píldora de control de natalidad es, definitivamente, una gran instigadora de inflamación. Recuerda que la píldora también detiene la ovulación, lo que significa que, mientras la tomes, no producirás progesterona, y la progestina no tiene los mismos beneficios en el estado de ánimo.

La ansiedad puede originarse, y a menudo lo hace, en trastornos hormonales como los causados por la disfunción del eje HPA. Las mujeres que sufren de tiroiditis de Hashimoto son dos veces más propensas a desarrollar ansiedad (ver el capítulo 7 si esto aplica a tu caso). También se origina en una salud intestinal comprometida y en deficiencias nutricionales, como mencioné en el capítulo 6. El intestino crea una cantidad significativa de serotonina y, por ende, es increíblemente importante mantenerlo saludable si se quiere evitar la ansiedad. Las deficiencias de nutrientes nos sitúan en un riesgo más alto de padecerla, y los medicamentos que merman los nutrientes, como la píldora, exacerban las deficiencias que ya se puedan tener. Los siguientes nutrientes afectan tu estado de ánimo y pueden provocar ansiedad cuando tienes una deficiencia:

- Cobre
- Ácido icosapentaenoico (EPA) y ácido docosahexaenoico (DHA)
- Folato
- Inositol
- Magnesio
- Ácidos grasos omega-3
- Vitaminas B12, B6 y D
- Zinc

De modo que si tomas la píldora y has notado que te sientes más ansiosa de lo usual, observa si existe una correlación entre el comienzo de la píldora y los cambios en el estado de ánimo. Independientemente de si dejarla es una opción, puedes comenzar a dar pasos ahora para reducir los síntomas paralizantes y estabilizar tu estado anímico con mi Protocolo de Dominio del Estado de Ánimo.

El Protocolo Brighten de Dominio del Estado de Ánimo

Ahora sabes que el intestino y el sistema inmunitario tienen una función crucial en la salud del cerebro, y que la píldora de control de natalidad merma una gran cantidad de nutrientes que son vitales para su salud. El Programa Brighten de 30 Días, explicado en el capítulo 12, te ayudará a eliminar del cuerpo las toxinas y la inflamación, rehabilitar el intestino y reponer nutrientes. Mientras tanto, estos son pasos esenciales para aliviar la depresión y la ansiedad, mediante la reducción de la inflamación y la corrección de las deficiencias nutricionales con alimentos ricos en nutrientes y con suplementos. Los pasos principales del Protocolo Brighten de Dominio del Estado de Ánimo son los siguientes:

1. Come para el beneficio de tu estado de ánimo.
2. Mueve el cuerpo.
3. Di adiós al estrés.
4. Duerme bien.
5. Usa suplementos apropiados diariamente.
6. Abraza a tu tribu.

Por qué las grasas pueden elevar el estado de ánimo

Las grasas saludables estabilizan la glucosa sanguínea, reducen la inflamación, regulan las hormonas y alimentan el cerebro. El cerebro necesita grasas; de hecho, 60 por ciento del cerebro es grasa. Si la dieta es muy baja en grasas, se afecta la memoria y el estado de ánimo. La grasa es rica en vitaminas A y E, y ácidos grasos omega-3, que pueden ayudar a reducir la inflamación cuando estás deprimida y aumentan la capacidad cerebral. Debido a que las grasas sacian, regulan la glucosa sanguínea y así evitan las alzas súbitas que pueden contribuir a la ansiedad. La desregulación de la glucosa sanguínea puede hacer aumentar el cortisol, y exacerbar los síntomas de preocupación y temor. Si estás tratando de contrarrestar los síntomas de depresión o ansiedad, añade grasas saludables a tu dieta.

Come para el beneficio de tu estado de ánimo

Si la inflamación está contribuyendo a tu depresión o ansiedad, esto puede deberse a trastornos digestivos, autoinmunidad, intolerancias alimentarias, estrés, infecciones crónicas, la píldora de control de natalidad u otros factores. Un médico cualificado puede ayudar a determinar la causa raíz, pero por ahora puedes comenzar a sanar con una dieta antinflamatoria. El azúcar y la intolerancia alimentaria pueden intensificar la ansiedad y hacerte sentir no tan espectacular. Elimina todos los cereales y el gluten, los lácteos, la soya, el azúcar, la cafeína, el alcohol y las grasas inflamatorias (que se encuentran en los alimentos procesados o refinados, las comidas rápidas, el aceite de colza, el aceite de algodón y el de maní). Luego, puedes reintroducir poco a poco algunos de estos alimentos, uno a la vez, para determinar cuál puede estar contribuyendo a los problemas con tu estado de ánimo. Ve al capítulo 6 para más detalles sobre cómo curar el intestino y al 12 para información específica sobre la reintroducción de alimentos.

Comienza a ingerir alimentos enteros para reponer los nutrientes y reducir la inflamación. Opta por más verduras y grasas más saludables. Los ácidos grasos omega-3 pueden ayudar con la inflamación a la vez que nutren el cerebro; se encuentran en el pescado de aguas frías, como la caballa, el salmón y las anchoas, o en el aceite de pescado con mezcla de EPA y DHA. La cúrcuma también es un antinflamatorio potente; se puede preparar en infusión o tomar como suplemento. Incorporar hierbas a la alimentación también puede brindar alivio, y muchas se han usado desde hace tiempo para tratar la depresión y la ansiedad (ver más en la sección siguiente, «Suplementos apropiados diarios»).

Mueve el cuerpo

El ejercicio moderado puede reducir la inflamación que altera el estado de ánimo y aumentar la función cerebral, por no hablar de la euforia que producen las endorfinas. También te protege de enfermedades neurológicas como la depresión y la demencia. Mover el cuerpo todos los días hace maravillas para el estado de ánimo y ayuda a regular las hormonas. Busca ejercicios que te gusten, como las clases de zumba, yoga, pilates, caminar o el entrenamiento con pesas, y comprométete a hacerlo regularmente. Podrías aumentar un poco la intensidad porque cuando se está ansioso, el cuerpo quiere moverse para poder aliviar la tensión y contrarrestar los efectos del cortisol. Los movimientos de músculos grandes como sentadillas con salto, zancadas y patadas pueden ayudarte a reducir la ansiedad y el estrés a través del movimiento. Hablando de estrés...

Di adiós al estrés

Puesto que ya sabes que el estrés te hace producir más cortisol, trastorna las hormonas e induce inflamación, y esto lleva a la ansiedad y la depresión, definitivamente querrás entender qué te está produciendo la tensión y dar pasos para eliminarla. Lee las prácticas que reducen el estrés de la página 348 del programa para obtener ideas.

También deberás dejar la cafeína si te sientes estresada siempre (recomiendo eliminar la cafeína por completo durante el programa de 30 días). Ese cantazo de cafeína por la mañana podría hacerte más daño que bien. Está bien, me encanta el café. Pero debo decir que muchas de mis pacientes observan una reducción de la ansiedad cuando dejan de tomarlo. Si te deleita esa taza de café en la mañana, entonces sugiero que vayas eliminándolo poco a poco, tomando mitad de café regular y mitad sin cafeína. También puedes reemplazar el café diario con té verde descafeinado, que contiene L-teanina, un aminoácido calmante. Si eres como yo y te encanta el sabor del café, prueba uno de los sustitutos sin cafeína de la página 166.

Duerme bien

Lo he dicho antes y lo voy a repetir: el sueño es absolutamente fundamental para la salud hormonal. Si no duermes al menos siete horas todas las noches, puedes despedirte de los estados de ánimo formidables. El cerebro y el cuerpo se recuperan del día durante el sueño, de modo que, si no duermes bien, es de esperar que el cuerpo tenga dificultades. Es importante fortalecer el ritmo circadiano para mejorar el estado de ánimo. Lee «Reprograma tu ritmo circadiano» en la página 312, donde encontrarás algunos consejos útiles.

Usa suplementos apropiados diariamente

A menudo prescribo suplementos a las pacientes que toman o han tomado la píldora, aunque estén consumiendo una dieta ideal, con el fin de optimizar su ingesta de nutrientes. También prescribo suplementos a las que están en una fase de recuperación y a las que están tomando medidas para disminuir y eliminar síntomas indeseados. Los suplementos pueden ayudar a reducir la inflamación y a promover la salud óptima del cerebro, y son una manera formidable de reponer los nutrientes que se pierden cuando se toma la píldora. Buen número de investigadores llevan mucho tiempo documentando los efectos de merma de nutrientes de la píldora y recomiendan un multivitamínico o una vitamina prenatal como primera línea de tratamiento. Las hierbas y nutrientes que regulan las hormonas también pueden ayudar a mantener unos niveles saludables de progesterona.

Además de un multivitamínico de calidad, recomiendo tomar lo siguiente:

- **Cúrcuma**, en dosis de 1000 miligramos una o dos veces al día (también se debe ver la receta de leche dorada enriquecida en la página 405).
- **Ácidos omega-3** en dosis de 2000 a 4000 miligramos diarios.
- **Complejo de vitaminas B**
- La **flor de la pasión** es una plantita hermosa que puede aliviar la ansiedad. Toma 2 o 3 goteros de tintura cuando te sientas ansiosa.
- La **L-teanina** es un aminoácido que se encuentra en el té verde y se sabe que produce una sensación de calma en el organismo. Toma 200 miligramos dos veces al día.
- La **taurina** es un precursor del ácido gamma-aminobutírico (GABA); muchas personas con ansiedad tienen niveles bajos. Toma 500 miligramos al día.

- La **glicina** es un aminoácido del colágeno que ayuda a sentirse calmada. Toma de 2 a 4 cucharadas de colágeno diariamente.
- Toma **magnesio** en dosis de 300 miligramos todas las noches.
- Podrías tener baja la **vitamina D**, pero hazte la prueba primero. Toma de 2000 a 5000 UI diarias dependiendo de tu circunstancia.

Los extractos naturales tales como la flor de la pasión y la escutelaria promueven una producción saludable de serotonina porque reducen la producción de ácido quinolínico. Las hierbas adaptógenas como la raíz de regaliz, la rodiola, la albahaca sagrada y la ashwagandha pueden mejorar la producción de cortisol y reducir la inflamación. Aunque se ha demostrado que la hierba de San Juan es beneficiosa para el estado de ánimo, también afecta al hígado de manera tal que podría hacer que la píldora falle. Por este motivo, se recomienda que las mujeres que toman la píldora no tomen la hierba de San Juan.

Abraza a tu tribu

Las mujeres necesitan una comunidad, y cuando estamos con nuestra tribu, los niveles de progesterona mejoran. No solo eso, sino que el aislamiento social —en especial cuando las mujeres terminan la universidad y comienzan a trabajar o se convierten en madres— puede ser agobiante, así que pasar tiempo con las amigas que nos apoyan puede ser beneficioso para nuestro estado de ánimo y nuestras hormonas. Si estás lidiando con la depresión o la ansiedad, es importante que recibas un apoyo adecuado y, aunque pongas en práctica todas las recomendaciones de estilo de vida y dieta de este libro, también debes trabajar con un experto en salud mental para asegurar que le des un enfoque holístico a tus necesidades.

Puntos clave: controla los altibajos emocionales, la ansiedad y la depresión

- Los estudios han comprobado que las mujeres que toman contraceptivos hormonales están más propensas a recibir un diagnóstico de depresión.

- Las adolescentes que toman una píldora anticonceptiva combinada tienen 80 por ciento más probabilidades de desarrollar depresión.

- Las jóvenes que usan anticonceptivos hormonales tienen tres veces mayor riesgo de suicidio, y el riesgo es mayor durante los primeros dos meses.

- Dos factores de riesgo muy conocidos por desarrollar depresión mientras se toma la píldora son los antecedentes personales o familiares de depresión, y los antecedentes personales o familiares de enfermedades de desregulación inmunitaria o enfermedades inflamatorias como las enfermedades autoinmunitarias.

- La píldora merma nutrientes que son cruciales para la salud del cerebro, reduce la testosterona, trastorna la tiroides y las suprarrenales, provoca intestino permeable y altera el microbioma; todas estas cosas pueden causar depresión.

- La píldora interfiere con el metabolismo del triptófano, de manera que en lugar de producir serotonina, melatonina y ácido quinolínico, que protegen al cerebro, este eleva el hs-CRP y cambia a la producción de ácido quinolínico, que es inflamatorio y dañino para el cerebro.

- Existe una conexión real entre la ansiedad y las hormonas, y la píldora causa la desregulación del eje HPA, compromete la salud del intestino, bloquea la producción de progesterona y causa deficiencias nutricionales que pueden desencadenar la ansiedad.

- La píldora de control de natalidad merma las vitaminas B, D y E, el magnesio, el selenio, el zinc y la coenzima Q10; todos estos pueden influir en tu estado de ánimo.

- Para mejorar el estado anímico y combatir la depresión y la ansiedad, da los pasos siguientes: come para beneficio del estado de ánimo, comienza a tomar suplementos apropiados, mueve el cuerpo, dile adiós al estrés, duerme bien y abraza a tu tribu.

CAPÍTULO 10

AUMENTA EL DESEO SEXUAL Y LA FERTILIDAD

Privarte del deseo sexual puede que sea la forma más eficaz que tiene la píldora de actuar, que es algo triste y también frustrante, porque comienzas a tomarla para poder estar activa sexualmente sin la preocupación de quedar embarazada. Pero una vez has comenzado, te das cuenta de que no tienes el más mínimo interés en el sexo. Tal vez hayas oído decir que la píldora puede acabar con la libido, y a menudo esto se descarta como una especie de leyenda urbana. Pero no lo es. Es algo que sucede en realidad a las mujeres. Por otra parte, muchas de nosotras nos señalamos y pensamos: «Debe de pasarme algo. O quizás es que este hombre ya no me gusta». O tal vez empiezas a poner excusas como, por ejemplo: «Esto es lo que pasa en las relaciones. No es tan excitante como antes». O quizás: «Es solo que me estoy haciendo mayor». Si bien podría haber algo de verdad en esa conversación contigo misma, son altas las probabilidades de que, si tomas anticonceptivos hormonales, estos son los que te están quitando el deseo sexual. Y si piensas tener hijos, es probable que estés preguntándote «Pero, espera un momento, ¿no se supone que por lo menos debo querer tener relaciones sexuales para tener un bebé?». Sí, así es como funciona normalmente (¡por si necesitabas que te tranquilizara!).

Además de bloquear ya sabes qué, la píldora puede afectar seriamente la fertilidad. A la mayoría de las mujeres les dicen que la píldora tiene muy poco impacto en su fertilidad y que cuando dejen de tomarla podrán quedar embarazadas fácilmente: «No hay de qué preocuparse». Si no tienes interés en tener un bebé pronto —o nunca—, podrías estar preguntándote por qué diablos estamos hablando sobre el sexo y la fertilidad en el mismo capítulo. Te voy a contar un pequeño secreto: un cuerpo femenino fértil es aquel que tiene una libido robusta y orgasmos alucinantes. Así que, no importa si quieres o no quieres tener un bebé, no te preocupes. Vamos a recuperar tu deseo sexual, vamos a recuperar tus orgasmos, y cuando llegue el momento de tener un bebé —si eso está en tu futuro—, nos aseguraremos de ocuparnos de tu fertilidad también.

Un orgasmo semanal (¡por prescripción médica!)

Las mujeres podemos tener cuatro tipos distintos de orgasmos a lo largo del mes debido a los cambios hormonales que experimentamos. Amiga, esta es una razón seria para pensar en acabar con ese paquete de pastillas. Lo creas o no, tengo que decir por qué las mujeres deben tener orgasmos, y defenderlo no solo ante otras mujeres, sino también ante mis colegas profesionales. Porque —no es broma— ¿cuántos médicos dicen: «Los orgasmos son chévere, pero en realidad no son necesarios para las mujeres»? Eso es una mentira descarada. Aparte de que se sienten maravillosos, los orgasmos tienen beneficios increíbles para la salud. Pueden reducir el estrés y la ansiedad, aumentar la circulación y mejorar las enfermedades autoinmunitarias, los ciclos menstruales y la fertilidad. También pueden hacer brillar la piel, aliviar las migrañas y ayudar a dormir mejor. Los orgasmos pueden incluso alargar la vida. De modo que, si no tienes orgasmos regularmente, comienza a convertirlos en prioridad. ¡Es una orden médica!

Cuando tienes un orgasmo, liberas oxitocina, conocida con fre-

En este capítulo

- Los extraordinarios beneficios de salud de los orgasmos
- Cómo la píldora puede secuestrar tu deseo sexual, y qué hacer al respecto
- El impacto que puede tener la píldora en tu fertilidad
- Por qué debes optimizar tu salud antes de concebir
- Los siete mejores alimentos para maximizar tu deseo sexual

cuencia como la «hormona del amor» porque intensifica los sentimientos de afecto o vinculación con tu pareja. También promueve la vinculación social, en general. La oxitocina puede contrarrestar los efectos negativos del cortisol, así que puede reducir el estrés. Hasta puede intensificar la intuición y podría ser la razón por la que algunas mujeres tienen tanto éxito. ¿Te fijas? Los orgasmos son buenos hasta para tu carrera. Las investigaciones han mostrado que la oxitocina también puede reducir la ansiedad y la ansiedad social.

La mayoría de nosotras pasamos demasiado tiempo sentadas, ante el escritorio o frente al televisor por la noche. Estar tanto tiempo sentada no es bueno para el cuerpo y hasta puede provocar una reducción en la circulación de la pelvis. Los orgasmos pueden aumentar la circulación a los órganos del suelo de la pelvis, ayudando así a los nutrientes y las hormonas a llegar a donde tienen que ir. El *hula hoop* y la danza del vientre también pueden ayudar, pero seamos sinceras: los orgasmos son mucho más divertidos.

Una libido baja es algo común en las enfermedades autoinmunitarias, pero los orgasmos pueden ser beneficiosos para la salud inmunitaria. Para simplificar las cosas, vamos a centrarnos en dos aspectos del sistema inmunitario, los linfocitos Th1 y Th2. Los Th1 son la parte del sistema inmunitario que combate los virus y las bacterias, y cualquier otra cosa que «no seas tú». Esto podría incluir incluso esperma o un bebé si es que concibieras. Los Th2, sin embargo, son mucho más tolerantes, razón que explica por qué en las mujeres embarazadas hay un cambio en sus sistemas inmunitarios de Th1 a Th2. Los Th2 son el aspecto del sistema inmunitario que se desarrolló para protegernos de los parásitos, aunque en los tiempos modernos son más predominantes las alergias, el asma y el eczema. El sistema Th1, que agrava los síntomas autoinmunitarios, es un factor clave en el desarrollo de la mayoría de las enfermedades autoinmunitarias. El Th2, por el contrario, puede reducir estos síntomas, así que, si sufres de una enfermedad autoinmunitaria, necesitas tener los Th1 y los Th2 equilibrados, y los orgasmos pueden contribuir a lograrlo. El sexo puede reducir los síntomas autoinmunes y aumentar la fertilidad porque el sistema inmunitario cambia a un estado Th2, que es más favorable para concebir. Las mujeres que no tienen sexo no experimentan este cambio. ¿Y si en tu organismo dominan los linfocitos Th2? Los orgasmos ganan de nuevo, porque armonizan tu sistema inmunitario en general.

Las investigaciones han de mostrado que las mujeres que tienen relaciones sexuales semanalmente también tienen ciclos menstruales más predecibles. Las mujeres que no tienen sexo con regularidad podrían tener ciclos más esporádicos y más cortos, una posible indicación de progesterona baja y de dominancia estrogénica, pero los orgasmos regulares pueden equilibrar las hormonas. También pueden ayudar a aliviar los cólicos menstruales, porque al liberarse oxitocina y otras endorfinas durante el orgasmo, se reduce el dolor.

Los orgasmos aumentan la fertilidad en general no solo porque contribuyen a ciclos más regulares, sino también porque las mujeres que tienen relaciones sexuales semanalmente tienen la incidencia más alta de ritmos de temperatura basal fértiles. Los orgasmos también

Los 10 principales beneficios de los orgasmos en la salud

1. Vivirás más (en realidad podía haber dejado la lista aquí).
2. Te vas a sentir y ver más joven debido a las hormonas antienvejecimiento que se liberan durante el orgasmo.
3. Aplacan los síntomas autoinmunitarios.
4. Mejoran tu estado de ánimo y reducen la ansiedad.
5. Aumentan la circulación a la pelvis.
6. Reducen el estrés y promueven la relajación.
7. Producen períodos llevaderos, ciclos más regulares y alivio de los cólicos menstruales.
8. Brindan alivio de las migrañas.
9. Aumentan la fertilidad cuando los tienes regularmente.
10. Te ayudan a dormir mejor.

cambian el sistema inmunitario al estado Th2 en el momento justo, lo que aumenta las probabilidades de concebir.

Debido a que los orgasmos aumentan la circulación, la piel se nutre y el cutis se ve radiante. La próxima vez que tengas relaciones sexuales, mírate después en el espejo; el brillo será apreciable. Los orgasmos liberan sustancias químicas antiinflamatorias que protegen la piel de las toxinas ambientales y de las hormonas que promueven el envejecimiento. ¿Quién hubiera dicho que podían ser una parte tan importante de nuestro régimen de belleza?

¿Sabías que también pueden aliviar las migrañas? Los efectos analgésicos y relajantes de las hormonas que se liberan durante el orgasmo pueden ayudar a eliminar esos persistentes dolores de cabeza. Así que la próxima vez que tu pareja quiera tener relaciones sexuales y tú le respondas: «Esta noche no. Tengo dolor de cabeza», debes pensártelo dos veces y ponerte manos a la obra.

¿Tienes problemas de ansiedad? Ten sexo. ¿Tienes problemas de insomnio? Ten sexo. Cuando tienes un orgasmo y liberas oxitocina, te calmas, calmas la mente y duermes mejor. Además de la oxitocina, durante el orgasmo el cuerpo libera vasopresina, una hormona que a menudo acompaña la liberación de melatonina. Como sabes, la melatonina es la «hormona del sueño». ¿Alguna vez te has preguntado por qué los hombres se duermen inmediatamente después de tener relaciones? Pues ya sabes.

Por último, los orgasmos pueden incluso alargar la vida. La DHEA es una hormona antienvejecimiento que comienza a declinar a mediados o final de la década de los veinte años. Pero los orgasmos ayudan a aumentar la DHEA, y esta también mejora la salud del cerebro, la piel y la función inmunitaria, todos factores importantes para combatir los efectos del envejecimiento. La DHEA también puede reducir los anticuerpos autoinmunitarios y actúan como un antidepresivo natural. Lo mejor de todo es que las investigaciones han demostrado que las personas que tienen orgasmos regularmente reducen en 50 por ciento el riesgo de mortalidad. Tener orgasmos frecuentes en realidad puede salvarte la vida.

¡Adiós, libido!

Erin se sentía muy atraída por Jake, un chico que vivía en su dormitorio, pero no podía hacer nada al respecto porque él todavía estaba saliendo con su novia de siempre. Con el tiempo, empezó a salir con Andrew, un jugador de lacrosse que conoció una noche en una fiesta. Cuando comenzaron a tener relaciones sexuales, ella decidió empezar a tomar la píldora de control de natalidad. Después de unos años, la relación terminó y Erin volvió a pasar tiempo con Jake, que entonces estaba soltero. Finalmente, ambos estaban solteros a la vez. Pero había un problema. Erin se dio cuenta de que Jake ya no le atraía. De hecho, no quería tener nada que ver con él física ni románticamente. Era un poco extraño, pero le atribuyó su atracción anterior a haber sido joven y una universitaria sin experiencia, y no le dio mucha importancia. Y así, Erin y Jake siguieron siendo solo amigos.

Erin estuvo soltera tiempo suficiente como para decidir dejar la píldora, porque parecía no tener sentido seguir tomándola. Después de unos meses de haberla interrumpido, se dio cuenta de que se sentía muy atraída por Jake otra vez. ¿Por qué de repente se sentía así después de todos esos años? Una noche, cuando veían una película, Jake la besó y pasaron de ser solo amigos a tener una relación romántica. Erin pensaba que había encontrado a su alma gemela y le decía a todos sus amigos y familiares que se iba a casar con él.

Como las cosas iban en serio, Erin decidió empezar a tomar la píldora de control de natalidad de nuevo... y la relación empezó a deteriorarse. Perdió el deseo sexual, no quería tener relaciones sexuales con Jake y no se sentía ni remotamente atraída por él. El sexo dejó de importarle poque ya no le daba placer; ahora sufría de sequedad vaginal. Además, su estado de ánimo empezó a deteriorarse. Jake admitió que ya no la reconocía, porque siempre estaba deprimida, lloraba todo el tiempo y parecía haber perdido toda motivación. Antes de eso, Erin siempre había sido una chica lanzada, tipo A, pero ahora se sentía completamente desmotivada. Sus doctores le dijeron que sufría de depresión y le recetaron un inhibidor selectivo de la recaptación de serotonina (en inglés, SSRI). Lo probó y no ayudó; no le gustaba como se sentía porque no sentía nada.

Erin finalmente vino a verme a sus veintitantos años después de leer una de las entradas de mi blog, porque se dio cuenta de que podía estar teniendo síntomas relacionados con la píldora anticonceptiva, y que quizás su depresión y pérdida del deseo sexual estaban relacionadas con un desequilibrio hormonal. En este punto, Erin pensaba que su relación con Jake ya no funcionaba. Pensaba que había sido joven y estúpida, y no tenía idea de por qué había pensado que se casaría con él. Estaba considerando seriamente abandonar la relación.

Antes de que rompiera la relación con Jake, ayudé a Erin a dejar la píldora anticonceptiva y comenzar el Programa Brighten de 30 Días. Seis meses después, Erin estaba de nuevo enamorada de Jake y otra vez creía que él era su alma gemela. Y Jake finalmente reconoció a la mujer de la que se había enamorado años atrás.

Ahora Erin y Jake están planificando su boda, y ella está haciendo estudios de posgrado. Es una persona totalmente diferente o, en realidad, es la persona que solía ser antes de que la píldora le robara su personalidad. La historia de Erin ilustra cuánto puede la píldora trastornar la libido, el estado de ánimo y la vida. La píldora tuvo una influencia importante en la atracción de Erin por el amor de su vida, así como en su estado de ánimo y motivación en general. Una vez que Erin dejó la píldora y comenzamos a trabajar con todas estas cosas, se volvió a enamorar de Jake, su familia la reconoció nuevamente y volvió a ser la joven ambiciosa de antes; había encontrado su ritmo otra vez. Si, como le sucedió a Erin, tu deseo sexual ha desaparecido, sigue mi protocolo al final del capítulo.

Aunque muchas personas consideran que el orgasmo femenino es un gran misterio, la verdad es que es una señal de salud y algo que tú —y tus médicos— deben tomar en serio. No permitas que nadie pase por alto tu preocupación por haber perdido el deseo sexual. Muchas mujeres experimentan una reducción de la libido o se les hace difícil llegar al orgasmo. Mujeres de todas las edades han admitido esto en mi consulta. Como siempre, es importante investigar la causa raíz, y si has perdido el deseo sexual, podrías tener la testosterona baja, o inflamación en el cuerpo, o desregulación del eje HPA, que requerirían darle ayuda a las suprarrenales.

Cómo la píldora te roba el deseo sexual

Lamentablemente, la píldora ha estado destruyendo la libido de las mujeres desde el principio. Me parece bastante contraintuitivo que, en algún lugar, alguien haya diseñado un método de control de la natalidad para las mujeres que, en esencia, arruina el deseo sexual. (Estoy segura de que, si los hombres tuvieran que tomar una píldora de control de natalidad, ¡esto no se habría permitido nunca! Y, por supuesto, no lo fue, como ya expliqué en «¿Qué pasó con los anticonceptivos masculinos?», en el capítulo 3). Múltiples estudios científicos han revelado las formas en que la píldora de control de natalidad ha sido perjudicial a la salud sexual de las mujeres, incluida la pérdida del interés en el sexo, la disminución de la excitación, la dificultad para alcanzar el orgasmo, el dolor durante el sexo, los orgasmos dolorosos, las relaciones sexuales menos frecuentes, menos sexo iniciado por mujeres y falta general de placer sexual. Un análisis de más de mil mujeres que estudiaban medicina descubrió que las que usaban la píldora tenían 32 por ciento más probabilidades de experimentar una disfunción sexual femenina que las que empleaban métodos no hormonales de contracepción (o ningún método de contracepción). Estas mujeres también tenían 8,7 por ciento más probabilidades de sufrir un trastorno del orgasmo.

¿Cómo, exactamente, es que la píldora sabotea tu libido? Pues tiene que ver con las hormonas. Más específicamente, la testosterona y una proteína llamada globulina fijadora de hormonas sexuales (en inglés, SHBG). Además de suprimir en el cerebro la liberación de hormona foliculoestimulante y hormona luteinizante para que no ovules, la píldora también interfiere con la producción de testosterona. Asimismo, aumenta la SHBG para proteger al cuerpo del exceso de estrógeno que aporta la píldora. Cuando hay niveles altos de estrógeno, el cuerpo produce más globulina fijadora de hormonas sexuales para fijar el estrógeno y proteger las células. Pero esta proteína también fija la testosterona, que ya está baja debido a que la píldora detiene su pro-

Análisis clínicos para la libido baja

Si encuentras que tu deseo sexual es poco, aun cuando has dejado de tomar la píldora de control de natalidad, considera hacerte los siguientes análisis clínicos:

- DHEA-S
- Prueba DUTCH completa
- Estrógeno
- Progesterona
- Globulina fijadora de hormonas sexuales (en inglés, SHBG)
- Testosterona total y libre

ducción en los ovarios. ¿Cuál es el resultado? La pérdida de tu libido.

Lamentablemente, los niveles de SHBG pueden permanecer elevados aunque se descontinúe la píldora. Un estudio publicado en la revista *Journal of Sexual Medicine* reveló que las mujeres que habían tomado la píldora durante al menos seis meses tenían niveles más elevados de globulina fijadora de hormonas sexuales que las mujeres que nunca la habían tomado, y que varios meses después, estos niveles permanecían elevados. Las mujeres que optaban por seguir tomándola tenían alrededor de cuatro veces la cantidad normal de SHBG. Aunque estos niveles, a la larga, pueden bajar, *podrían no regresar nunca a los niveles previos a la píldora*. Estos hallazgos han provocado que los investigadores especulen si la exposición a largo plazo al estrógeno sintético que contiene la píldora puede alterar los genes de la mujer para que continúen produciendo niveles altos de SHBG de por vida, lo que, desde luego, podría tener un efecto de largo plazo en su deseo sexual.

Ayudar a la vitalidad de tu cuerpo

Si tienes problemas con la libido o estás tratando de quedar embarazada, recomiendo que te conectes con tu espacio uterino. Este se conoce también como el chakra sacro, y es el segundo de los siete chakras del cuerpo; se encuentra en la parte baja del abdomen. El chakra sacro es el lugar donde fluye la creatividad. No obstante, también es el lugar donde las mujeres a menudo guardan el estrés y los traumas. Puede que pienses «Pero yo acumulo estrés en los hombros y el cuello». Sin embargo, es un hecho que puedes acumular estrés y traumas en *cualquier* tejido del cuerpo, y el chakra sacro es un lugar común donde las mujeres tendemos a poner cosas. Debido a que también es tu centro creativo, es súper poderoso. Piénsalo: aquí es donde se hacen los bebés; de este espacio sale toda una vida humana.

Una de las razones por las que me interesé por la medicina de las mujeres es que me di cuenta de que demasiadas estaban desconectadas de este espacio. Mientras estudiaba ginecología, observé que las mujeres abandonaban este territorio sagrado porque los exámenes ginecológicos se hacían *a* las mujeres y no *con* las mujeres. Veía que las mujeres se deslizaban hasta el borde de la camilla y luego se desconectaban de su cuerpo porque no es una experiencia placentera. Y lo entiendo perfectamente; yo también me he desconectado. Pero lo que me llamó la atención sobre la medicina de la mujer fue la necesidad de comenzar a invitarlas a ser *participantes activas*.

Quiero traer la conciencia de las mujeres que tienen problemas con su libido y su fertilidad a ese espacio en el nivel energético. Una forma de hacerlo es con una meditación diaria, y esto lo recomiendo aunque no tengas estos problemas. Busca en la página 279 el Protocolo Brighten para intensificar el deseo sexual, donde encontrarás meditaciones que puedes probar.

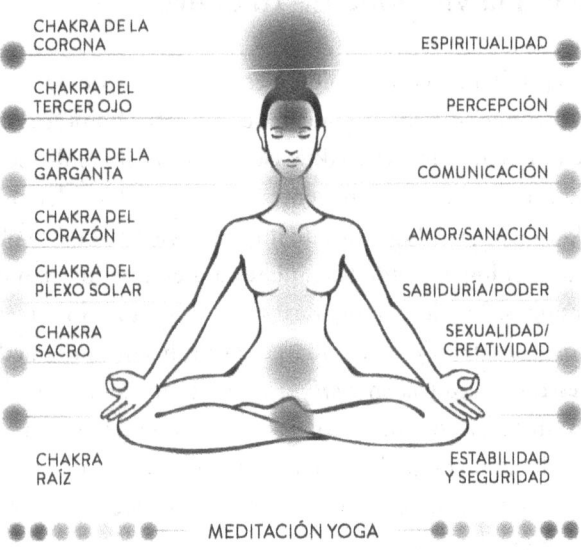

Cuidar el cuerpo energético es un componente necesario de la salud. En mi práctica, recomiendo a las mujeres que tienen problemas con su libido o quieren quedar embarazadas a que usen las meditaciones del chakra sacro que se encuentran en la página 281.

¿Compromete la píldora tu fertilidad futura?

La libido no es la única parte de la salud sexual reproductiva que la píldora puede perjudicar. En un estudio de 2015 a 887 mujeres danesas se encontró que las que estaban entre las edades de diecinueve y cuarenta y seis años y tomaban la píldora tenían niveles de hormona antimülleriana (AMH, en inglés) 19 por ciento más bajos y 18 por ciento menos folículos en etapa temprana. La hormona antimülleriana es un indicador de la reserva ovárica de una mujer; si esos niveles están bajos, puede significar que tiene menos óvulos viables y podría tener dificultades para quedar embarazada. Lo interesante de este estudio es que descubrió que los niveles de hormona antimülleriana eran hasta 30 por ciento más bajos y el recuento de folículos antrales (AFC, en inglés) hasta 20 por ciento más bajo en mujeres que usaban anticonceptivos orales en comparación con aquellas que no los usaban, incluso después de ajustar según factores como edad, índice de masa corporal, tabaquismo y antecedentes maternos. Y, encima de eso, ¡la píldora encoge los ovarios! Los investigadores de este estudio concluyeron que, aunque la píldora hace que los ovarios parezcan «viejos», el efecto podría no ser permanente. ¡Menos mal! En caso de que estés tentada, no te hagas análisis clínicos de estos marcadores mientras usas la píldora porque pueden no reflejar con precisión la fertilidad real.

Si bien varios estudios dan esperanzas planteando que los cambios podrían no ser permanentes, prácticamente todos han afirmado que a las mujeres que han tomado la píldora les toma más tiempo concebir, lo que significa que retrasa la fertilidad. Las investigaciones han demostrado que la cantidad de tiempo tiene un impacto, y mientras más tiempo la estés tomando, más puede tomar quedar embarazada. Se comprobó que, aun haciendo ajustes por la edad, el uso de la píldora antes de tratar de concebir estaba asociado con un período más largo antes de la concepción.

Sin embargo, si tienes treinta y cinco años o más, antecedentes de tabaquismo, antecedentes familiares de menopausia temprana o cualquier otro factor de riesgo que comprometa la fertilidad, entonces la píldora solo añade una carga a tu organismo y puede contribuir a comprometer la fertilidad. Además, la píldora puede encubrir una reducción significativa en los marcadores de fertilidad y de desequilibrio hormonal, de manera que no podrías ni darte cuenta de que tienes la fertilidad comprometida hasta que decidas dejarla en preparación para el embarazo.

A las mujeres se les dice a menudo que la píldora no tendrá ningún impacto en su fertilidad. A algunas hasta les han dicho que serán más fértiles después de dejar de tomarla.

Pero ¿cómo algo que causa inflamación, merma nutrientes, inter-

Análisis clínicos para determinar la fertilidad

Considera hacerte los siguientes análisis clínicos para confirmar tu fertilidad:
- Hormona antimüleriana (AMH)
- DHEA-S
- Estradiol
- Prueba de insulina en ayunas y examen de glucemia en ayunas
- Hormona foliculoestimulante (FSH)
- Prueba de 4 puntos de cortisol en saliva
- Hormona luteinizante (LH)
- Pruebas de nutrientes
- Progesterona
- Prolactina
- Globulina fijadora de hormonas sexuales (SHBG)
- Prueba de función tiroidea: TSH, T4 total, T3 total, T4 y T3 libre, T3 inversa, anticuerpos antiperoxidasa tiroidea (anti-TPO) y anticuerpos antitiroglobulina)

Si tomas la píldora, la hormona antimülleriana va a estar alterada, así que cuando la dejes, si tienes una AMH anormal, debes hacer el Programa Brighten de 30 Días y, luego, volver a hacerte la prueba, porque he visto mejoría en los niveles empleando este método.

fiere con la comunicación en el cerebro, encoge los ovarios y es tan potente que detiene la ovulación no va a tener algún impacto en las hormonas y la fertilidad? ¿Y por qué los médicos no hablan sobre esto? Lamentablemente, la mayoría de las investigaciones destacan resultados prometedores sobre la fertilidad pospíldora, y como a la mayoría de los doctores, a mí también me enseñaron que su impacto en la fertilidad es insignificante, y que los beneficios superan los riesgos. Pero las investigaciones son contradictorias en lo que respecta a los resultados sobre la fertilidad, y si vas a tomar la píldora de control de natalidad, es importante que estés informada acerca de los riesgos potenciales a tu fertilidad futura.

Los estudios han mostrado que quedar embarazada después de tomar anticonceptivos hormonales puede tomar desde varios meses hasta más de un año. A la pareja promedio puede tomarles hasta seis meses concebir, y por eso a muchos médicos no les preocupa, aunque la mujer no haya vuelto a tener el período. En mi práctica clínica, he visto mujeres que tuvieron dificultades para concebir después de haber tenido ciclos regulares antes de comenzar a tomar la píldora, embarazos previos y ninguna indicación de que esto habría de ser un problema hasta que la interrumpió. En un estudio de mujeres en tratamiento contra la esterilidad, un hallazgo determinó que el uso a largo plazo (diez años o más) de control de la natalidad estaba asociado a un endometrio —el revestimiento del útero— más delgado. El endometrio es donde se implanta el óvulo fecundado, y debe tener un cierto grosor para que el bebé se anide en él. Visualízalo como un gran edredón de plumas en una cama cómoda, en contraposición a dormir en el suelo. ¿En dónde preferirías acurrucarte? Estudios con animales han demostrado que el uso a largo plazo de progestina se asocia con una reducción en los receptores de estrógeno del endometrio, lo que significa que, aunque el estrógeno esté en niveles normales según los análisis clínicos, no podrá estimular un crecimiento adecuado. ¿Cuál es el resultado? Lo peor. Que te embarazas, pero el útero no puede mantener al bebé y ocurre un aborto espontáneo. El mecanismo que podría causar problemas de fertilidad muy bien podría ser la manera en que la píldora puede proteger del cáncer de endometrio. Necesitamos estudios más amplios para entender el impacto de la píldora en la fertilidad y, en verdad, hay mucho que no conocemos todavía sobre la fertilidad de las mujeres.

Si tomas la píldora y tienes veintitantos o treinta y tantos años, pero quieres hijos en el futuro, debes considerar el impacto potencial de la píldora en tu ciclo y tu fertilidad. Todos los desequilibrios hormonales que sufren las mujeres después de la píldora pueden hacer que sea extremadamente difícil quedar encinta. Las mujeres con niveles insuficientes de hormona tiroidea también tienen un riesgo más elevado de infertilidad y de aborto espontáneo, y como viste en el capítulo 7, la píldora mina la salud de la tiroides. El intestino permeable y las enfermedades autoinmunitarias también pueden obstaculizar la fertilidad y, según dijimos antes, la píldora se ha relacionado con ambos. El Programa Brighten de 30 Días puede ayudar a remediar las formas en que la píldora ha afectado tu fertilidad. Si sabes que quieres tener un bebé, empieza a dar pasos ahora para mejorar tu salud, y no esperar hasta el día en que quieras quedar embarazada para comenzar a preocuparte por tu fertilidad.

La progesterona y el embarazo

A estas alturas, ya sabes que la píldora puede afectar los niveles de progesterona, pero lo que puede que no sepas es que esta hormona es realmente importante cuando se trata de la fertilidad. La progesterona aumenta después de la ovulación y crea en el útero un ambiente favorable para el crecimiento del bebé: engrosa el revestimiento uterino, reduce la inflamación y cambia las secreciones.

Si te sientes abrumada por los síntomas del síndrome premenstrual —los altibajos emocionales, la ansiedad, el agotamiento, el poco deseo

¿Sabes que los ovarios tienen sentido del gusto?

Sí, los ovarios prueban el medio ambiente y buscan lo amargo. Cuando detectan sabor amargo, la fertilidad es óptima. Muchos expertos creen que esto ofrece información sobre el medio ambiente y puede tener mucho que ver con la regulación de la glucosa sanguínea. El Programa Brighten de 30 Días ofrece una dieta óptima que es baja en azúcar y alta en nutrientes saludables.

---

sexual o los trastornos del sueño— puede que tengas la progesterona baja. Recomiendo que te hagas un análisis de niveles de progesterona si estás tratando de quedar embarazada, ya que un nivel bajo puede hacer que sea difícil embarazarte y mantener el embarazo. Además, la función de las suprarrenales y de la tiroides está íntimamente relacionada con la fertilidad y la producción de progesterona, por lo que estas hormonas también deben evaluarse. Si quieres tener una libido saludable y un cuerpo fértil, procura que tus niveles de progesterona estén equilibrados.

Optimizar tu salud antes de concebir

Uno de los mensajes más importantes que quiero darte en relación con la fertilidad es que el hecho de que *puedas* embarazarte enseguida no significa, necesariamente, que *quieras* embarazarte enseguida, sobre todo si has estado tomando anticonceptivos hormonales. Primero, después de la disminución de nutrientes que ha ocurrido en tu cuerpo mientras tomabas la píldora, conviene tener tiempo para reponerlos de modo que tu salud y la del bebé sean óptimas. Además, ha surgido evidencia de que podrías tener un posparto más difícil si las hormo-

¿Puede la píldora causar melasma?

Aunque la mayor parte de la gente asocia estas manchas parduzcas en la piel de la cara con el embarazo, la píldora también puede producir melasma. Tomar vitaminas B y evitar el sol puede ayudar a tratarlo, pero si tomas la píldora para tratar el acné, podrías estar intercambiando un síntoma por otro.

---

nas han estado desreguladas o si existen problemas subyacentes que estaban provocando el síndrome premenstrual antes de comenzar la píldora o mientras la tomabas. Si tenías síntomas emocionales, debes resolverlos y encontrar su causa raíz antes de quedar embarazada, porque tendrás un riesgo mayor de depresión después del parto. La píldora también causa inflamación, que no solo contribuye a un riesgo más elevado de depresión, sino que también se asocia con los abortos espontáneos. Por último, si tienes un riesgo más elevado de derrame cerebral o coágulos sanguíneos mientras tomas contraceptivos hormonales, es importante entender que, cuando te embaraces, ese riesgo permanecerá elevado —y hasta podría aumentar—, así que esa es otra razón para dejar la píldora, optimizar la salud antes de tratar de concebir y visitar al médico.

Un estudio de cohorte de 2018 de 1.1 millones de niños daneses publicado en *The Lancet Oncology* reveló una mayor incidencia de leucemia infantil cuando la madre estaba tomando una píldora anticonceptiva combinada en los seis meses previos a la concepción. El riesgo asociado era menor cuando las mujeres habían dejado el control de la natalidad hormonal más de seis meses antes de quedar embarazadas. Quiero dejar claro que no deseo hacerte sentir mal ni avergonzada. Nos merecemos saber cómo la píldora afecta nuestro cuerpo y el de nuestro futuro bebé. Hoy y mañana tenemos la oportunidad de aprender más y cuidar mejor la salud, y espero sinceramente que las investigaciones continúen para que todas las mujeres puedan tomar la mejor decisión para su cuerpo.

Recomiendo que interrumpas la píldora y comiences el Programa Brighten de 30 Días por lo menos seis meses antes de concebir (un año es todavía mejor). Al óvulo le toma noventa días madurar, así que necesitas por lo menos tres meses para optimizarlo antes de la concepción. Cuando estés lista para quedar embarazada, asegúrate de hacerte primero todos los análisis con tu médico para poder llegar a la causa raíz de cualquier problema y recuperar tu salud, porque mamá es la semilla y es el terreno, y esto significa que tu objetivo debe ir más allá de simplemente quedar embarazada. Crear un ser humano no es poca cosa, y requiere muchos recursos como nutrientes, energía, hormonas saludables y un intestino que funcione bien, así que creo en un enfoque holístico de la fertilidad que establezca las bases de toda una vida de salud para ti y tu bebé. Una madre saludable y contenta crea un bebé saludable y contento. Centrarte en tu salud y bienestar antes de que llegue el bebé te dará la energía que necesitas para funcionar óptimamente.

El Protocolo Brighten para aumentar el deseo sexual

La buena noticia es que hay muchas maneras naturales de darle un empujón a tu libido y ayudarte a conseguir esos orgasmos que te has estado perdiendo. Como ya sabes, la píldora te roba la testosterona, que es culpable en parte de que la libido se desplome, de manera que regular las hormonas y aumentar la testosterona es esencial. Si bien entiendo que se trata de una decisión personal y, por ende, no es uno de los pasos del protocolo para aumentar la libido, recomiendo encarecidamente que consideres dejar la píldora si de verdad quieres recuperar el deseo sexual. Las investigaciones son claras, así que, si deseas que tu libido salga de la hibernación, dejar la píldora de control de natalidad aumentará las probabilidades. Si existen tantos métodos alternativos de contracepción, que repasaremos en el capítulo 13, ¿por qué quedarse con el que propicia una vida sexual menos que satisfactoria?

Estos son los pasos principales para intensificar el deseo sexual:

1. Reducir el estrés y aumentar el sueño.
2. Activar tus partes femeninas.
3. Hablar con tu pareja.
4. Comer alimentos que aumenten el deseo sexual.

Reducir el estrés y aumentar el sueño

Cuando estás estresada, el sistema simpático va a toda marcha; esto significa que estás en estado de lucha o huida, y el organismo libera niveles altos de cortisol a expensas de la testosterona, haciendo especialmente difícil que consigas un orgasmo. Haz un esfuerzo concertado para reducir el estrés respirando hondo, meditando, ejercitándote, eliminando las relaciones tóxicas y el diálogo interno negativo, y sacando tiempo de tu horario para las actividades que te dan placer.

También es verdaderamente importante dormir bien cuando estás lidiando con una libido baja, pues el sueño revitaliza el cuerpo y ayuda a regular las hormonas. Cuando interrumpes el ritmo circadiano y duermes solo algunas horas por noche, esto tiene un impacto significativo en tu equilibrio hormonal. Lee «Reprograma tu ritmo circadiano» en la página 312, donde encontrarás algunos consejos útiles para descansar bien por la noche.

MEDITACIONES PARA EL CHAKRA SACRO

Siéntate en una silla con los pies apoyados en el suelo y los isquiones en el borde del asiento, de modo que la espalda esté despegada del respaldo y bien erguida, o siéntate con las piernas cruzadas en el suelo, lo que sea más cómodo para ti. Forma un triángulo invertido con las manos, coloca el talón de las palmas en los huesos de la cadera, las puntas de los dedos hacia abajo y los pulgares conectados para formar la base de ese triángulo. Este es el símbolo del espacio uterino y el símbolo de la mujer. Lleva tu consciencia y tu aliento a ese espacio. Inspira hacia la pelvis, y deja que la respiración llegue hasta abajo y exhala. Al exhalar, deja ir lo que ya no te sirve. Trata de hacer esta meditación de tres a cinco minutos todos los días y si puedes hacerla dos veces al día, mucho mejor.

Si estás lidiando con una libido baja, visualiza la sangre circulándote en la pelvis y los órganos sexuales, porque estos necesitan circulación sanguínea y buena nutrición, y eso es parte de la excitación y también de la lubricación; respira en ese espacio. Al hacerlo, visualiza el color naranja en la mente o puedes dejar caer ese color a ese espacio del suelo de la pelvis.

Otra manera de aumentar el deseo sexual (y la fertilidad) es usar pantis color naranja para encender ese chakra sacro.

Activar tus partes femeninas

CONOCE EL TERRENO

Puede que tengas que explorar tu terreno y entender cómo funciona tu cuerpo. Date un recorrido anatómico, y usa juguetes si son de ayuda. Podrías necesitar más lubricación también, porque la píldora de control de natalidad puede causar sequedad vaginal. Si tienes ese problema, usa un lubricante «limpio» que no tenga toxinas ambientales como los ftalatos. También considera ejercicios que te permitan

Los mejores diez alimentos para maximizar el deseo sexual

- Chocolate oscuro: los bioflavonoides del chocolate oscuro tienen un efecto positivo en la salud de tus vasos sanguíneos al aumentar la circulación saludable a los órganos sexuales para aumentar la excitación sexual y la lubricación, e intensificar el orgasmo. El chocolate oscuro estimula la liberación, de la dopamina, el neurotransmisor del cerebro conectado con el placer. Cerciórate de que el chocolate tenga un 70 por ciento o más de cacao.

- Semillas de calabaza: estas semillas tienen un alto contenido de zinc, lo que puede aumentar los niveles de testosterona y, en consecuencia, intensificar el deseo sexual. Trata de consumir por lo menos 1/4 de taza de semillas de calabaza al día, o prueba las trufas de linaza y calabaza de la página 401.

- Ajo: sí, admito que preocuparse por el aliento a ajo y ponerse de ganas para el sexo puede sonar contradictorio. Dicho esto, la alicina del ajo diluye la sangre, mejorando la circulación, para que los tejidos de tus partes femeninas reciban más sangre y nutrientes, potencialmente intensificando las sensaciones físicas.

- Ostras: no es un mito. Estas criaturitas están cargadas de zinc, que es el secreto para una libido saludable en mujeres y hombres.

- Piña: esta fruta tropical contiene bromelina, una enzima que puede aumentar la testosterona y la libido, y reducir la inflamación. Su corazón tiene la mayor cantidad de bromelina.

- Apio: el apio contiene un componente llamado androsterona, que ayuda al cuerpo a producir feromonas. Las feromonas son secretadas a través de las glándulas sudoríparas y subconscientemente sugieren excitación sexual.

- Jengibre: esta hierba antinflamatoria también aumenta la circulación, lubricación y sensación sexual, intensificando, por ende, el orgasmo. En tu próxima cita, cambia el cóctel por té de jengibre y observa cuánto mejora el rendimiento sexual tuyo y el de tu pareja. Mejor todavía: no tendrás una resaca desagradable al día siguiente.

- Espinacas: esta verdura es una fuente excelente de arginina, un aminoácido, y de folato. La arginina puede ayudar a la libido y el orgasmo femenino dilatando los vasos sanguíneos del clítoris. El folato ayuda a la producción de histamina, que libera los mastocitos durante la excitación sexual.

- Fresas: la vitamina C, como la que se encuentra en las fresas, ayuda a la función de las glándulas suprarrenales, que es donde se produce la DHEA. La DHEA puede convertirse en testosterona.

- Aguacate: las grasas buenas del aguacate ayudan a mantener un sistema cardiovascular saludable, necesario para la congestión de tejidos durante la excitación. También son ricas en potasio y vitaminas B que contribuyen al vigor.

---

conectar con tu pelvis, como la danza del vientre, el *hula-hoop*, el baile de hula y la danza en general. La reducción de testosterona que causa la píldora también provoca atrofia muscular en el suelo de la pelvis, por lo que activar estos músculos es esencial para tu salud.

APLICA DHEA TÓPICO

Como dijimos en el capítulo 2, la DHEA, o dehidroepiandrosterona, es una hormona esteroide producida en las glándulas suprarrenales, que se sabe que aumenta la lubricación vaginal y el deseo sexual, y promueve la salud de los músculos del suelo de la pelvis, entre otras cosas. Puedes aplicar DHEA tópica a la vagina para combatir la libido baja o si tienes dolor durante el coito. Recomiendo hacer los análisis clínicos de hormonas antes para determinar si tienes niveles bajos de la testosterona o DHEA. Recuerda que siempre es importante descubrir la causa raíz de los síntomas de salud.

PRUEBA LA MAGIA DE LA MACA Y EL GINSENG

La maca, la hierba adaptógena que presenté en el capítulo 7, ayuda a los ovarios, las suprarrenales y la libido. Es una raíz potente, conocida por regular las hormonas y aumentar el deseo sexual. (Una ventaja adicional: también puede ayudar a mejorar la movilidad de los espermatozoides y la disfunción eréctil, si tu pareja es hombre). Algunas personas encuentran que la maca es demasiado estimulante y puede causar malestar estomacal, así que comienza con poco y gradualmente llega a la dosis completa diaria de 1,5 a 3 gramos al día. También puedes tomarla como bebida o añadirla a tu batido diario.

El ginseng es otro adaptógeno que puede ayudar a modular la respuesta al estrés en el nivel fisiológico, lo que entonces ayuda a tu libido. También se sabe que aumenta el deseo sexual. En un estudio comparativo doble ciego y con placebo realizado en mujeres con carencia de deseo sexual, un suplemento que contenía ginseng —junto con otras hierbas, vitaminas y minerales— ayudó a aumentar el deseo y la satisfacción sexual de las participantes, así como la frecuencia de deseo sexual y relaciones sexuales. Si estás lidiando con una libido baja, prueba a añadir ginseng a tu régimen diario.

HABLA CON TU PAREJA

Recuperar el deseo sexual también incluye hablar con la pareja. Si tienes problemas con tu pareja, reconócelo y acudan a terapia. Habla sinceramente con tu pareja acerca de lo que funciona y lo que no funciona para ti. Si la raíz de tus problemas de libido está en tu relación, no hay alimento ni suplemento que la arregle.

SIGUE UNA DIETA LIBIDINOSA

Si no te has dado cuenta todavía, la alimentación cumple una función esencial para tus hormonas, y eso incluye la libido. Haz un esfuerzo por comer comidas bien balanceadas, con abundantes grasas saludables y verduras, para proporcionar a tu cuerpo las vitaminas y minerales que necesita para la producción de hormonas. Recuerda que la píldora mengua muchos nutrientes, así que hay que asegurarse de reponerlos. Recomiendo comer alimentos que ayuden a la circulación y eleven la testosterona, tales como «Los mejores diez alimentos para maximizar el deseo sexual» de las páginas 282 y 283.

REGULA TU NIVEL DE ESTRÓGENO

Si estás lidiando con libido baja, existen buenas probabilidades de que sufras de dominancia estrogénica; esto puede hacerte sentir malhumorada, hinchada y con cólicos, difícilmente la receta adecuada para hacerte sentir sexi. Consume estos nutrientes para ayudar al equilibrio del estrógeno (para información sobre cantidades, ve al Protocolo Brighten de Suplementos en la página 331:

> El **D-glucarato de calcio** no solo ayuda a equilibrar el estrógeno, sino que además beneficia las vías de desintoxicación del hígado que te ayudan a eliminar el exceso de estrógeno del cuerpo.
>
> El **diindolilmetano (DIM)** mejora el metabolismo del estrógeno, lo que tiene como resultado metabolitos del estrógeno más saludables y hormonas equilibradas. Esto ocurre porque desplaza el estrógeno hacia la vía 2-hidroxi.
>
> El **extracto de semilla de brócoli** ayuda a la desintoxicación del hígado de manera que las toxinas dañinas, los residuos metabóli-

cos y las hormonas se transforman en metabolitos más seguros y se preparan para su excreción.

Fibra: procura comer una variedad de frutas y verduras hasta alcanzar un mínimo de 25 gramos de fibra diarios.

Puntos clave: aumenta el deseo sexual y la fertilidad

- Los orgasmos tienen beneficios de salud extraordinarios, como regular los ciclos menstruales, aliviar los cólicos, mejorar la fertilidad y aumentar las hormonas antienvejecimiento para ayudarte a vivir más.

- Las píldoras de control de natalidad pueden matar la libido, con la consiguiente pérdida de interés en el sexo, disminución de la excitación y dificultad para alcanzar el orgasmo. ¡Qué mal!

- Habla con tu médico antes de que sea tarde si sabes que quieres quedar embarazada, porque la píldora puede afectar tu fertilidad.

- Que puedas quedar embarazada enseguida no quiere decir que debas quedar embarazada enseguida. Es importante resolver antes cualquier deficiencia nutricional, problema del estado de ánimo, desequilibrio hormonal o inflamación. Comienza el Programa Brighten de 30 Días por lo menos seis meses antes de concebir.

TERCERA PARTE

RESCATA TU CUERPO

CAPÍTULO 11

PAUTAS PARA EMPEZAR

¡Ya casi! Pero antes de que comiences el programa, que aparece en el capítulo 12, te daré una visión general de cómo seguirlo y te voy a explicar cómo dejar la píldora cuando estés lista. **El Programa de 30 Días de la Doctora Brighten es un plan individualizado que te ayudará a dejar los anticonceptivos, eliminar los síntomas hormonales indeseados y reconciliarte con tu período.**

Según lo que hayas descubierto en el Cuestionario de Hormonas al comienzo del libro, seguirás mis guías específicas de dieta, estilo de vida y suplementos que te ayudarán a rescatar tus hormonas. Y para asegurar el éxito, he incluido un plan de comidas con recetas que van a hacer que tus hormonas vibren.

Este es el programa que prescribo a mis pacientes en mi clínica de Rubus Health, y está diseñado para que puedas comenzarlo de inmediato. Sí, porque hace rato que necesitas sentirte mejor. Independientemente de si planificas o piensas dejar de tomar la píldora anticonceptiva, este programa te dará todo lo indispensable para guiar tus hormonas y tu salud en la dirección correcta. Aun si decides continuar tomándola, aunque sea por el momento, puedes lograr una mejora considerable de tu salud siguiendo el programa. Lamentablemente, no podrás regular el estrógeno, la progesterona y la testosterona hasta que la hayas dejado. Si en estos momentos la estás tomando y piensas interrumpirla, debes buscar un método contraceptivo alterno, y el capítulo 13 te puede ayudar a escoger el que funcionará mejor para ti.

Si bien mi plan de 30 días te brinda herramientas específicas para desintoxicar el hígado y rehabilitar el intestino y las hormonas, con alimentos, suplementos y ciclos de semillas, también es importante que adoptes una perspectiva holística y te asegures de incorporar el movimiento y la relajación a tu programa, y que abraces tu diosa rebelde. Si crees que con quién te juntas, cómo hablas contigo misma y tus patrones de pensamiento no tienen efecto en tus hormonas, llegó la hora de que tomes distancia y mires bien cómo todo esto afecta tu vida. Ofreceré algunas guías para ayudarte a poner la casa en orden también, para que puedas dedicarte a la transformación radical de tu salud. Y, definitivamente, quiero que saques provecho al quinto signo vital —tu ciclo menstrual— porque es una mina de información acerca de lo que tu cuerpo necesita. Así que empecemos de lleno y rescatemos tus hormonas y tu cuerpo.

Cómo poner en práctica este programa

Sé que cuando te sientes cansada, hinchada y de mal humor, o estás lidiando con síntomas indeseables, lo último que necesitas es que te echen un montón de trabajo encima. Por eso te presento recursos y herramientas extraordinarias para que esto sea lo más sencillo posible. Encontrarás todo lo que necesitas en el capítulo 12, y lo único que tienes que hacer es tomarlo un día a la vez. Esto es lo que vas a hallar:

1. Un plan de comidas y recetas para los treinta días del Programa.
2. Un modelo de un día para ayudarte a integrar la dieta, el estilo de vida y la estrategia de suplementos.
3. Una guía abarcadora de suplementos para adaptar a tus necesidades específicas.

4. Prácticas de estilo de vida para tus desequilibrios hormonales específicos.
5. Una desintoxicación hepática de 14 días.
6. Trucos como el ciclo de semillas (*seed cycling*), la magia lunar y otros para ayudarte a equilibrar las hormonas.

Cómo interrumpir la píldora

Ha sido mi experiencia que, cuando las mujeres se hartan de la píldora, *se acabó*. Esto puede significar dejar la píldora, quitarse el parche o visitar al médico para que le quiten el dispositivo intrauterino. Pero quiero que esto sea lo más llevadero posible para ti, así que, lo que hay es lo siguiente.

Primero, si alguna vez usaste contraceptivos hormonales para tratar síntomas, las probabilidades de que esos síntomas regresen son bastante altas y son parte del síndrome posanticonceptivos. Pero vamos a sacar provecho de esos síntomas en este programa porque van a guiarte a la causa raíz y, en definitiva, a las mejores soluciones para ti.

Segundo, tienes que decidir qué vas a usar después para no quedar embarazada. Aunque quieras tener un bebé, como dije antes, debes darle a tu cuerpo por lo menos seis meses para recuperarse, y si pueden ser doce, mi corazón se llenará de alegría. (Ve al capítulo 13 para una variedad de opciones de control de la natalidad no hormonales). Si todavía estás usando contracepción hormonal, comienza a usar el método de reconocimiento de la fertilidad (*fertility awareness method*) para entrar en sintonía con tu cuerpo y comenzar a monitorear los cambios en tu ciclo (de nuevo, capítulo 13). Pero este método de control de la natalidad no será confiable sino hasta después de varios meses de dejar la píldora. Mientras tanto, considera usar un anticonceptivo complementario hasta que encuentres tu ciclo natural.

Cuando hayas escogido el método anticonceptivo alternativo, es importante empezar a considerar tus necesidades particulares. En mi práctica, estas son las guías generales que les doy a las mujeres:

Si comenzaste a tomar la píldora solo para evitar un embarazo, la vas a dejar para buscar un embarazo o tenías períodos un poco abundantes, acné u otros síntomas desagradables, puedes comenzar el Programa Brighten de 30 Días y dejar la píldora cuando te tomes la última del paquete. No tienes que dejarla poco a poco, pero tampoco quieres dejarla a mitad del paquete porque podrías desencadenar la regla antes de lo que la tendrías regularmente, y a nadie le gusta tener un período doble.

Si fue un síndrome premenstrual horroroso, acné, sangrado o cualquier otro tipo de síntoma lo que te llevó a tomarla originalmente, recomiendo que comiences con el Programa Brighten de 30 Días ahora y lo continúes por lo menos tres meses antes de dejar el anticonceptivo hormonal. Eso podría sonar un poco desalentador o confuso, pero no permitas que lo sea. Esto es lo que hay: en este programa, delineo todo lo que necesitas para cuidar tu cuerpo, y la mayor parte de las mujeres seguirán eso de tres a seis meses más porque toma por lo menos un mes o más cambiar tu ciclo menstrual. La buena noticia es que comenzar a sentirse mejor tarda menos de un mes. Si te han diagnosticado endometriosis, síndrome del ovario poliquístico u otra enfermedad que pueda provocar reglas muy abundantes y dolorosas, ausencia de menstruación o trastornos metabólicos, tienes que ser muy diligente y darle cariño a tu cuerpo. De manera que, si sientes que necesitas más apoyo mientras haces este programa, únete a nuestra comunidad (visita Dr-Brighten.com/Resources [sitio web solo en inglés]), porque muchas mujeres pasan por esto y, lamentablemente, a menudo lo hacen solas.

Si ya dejaste la píldora, puedes comenzar el programa de inmediato. Ayudo a mujeres en los dos extremos de la escala, y este programa sin duda te puede ayudar a recuperar tu salud hormonal y deshacerte del peso, el acné, los problemas anímicos y el síndrome premenstrual.

Al adoptar este programa, recuerda que las terapias naturales llevan tiempo. Sé paciente con tu cuerpo. Digo esto porque con frecuencia vienen mujeres a mi consultorio y dicen: «Probé el *Vitex* (la baya del agnocasto); la tomé diez días y no me ayudó en nada». Pues, el *Vitex* toma tres meses, en promedio, en hacer efecto. Estarás ayudando al intestino, el hígado y las suprarrenales, porque una vez estén saludables y contentos, las hormonas sexuales caerán en su sitio y será más fácil controlar la inflamación, que es lo que provoca los períodos tan dolorosos, los humores tan difíciles y el peso tan pegajoso. Visualiza tu salud como si fuera el Titanic: un barco enorme que va en la dirección equivocada. Tomará tiempo cambiar de rumbo ese barco, y no quieres hacerlo tan abruptamente que choques con un iceberg y naufragues. Las terapias naturales trabajan con el cuerpo para cambiarle el rumbo al barco de modo que se dirija en la dirección correcta de nuevo. Y eso puede tomar tiempo. Los fármacos básicamente obligan a tu cuerpo a someterse, por lo que pueden funcionar mucho más rápido en algunos casos. Hay un momento y un lugar para los productos farmacéuticos, y no te juzgo si los has usado, pero quiero darte expectativas realistas de cómo funcionan las terapias naturales. La parte más gratificante de estas terapias naturales es que no estás suprimiendo nada; esto significa que todos los días estás trabajando para mejorar tu salud y acercándote un paso más a tu meta.

Si has tomado la píldora o cualquier otro anticonceptivo hormonal durante un período largo, no te preocupes. Estás aquí ahora, operando con el mejor conocimiento a tu disposición, y vamos a hacer que sigas avanzando. Para resumir: si en estos momentos tomas estas hormonas, sufres de síntomas debilitantes, y has intentado dejar la píldora antes y fue un desastre, entra de lleno en el Programa Brighten de 30 Días del capítulo 12 e intenta seguirlo durante tres meses antes de dejar las hormonas. Fortalece tu cuerpo y ámalo de verdad. Aliméntalo con las recetas nutritivas que comienzan en la página 391. No podrás deshacer todo lo que se ha hecho, pero puedes acercarte un poco más a la salud y luego suspender los anticonceptivos hormonales. También entiendo si no estás lista para dejar las hormonas. He trabajado con mujeres en mi práctica que dicen: «Dame seis meses» o «Dame doce meses». La ironía es que nadie necesita doce meses porque, por lo general, llegan a un punto en que piensan «¿Me siento así de bien y podría sentirme todavía mejor? Olvídate de eso. Quiero dejar esta cosa». Pero, si tienes que seguir tomando la píldora un poco más de tiempo, usa este programa para ayudar a mantener tu cuerpo lo más seguro y saludable posible. Si estás embarazada o lactando, consulta a tu médico antes de comenzar cualquier programa nuevo.

Cómo desintoxicar tu vida

Como señalamos en el capítulo 5, tu pobre hígado ha estado trabajando horas extras, intentando procesar todo ese estrógeno sintético de la píldora. Para que comiences a sentirte mejor rápidamente, empezaremos la fiesta con una desintoxicación hepática durante las primeras dos semanas del programa. Es el mismo protocolo que uso en mi clínica, que empareja una dieta de desintoxicación de alimentos que ayudan al hígado con suplementos de grado médico para crear una sinergia beneficiosa para el hígado. Debido a que es el encargado de eliminar las hormonas que el cuerpo ya no necesita, regular la glucosa sanguínea, procesar nutrientes y apoyar el sistema inmunitario, es esencial que se le dé apoyo y cariño.

El hígado procesa las toxinas y las hormonas en dos fases de desintoxicación: la fase I y la fase II. Muchas desintoxicaciones enfatizan la fase I, durante la cual el cuerpo prepara los metabolitos y toxinas ambientales para la fase II de la desintoxicación. Cuando la fase II no funciona de forma óptima, pueden acumularse en el sistema metabolitos dañinos que se producen durante la fase I, causando síntomas no deseados como dolores de cabeza, irritación de la piel, irritabilidad y agotamiento. Por eso, algunas personas se sienten fatal durante una desintoxicación: porque enfatizan solo la fase I, lo que produce un aumento de toxinas (en ocasiones peor que al principio) que sobrecargan el cuerpo. En este programa, incorporarás alimentos que ayudan durante la fase I y la fase II de desintoxicación para impedir que esto suceda.

A veces estos alimentos no son suficientes, y necesitarías más apoyo en la fase II. Por esto, parte del programa de desintoxicación incluye suplementos, que ayudarán a regular al alza la segunda vía para que nunca estés sobrecargada de metabolitos de la fase I. Es una de las mejores formas de impedir los efectos secundarios de una desintoxicación. Según mi experiencia, las mujeres que aprovechan los suplementos obtienen mayores beneficios y se sienten mejor más rápido.

Cuando hablamos de desintoxicación, hablamos de ayudar a sacar las toxinas del organismo y también de evitar que entren. Adoptar un enfoque holístico es la clave de una desintoxicación eficaz con efectos secundarios mínimos. Vas a despedirte de los productos de belleza y cuidado de la piel que contienen sustancias dañinas. No, esto no significa que tienes que ir por ahí sin nada de maquillaje (a menos que eso sea lo que desees). Solo significa que tienes que comenzar a usar marcas que no contengan un montón de ingredientes que pueden perjudicar tus hormonas.

También recomiendo encarecidamente que te desintoxiques de gente negativa o de tonterías que puedan estar pesándote y causándote estrés indeseado. La gente también puede ser tóxica, y mientras estés en el Programa Brighten de 30 Días y tratando de regular las hormonas, rodéate de amigos y familiares que apoyen tus metas, no de los que no lo hacen. No necesitas que la energía negativa y los dramas de otra gente dañen tu carisma. Así que, ignora a esa persona que sabes que es un PROBLEMA. Socializa con personas que pongan contento tu corazón, te hagan reír y sonreír, y traigan paz y positividad a tu vida.

Con un «no» basta

Entiendo que cuando sigues este programa, siempre hay personas que tienen algo que decir sobre tu alimentación. Siempre hay alguien que opina sobre tu vida. Pero esto es lo que hay: no le debes explicaciones sobre por qué comes, te comportas o haces lo que piensas que es mejor para tu cuerpo, así que, si no quieres dar explicaciones, no las des. Y si piensas que explicar ayudará a una amiga a entender los pasos que podría dar para mejorar su vida, hazlo. De lo contrario, ahórrate tu emergía mental y emocional, y solo di «No, gracias».

Alimentos para regular las hormonas

Vamos a aclarar algunas confusiones comunes ahora mismo: la comida es información para el cuerpo. No es tan solo combustible, ni macrobióticos, ni nutrientes. Los alimentos que seleccionas brindan información a tu cuerpo acerca del medio ambiente, y recuerda que, si el cuerpo piensa que el mundo es un lugar seguro, entonces ovulas. ¡Oye! Lo que pones en la punta del tenedor es una medicina potente y tiene un efecto significativo en las hormonas, para bien o para mal.

Vamos a iniciarte con una dieta antinflamatoria de alimentos integrales para resolver las deficiencias nutricionales y ayudar al equilibrio hormonal, y, al mismo tiempo, vamos eliminar los alimentos que pueden estar trastornando tus hormonas. Cuando digo «alimentos integrales», estoy hablando de lo que no viene en una caja o un paquete. En este programa vas a comer muchas verduras, proteínas para ayudar al hígado a poner en marcha sus poderosas vías de desintoxicación y grasas saludables que regularán la glucosa sanguínea y proporcionarán

Alimentos que ayudan a la salud del hígado

Come tres tazas a la semana de una combinación de estos productos o, preferiblemente, una taza al día:

- alcachofas
- remolachas
- brócoli
- coles de Bruselas
- bardana (lampazo)
- repollo
- zanahorias
- coliflor
- ajo
- toronja (pomelo)
- col rizada
- cebollas
- cúrcuma

al cuerpo las piezas fundamentales para crear las hormonas. Antes de comenzar, toma un momento para que prepares tu mente, hogar, cocina y vida para tener éxito en esta desintoxicación.

Recuerda que, si quieres regular las hormonas, tienes que curar el intestino también. Una de las maneras en que las toxinas se eliminan del sistema es a través del intestino. Si durante el proceso de desintoxicación no estás evacuando, no vas a eliminar eficazmente las hormonas perjudiciales y no te vas a sentir bien. Si te da estreñimiento o no evacuas todos

Alimentos que debes comer

¡Hay tantos alimentos ricos que comer! Aquí hay algunas sugerencias. Consume una diversidad de verduras y frutas orgánicas, cultivadas localmente y de temporada.

Verduras orgánicas

Alcachofas, espárragos, hojas de remolacha, remolachas, bok choy, brócoli, coles de Bruselas, repollo, zanahorias, coliflor, apio, cebollines, col berza, pepinillos, endivia, guisantes, col rizada, puerros, lechuga, hojas de mostaza, cebollas, perejil, calabaza, rábanos, espinacas, germinados, zapallo, judías verdes, batatas, acelgas, nabos, berro, camote, calabacines.

Frutas orgánicas

Manzanas, albaricoques, guineos, zarzamoras, arándano azul, melón, cerezas, arándanos rojos, higos, uvas, kiwi, mangos, papayas, melocotones, peras, piña, ciruelas, granadas, frambuesas, fresas.

Legumbres

Garbanzos, habichuelas coloradas, lentejas, judías pintas, arvejas partidas y una gran variedad de legumbres, excepto el cacahuete y la soya.

Semillas y nueces

Semillas de lino recién molidas, nueces de macadamia, nueces pecanas, pistachos, semillas de calabaza, semillas de sésamo, semillas de girasol y nueces.

Proteínas de alta calidad

Carne de res, bisonte, búfalo, pollo, huevos, alce, cordero, cerdo, pavo y venado, 100 por ciento alimentados con pasto o criados en pasto.

Pescado capturado en estado salvaje

Bacalao, corvina, platija, eglefino, caballa, salmón, sardinas, lenguado (utiliza seafoodwatch.org para elegir pescado de calidad).

Grasas saludables

Aguacates, aceite de aguacate, aceite de coco, aceite de oliva prensado en frío, aceite de macadamia y aceitunas.

Condimentos

Albahaca, cebollino, cilantro, eneldo, jengibre, menta, orégano, perejil, romero, salvia, estragón, tomillo, cúrcuma.

Bebidas

Té verde descafeinado, infusiones de hierbas, agua mineral natural con gas, agua.

---

los días, el estrógeno regresará a la circulación y producirá dominancia estrogénica. He diseñado el programa de 30 días para que incluya la fibra, los líquidos y todo lo demás que hace falta para evacuar. La fibra es excelente para aumentar el volumen de las heces y ayudarte a eliminar los desechos, así como el colesterol y las toxinas liposolubles. También va a ayudarte con las hormonas y hacerte sentir llena por más tiempo, lo que ayuda para la pérdida de peso. Procura consumir un mínimo de 25 gramos de fibra diarios. Eso lo lograrás con batidos y comidas integrales.

Vuelve a leer el capítulo 6 si quieres repasar el material sobre el intestino, por qué tienes que eliminar determinados alimentos y aprender algunas herramientas útiles. Aunque los planes de comidas del Programa Brighten de 30 Días están diseñados para ayudarte a restaurar la salud de tu intestino, algunas mujeres necesitan más ayuda para sanar. Si la prueba sobre la salud del intestino del capítulo 6 reveló que estás experimentando desequilibrios y síntomas intestinales, entonces

Alimentos que debes eliminar

Elimina de tu dieta estos alimentos disruptores de hormonas.

Gluten y cereales

Cebada, kamut, avena, quinoa, centeno, espelta, trigo, todos los productos que contienen gluten.

Lácteos

Leches de origen animal, mantequilla, queso, requesón, crema, helado, cremas no lácteas, yogur (la mantequilla clarificada y la leche de camello son aceptables). No los ingieras durante al menos dos semanas, luego introdúcelos y registra tus síntomas.

Maíz y productos derivados del maíz

Palomitas de maíz, tortillas, chips de tortilla.

Soya

Todos los productos de soya y que contienen soya, incluyendo el edamame, los sustitutos de carne hechos de soya, el tempeh y el tofu.

Maní (cacahuates)

Mantequilla de maní o productos que contienen maní.

Azúcares procesados o añadidos

No se permite el uso de agave, jarabe de maíz, jarabe de maíz alto en fructosa, NutraSweet (aspartamo), sacarina, Splenda, azúcar blanca o morena (Stevia, menos de 1 cucharadita de miel y jarabe de arce están bien).

Café y otras bebidas con cafeína

Café, bebidas de espresso, té con cafeína, bebidas energéticas, refrescos.

Alcohol

Cerveza, licores, vino.

Grasas inflamatorias

Aceite de canola, aceite de maíz, aceite de semilla de algodón, comida rápida, margarina, mayonesa (verifique la etiqueta, porque la base de aguacate o aceite de oliva está bien), aceite de maní, alimentos procesados.

---

es importante afinar los protocolos de rehabilitación del intestino que van a ser cruciales para recuperar tu salud. En el Protocolo Brighten de Suplementos de la página 336 hay información sobre lo que debes añadir a tu dieta.

Cómo frenar los antojos

Bien, reconozcamos que la píldora estaba mermando nutrientes, sobrecargando las suprarrenales, destruyendo el intestino y causando trastornos en las hormonas de una forma que pondría a cualquier mujer a la merced de sus antojos. ¿Recuerdas el triptófano, el aminoácido del que hablamos en el capítulo acerca del estado de ánimo, que es necesario para la serotonina (que, de paso, se produce principalmente en el intestino)? El triptófano, junto con la dopamina, ayuda a controlar el apetito. Si tienes un antojo de bizcocho, toma un suplemento de 50 a 100 miligramos de 5-HTP (5-hidroxitriptófano) más los cofactores indispensables, las vitaminas B12 y B6. La rodiola también propicia niveles saludables de neurotransmisores y de cortisol (por eso está en el suplemento Adrenal Support). Y aunque vas a dejar de comer cereales, quiero dejar meridianamente claro que no vas a hacer una dieta baja en carbohidratos. Por el contrario, vas a sacar los cereales para hacer espacio a más verduras, que son esenciales para rescatar tu cuerpo de manos de estas hormonas y deshacer el daño que han causado.

Presta atención a esos antojos. Si observas que se ponen peor antes de la regla, o que eres una maníaca del azúcar, la sal o los carbohidratos, entonces esto es un signo de que tus hormonas necesitan cariño y de que este programa es absolutamente esencial para ti. Procura incorporar tubérculos comestibles como remolachas, nabos y zanahorias, una semana antes de tu regla. Los niveles bajos de glucosa son los culpables muchas veces de los antojos de azúcar, de manera que debes asegurarte de comer regularmente. Sáciate con fibras, grasas y proteínas, y estarás menos propensa a comerte la dona en la oficina (es una lucha, de verdad). Recuperar el intestino y restaurar el microbioma ayudará mucho a frenar los antojos. ¡Puedes hacerlo!

LA CAFEÍNA

Se te podría hacer difícil renunciar a la cafeína porque te encanta la taza de café en la mañana, y te entiendo. No voy a mentir: a mí también me encanta el café. Vivo en Portland, y en el Noroeste de Estados Unidos, el café es como la luz del sol en una taza. Para la mayoría de nosotros es un ritual, motivo por el que recomiendo sustituir esa taza de café con otra cosa y tomar un descanso de ese grano. Si te hace falta el sabor del café, prueba uno de los sustitutos en «Sustitutos del café que no contienen cafeína» de la página 166. Si el sabor no tiene importancia para ti, pero dependes del café para que te dé una inyección de energía diariamente, comienza el día con un jugo verde para ponerte en marcha y usa los suplementos para mejorar la producción natural de energía. Las suprarrenales y las hormonas te lo agradecerán. Además, puede que adviertas un efecto secundario positivo: sentir menos estrés y ansiedad, por no mencionar dormir un sueño más profundo. No estoy bromeando. Si tienes mucho estrés, te sorprenderá cuán distinta te sentirás después de 30 días. ¡Qué digo! Después de dos semanas. Ves, puedes contar conmigo.

LOS LÁCTEOS

Si mueres por algo de lácteos, puedes probar la leche de coco, de anacardos o de almendras. He notado que la mayoría de las mujeres no tiene ningún problema con la leche de camello, pero no tomes leche de ningún animal durante al menos dos semanas antes de introducir la de camello. Cambia los quesos de origen lácteo por quesos de nueces y levadura nutricional. También puedes usar leche de coco enlatada para preparar las salsas cremosas.

EL AZÚCAR

Los antojos de azúcar pueden ser los más difíciles, y al principio podrías sentirte irritable y cansada cuando el cuerpo esté pasado por la retirada del azúcar. Hay azúcar en prácticamente *todo* (¡hasta el caldo de pollo!) así que, aunque no comas galletitas todas las noches, es probable que ingieras más azúcar en la comida de lo que piensas. Además, seamos realistas: muchas de nosotras recurrimos al azúcar para una recompensa rápida cuando estamos estresadas o deprimidas, por lo que está cargada de lastre. Si te encuentras luchando con las ganas de comer dulce y tienes la tentación de comer sin parar, hazte el favor de comer proteínas primero; esto le dará al cuerpo la oportunidad de considerar si lo que ansías en realidad es para tu beneficio. Si echas de menos el postre, o te sientes excluida, intenta con un bol de bayas con crema de coco helada. Dicho esto, si puedes evitar ceder ante estos antojos, tendrás más probabilidades de romper la adicción al azúcar para siempre. Las relaciones de rebote nunca son buena idea, ¿no es cierto?

EL ALCOHOL

Hablando de rebotes, dejar de tomar alcohol también tiene el beneficio de evitar que vayas a llamar a tu ex cuando estás borracha. Pero entiendo que es parte importante de la socialización y no querrás sentirte como una aguafiestas ni encuevarte por 30 días. ¿Pero quién ha dicho que necesitas alcohol para pasarla bien? Pide un cóctel sin alcohol cuando salgas con amistades, o prueba una de las recetas de las secciones de batidos (página 391) o de bebidas (página 405) una noche en casa con tu pareja o tu tribu de mujeres. Sírvela en una copa de vino o de champaña para entrar en ambiente festivo.

Qué esperar

Al comenzar a desintoxicar el hígado y sanar el intestino con las comidas y los suplementos correctos, podrías encontrarte con unos pocos efectos secundarios desagradables. Esto es normal por completo. Estás haciendo cambios grandes e importantes en el cuerpo, y habrá una transición al dejar las hormonas sintéticas. Como mencioné previamente, podrías sentirte un poco irritable y cansada al principio. Hasta podrías tener un día en el que solo quieras dormir en el sofá en tus pantalones de yoga. Si cortas la cafeína y el azúcar de golpe, hay muchas probabilidades de que sufras de dolores de cabeza por un día o dos mientras tu cuerpo se adapta. Voy a ser sincera: para algunas de nosotras, no todo es miel sobre hojuelas, arcoíris y unicornios cuando dejamos las hormonas. Pero si tienes dificultades al principio, debes saber que no estás sola y que puedes superar esto para gozar de mejor salud. Chequea nuestra comunidad en Dr.Brighten.com/Resources.

No te desanimes. Al apoyar tu desintoxicación natural, reparar tu intestino permeable y equilibrar tus hormonas, poco a poco notarás efectos secundarios mucho más atractivos. Tu concentración y energía durante el día serán estupendas y dormirás profundamente toda la noche durante todo el mes. Tu estado de ánimo va a mejorar y puede que comience a disminuir la ansiedad o la depresión que sentías como resultado de la píldora o del síndrome posanticonceptivos. Con el tiempo, la piel también mejorará, aunque esta, por lo general, es uno de los últimos órganos que sanan, de manera que debes tener paciencia con ella. Y si tuvieses un recrudecimiento del acné, usa la guía de la página 71 del capítulo 3. A medida que regules tus hormonas, también te darás cuenta de algunos cambios en tu ciclo menstrual. La regla que había desaparecido podría volver. O puede que sea más llevadera y menos dolorosa. Y si tienes retrasos en los ciclos, o son irregulares o cortos, podrían regularizarse. Mejor todavía, todos esos síntomas premenstruales de cólicos, hinchazón, cambios repentinos de humor y dolores de cabeza mejorarán. Ya no sufrirás de migrañas. ¿Más ventajas? Sanar el intestino puede ayudarte a eliminar la panza, si es que tienes, porque la grasa del abdomen con frecuencia es resultado de la inflamación, y vas a reducirla muchísimo. Además, puede que tengas un poco más de «acción» cuando tu libido decida hacer su debut.

Cómo prepararte para el programa

Antes de comenzar el día 1 del programa, lee el siguiente capítulo para que entiendas qué prácticas y suplementos individualizados necesitarás para volver a equilibrar tus hormonas. Usa el cuadro de suplementos de la página 331 junto con los resultados de la evaluación para crear tu plan de éxito personalizado. Saca de la alacena y el refrigerador todos los «alimentos que debes eliminar» de la lista en la página 300, y visita tu supermercado local para comprar los alimentos beneficiosos para tu cuerpo. Pon música romántica.

También ayuda preparar algunas comidas por adelantado, porque si estás muy ajetreada, no puedes volver a la vieja costumbre de las comidas para llevar. Y cuando estás cansada y hambrienta, puede ser difícil ceñirse a un plan, a menos que hayas preparado comida antes y siempre tengas a mano algún tentempié. He intentado hacer las comidas lo más sencillas y sabrosas posible, porque sé que llevas una vida ocupada y no quieres pasar todo tu tiempo en la cocina.

¡Muévete!

Mientras estés haciendo el Programa Brighten de 30 Días, haz ejercicios, suda y mueve el esqueleto. La actividad estimula el sistema linfático y pone a correr la sangre, y el sudor elimina los deshechos de tu cuerpo. El ejercicio también aumenta la masa muscular, y esto ayuda a prevenir la osteoporosis y mejora la sensibilidad a la insulina. Los estudios sugieren que mejorar la sensibilidad a la insulina puede beneficiar de forma dramática las hormonas, por no hablar del riesgo de diabetes y enfermedades del corazón. ¡Un triunfo! Procura hacer 30 minutos de ejercicios cinco días a la semana cada semana para ayudar a la conversión de la hormona tiroidea, disminuir las hormonas del estrés y mejorar la circulación. Además, el ejercicio te ayuda a evacuar, y así puedes eliminar el exceso de estrógeno.

Puedes hacer treinta minutos de ejercicios de una vez, o dividirlos en tres sesiones de diez minutos a lo largo del día. Si un día tienes pocas energías, puedes hacer actividades como yoga restaurativo o yin yoga, estiramientos, natación o pilates ligeros, o salir a caminar un poco o bailar despacio. Si tienes mucha energía, haz levantamiento de peso, entrenamiento en intervalos de alta intensidad (HIIT), pilates o yoga más riguroso, *jogging*, natación o cualquier otro deporte o actividad que te guste.

Manda el estrés a la calle

Solo un recordatorio de que el estrés no les hace ningún favor a tus hormonas, así que asegúrate de hacer el trabajo de mente-cuerpo. Como he dicho a lo largo del libro, el estrés causa estragos en las hormonas, así que este componente del programa es crucial. ¡Suéltalo ya, chica! Siempre que hagas una desintoxicación, deberás lidiar con tus emociones y tu estrés, y asegurarte de que los desintoxicas también.

Acepta a tu diosa rebelde

Por si no te lo he recordado: eres una campeona. Tienes el poder de crear y traer a este mundo a un ser completo. Eres parte de una tribu —la tribu de las mujeres— que ha asegurado la existencia de la raza humana. Y durante toda la historia, las mujeres hemos sido apreciadas y honradas, o deshonradas y marginadas, por el poder innegable que poseemos. Incluso ahora, mientras lees esto, es posible que sientas que brota dentro de ti un «¡Claro que sí!» o «¡Sáquenme de aquí!». Respétalo. Reflexiona sobre ello. Esto tiene más que ver con lo que has vivido antes y las influencias externas que con tu incapacidad de conectarte con tus fuentes de poder.

¡Caramba! ¿Acabamos de desviarnos hacia lo esotérico? Llámalo como quieras, pero, sí, lo hicimos, porque no me estoy reservando nada en este libro. Vamos a adoptar una visión realista y entender que el cuerpo físico es tan solo una de las muchas capas que tienes. Y si de veras quieres sanar, reclamar tu cuerpo y tu poder, entonces tienes que acceder a tu sabiduría interior. Ahora, toma ese puño de diosa rebelde y levántalo al cielo. Porque eres una diosa poderosa, y cualquiera que cuestione eso o te haga sentir menos puede seguir su camino.

Tu ritmo cósmico

¿Haz notado que algunas de tus amigas tienen la regla cerca de la luna nueva y otras en la luna llena? Eso se debe a que estamos sincronizadas con el ritmo cósmico del universo. Todas las criaturas vivas reciben la influencia de los ciclos de luz y oscuridad, como los de la luna. Pero las mujeres somos extra especiales porque nuestra regla y ovulación están sincronizadas con la luna. (Algunas de nosotras también tenemos ciclos de luna creciente y luna menguante, y no hay problema con eso). Esto es algo que muchas mujeres han observado, y se reportó en primates mucho antes de que la ciencia introdujera la píldora. Louise Lacey —quien reconoció en la década de 1960 que la píldora bloqueaba su ritmo natural y que cuando la dejó, sus reglas se hicieron irregulares (¡saludos, síndrome posanticonceptivos!)— se dedicó a llevar un historial, estudiar la luna y cultivar su ritmo circadiano, y en 1975 escribió sobre esto en su libro *Lunaception*. En 1978, el Dr. Edmond M. Dewan demostró que la exposición a la luz puede afectar la ovulación y usarse para regular el ciclo menstrual. ¡En 1978! Antes de que estuviésemos inundados con luminarias LED, iPad, teléfonos celulares y exposición constante a la luz. Desde luego, al bueno de Ed lo criticaron y prácticamente nadie tomó en serio sus hallazgos, pero ahora entendemos que descubrió algo importante. Además de trastornar el ciclo, la luz artificial, según múltiples estudios, está correlacionada con un riesgo mayor de cáncer de mama en las mujeres que trabajan de noche.

Una noticia todavía más sorprendente es que en 2001, la publicación *Monthly Notices of the Royal Astronomical Society* reportó que «dos terceras partes de la población estadounidense y más de la mitad de la europea ya han perdido la capacidad para ver la Vía Láctea a simple vista». Piensa en eso por un momento, en especial si tienes ciclos irregulares, antecedentes familiares de cáncer de mama o un riesgo alto de desarrollarlo (¡maldita píldora!). La exposición a la luz artificial de noche afecta tu ciclo menstrual, puede afectar la ovulación y está correlacionada con un riesgo mayor de cáncer de mama... y vivimos en el momento de mayor contaminación de luz de la historia; tanta, que muchos de nosotros ni siquiera podemos ver las estrellas desde donde vivimos. Este es un problema grande, así que voy a darte algunas soluciones para mantener tu conexión cósmica como mujer de hoy. En el próximo capítulo, te voy a enseñar cómo hacer esto y también sacar provecho de la comida, los suplementos, las semillas y las hierbas para ayudarte a sincronizar el ciclo.

Comencemos por analizar algo del conocimiento sobre la luna. Si tu regla llega en la luna llena, eso se considera un ciclo de luna roja, mientras que menstruar en la nueva luna nueva es un ciclo de luna blanca y se piensa que es el más común. ¿Eres una diosa de luna blanca o de luna roja?

Ciclo de la luna roja: regla en la luna llena, ovulación en la luna nueva

¿Has oído decir que «debes» menstruar en la luna nueva y ovular en la luna llena? Sí, me lo dijeron a mí también en la escuela de medicina, lo que me impulsó a buscar en los viejos libros de texto, esos que podían deshacerse si no eras cuidadosa (tuve la suerte de tener una sala de libros raros en mi escuela). Lo que encontré fue que, según el propósito mayor de la mujer —el que ella está alimentando con su energía y atención—, su regla caerá en la luna nueva o la luna llena. La diosa de luna roja a menudo es una mujer que practica la medicina tradicional, chamana, curandera o sacerdotisa: en otras palabras, está aquí para hacer un trabajo importante. Traducido a los tiempos modernos, estas son las doctoras, enfermeras, directoras ejecutivas, artistas y mujeres influyentes en todos los ámbitos. Estas mujeres tienden a dirigir hacia el mundo su poder y energía durante su regla. Resulta que «debe» no es correcto, y en mi opinión es un poco tonto pensar que lo único que sincronizamos con el universo es la luna que vemos. Así que no te obsesiones con los «debe». De hecho, al c***** con eso y sincronízate con tu verdad.

Ciclo de la luna blanca: regla en la luna nueva, ovulación en la luna llena

¿Ovulas en la luna llena? Se piensa que esto coincide con un ciclo fértil (es decir, estás lista para hacer ese bebé). Piénsalo: estás en una cueva y la luna llena te despierta. ¿Qué otra cosa vas a hacer? Cuando la luz entra en los ojos y llega a la glándula pineal del cerebro, esta manda al cerebro a degradar la melatonina y tú te despiertas. Por este motivo, algunas mujeres tienen problemas con el sueño en los días previos a la luna llena y durante esta. Toda esa luz adicional que nos llega es la razón por la que la tierra se considera más fértil durante la luna llena. Pero al entrar en juego la contaminación lumínica, la situación cambia por completo en lo que concierne a los trastornos de las hormonas. Recuerda que la melatonina es también antioxidante, y que tus ovarios tienen receptores de esta hormona.

La diosa de luna blanca tiende a enfocar su energía hacia adentro durante la regla como forma de nutrirse y acceder a su intuición. Está generando energía para crear vida, por lo que se cree que este es el ciclo de una mujer cuyo cuerpo está preparado para concebir. Pero no vayas a creer que está aquí solo para procrear. La diosa de luna blanca tiene una intuición y un conocimiento muy profundos, y lo que ha cultivado podría dejarte boquiabierta cuando lo presente al mundo.

Cuando tu ciclo lunar cambia

Puedes cambiar tu ciclo lunar. En mi práctica he visto cambiar el ciclo de algunas mujeres para ayudarlas a sincronizar su ovulación con la luna llena cuando están buscando tener un bebé. También lo he visto suceder en mujeres que están cambiando su foco de atención. Esto no significa que no puedes quedar embarazada si ovulas con la luna nueva. Definitivamente puedes hacerlo. Muchas mujeres de mi clínica han concebido cuando su regla cae en la luna llena. Yo era una diosa de luna roja cuando concebí y después del nacimiento de mi hijo. Tuve casi cinco años de ciclos de luna roja hasta que acepté asociarme con mi editor y dar a la luz este libro. Mis días de regla parecían estar ligeramente desfasados cada mes, pero mi intuición y haber observado a miles de mujeres me dijo que había una sabiduría en esto. Escribir un libro requiere retirarse (pregúntenles a mis amigas), dirigir la atención hacia adentro y cultivar un conocimiento profundo. Así que cambiar a un ciclo de luna blanca tenía sentido, y debo decir que ovular con las superlunas ha sido una experiencia radical. Me entusiasma ver cómo cambiará mi ciclo cuando me mueva a la siguiente etapa, la de hablar sobre este libro al mundo. Te mantendré informada en nuestra comunidad en Dr.Brighten.com/Resources.

¿Y qué sucede si tu regla llega varios días antes o después de las lunas? Pues, puede que estés cambiando de ciclo, o que te gobiernen fuerzas más poderosas que la luna. Cuando todo lo que ves es la luna de nuestro planeta, es fácil pensar que eso es todo, la única pieza que te conecta con el cosmos. Pero, en realidad, eres un ser divino conectado al ritmo cósmico de lo que se ve y lo que no se ve.

Sincronización del ciclo cósmico

Para mantener tu conexión cósmica y sincronizar tu ciclo, tienes que salir a la naturaleza, y exponerte a la luz del sol y al aire fresco, y conectarte con la tierra. Esto quiere decir poner tus pies en el suelo, acostarte en la hierba o abrazar un árbol. En Japón, esto se conoce como baño de naturaleza, y es un reductor de estrés excelente que te ayudará a ti y a tu cuerpo a reconocer que es de día.

También es útil trazar tu ciclo menstrual conjuntamente con las fases de la luna.

Después, intenta «bajar la luna». Sal en la luna llena. Si puedes estar descalza en el suelo, mejor aún, porque te conectarás con la tierra. Forma un triángulo con las manos juntando los dedos índice y los pulgares. Alza los brazos al cielo, y coloca la luna justo en el centro del triángulo. Visualiza llevar la energía de la luna a tu chakra sacro, llevando esa energía a la pelvis y llenando el espacio pélvico con energía yin. (Esta práctica también es excelente si quieres quedar embarazada).

Si te entusiasmó todo este lenguaje energético y lunar, entonces te recomiendo que eches un vistazo a *Code Red* (Código rojo) de Lisa Lister como recurso. Además, ella me encanta.

Reprograma tu ritmo circadiano

En primer lugar, si no duermes bien, entonces no hay probabilidad alguna de regularizar tus hormonas. También es un momento importante para que la melatonina y la hormona del crecimiento hagan su trabajo. Sigue estos pasos para reprogramar tu ritmo circadiano:

1. Vive a la luz de las velas después de las 8 p. m. una vez a la semana para propiciar un cambio en tu ritmo circadiano.

2. Usa lentes color ámbar consistentemente durante dos horas antes de acostarte a dormir y siempre que estés viendo una pantalla electrónica (TV, computadora, teléfono inteligente, etc.). Estos lentes bloquean la luz azul para permitir que aumente la melatonina.

3. Crea rituales relajantes para la hora de acostarte, como tomar té herbal, darte un baño, leer un poco, estirarte o meditar.

4. Toma dos goteros de ashwagandha o de 50 a 150 miligramos de fosfatidilserina antes de acostarte para ayudar a reducir los niveles de cortisol.

5. Duerme en una habitación completamente oscura y evita todos los aparatos electrónicos que emiten luz (TV, computadora, teléfono celular) dos horas antes de acostarte. Se acabó mirar Instagram o enviar mensajes de texto a altas horas de la noche.

6. Mantén la temperatura de la habitación a 70 grados Fahrenheit (21°C) o menos para optimizar el sueño.

7. Procura dormir ocho horas o más todas las noches, y métete en la cama antes de las 10 p. m.

8. Exponte a la luz natural al levantarte abriendo las cortinas o saliendo de la casa, aunque la luz no tiene que ser luz solar directa. No, revisar el teléfono al despertar no cuenta.

También puedes aumentar la melatonina de forma natural tomando de 150 a 300 miligramos de magnesio todas las noches, y comiendo piña, cerezas, bananas o naranjas, que son fuentes naturales de melatonina.

Registro y seguimiento de tu ciclo menstrual

¿Recuerdas que tu período es tu quinto signo vital? Pues, puedes ser tu propio detective de la salud usando el ciclo menstrual para monitorear tus síntomas y entender lo que necesitas. Es importante tener una línea de base de dónde estás antes de comenzar este programa para que puedas dar seguimiento a tus datos personales y averiguar qué funciona y qué, no. Lleva un registro de tus síntomas y de cómo te sientes, y anota lo que va mejorando.

¡Puedes hacerlo!

¿Estás lista para comenzar el programa de 30 Días? Puedes hacerlo sin ningún problema y, si alguna vez sientes que necesitas apoyo adicional, tenemos una comunidad a la que puedes unirte. Tengo un programa de apoyo en línea y siempre tienes la posibilidad de trabajar con mis asesores de salud o mi clínica.

CAPÍTULO 12

EL PROGRAMA BRIGHTEN DE 30 DÍAS

¡Puedes hacerlo! Ya sabes todo, tienes todas las herramientas y ha llegado el momento de ponerlo en práctica y recuperar el control de tus hormonas. Este programa te ayudará si estás tomando la píldora, si es que la vas a dejar, o si ya la dejaste. Estás dando los primeros pasos para recuperar tu energía, mejorar tu estado de ánimo y eliminar los síntomas hormonales poco gratos. Valiéndote de la medicina naturopática y funcional, la nutrición clínica y la medicina mente-cuerpo, puedes llevar tus hormonas a la felicidad absoluta. Esta es la base de lo que practico en mi clínica, y me siento entusiasmada de compartirlo contigo en el Programa Brighten de 30 Días. ¡Emprendamos el camino a la salud!

Repasa el Cuestionario Hormonal que completaste en el capítulo 1 (páginas 23-30). ¿Qué aprendiste? ¿Tienes dominancia estrogénica? ¿Progesterona baja? ¿Demasiado cortisol? ¿Testosterona baja? Los resultados del cuestionario pueden ayudarte a identificar problemas y lo que debes hacer durante este plan de 30 días para reprogramarte. Recuerda: un desequilibrio hormonal a menudo lleva a otro, así que no te sorprendas si caes en múltiples categorías. Independientemente de qué desequilibrios hormonales tengas, sigue los planes de alimentación para la desintoxicación hepática y el restablecimiento hormonal (página 346), porque estos beneficiarán todo tu cuerpo y son la manera más rápida de reprogramarse después de haber usado un control de la natalidad hormonal.

El cuadro del Protocolo Brighten de Suplementos te dará instrucciones de ayuda adicional en las áreas particulares en que la necesites, según tus desequilibrios específicos. Visualízalo como un viaje personalizado en el que tú eliges tu propia aventura en función de tus resultados, y puedes concentrarte en hormonas específicas. Comienza a tomar estos suplementos de inmediato, porque las terapias naturales pueden tomar tiempo. Trabajarás con tu cuerpo para restablecer sus ritmos naturales, y enseñarle o recordarle cómo eran las cosas antes, y cuán hermosas pueden ser otra vez. La mayoría de las mujeres que siguen este programa necesitan seguir tomando los suplementos durante al menos tres meses. Sigue monitoreando tus síntomas y usa los cuestionarios y listas de cotejo de este libro para reevaluar tus necesidades alimentarias, de estilo de vida y de suplementos.

Lo que te dice tu cuerpo

Antes de que comiences el programa, quiero que hagas el Cuestionario Hormonal, si es que no la has hecho todavía, para tenerlo como punto de referencia. El cuestionario también te permitirá seguir tu progreso. A veces las mujeres de mi clínica me dicen que tienen toda una lista de síntomas y luego, después de tres o seis meses de hacer el programa, han olvidado que los tenían. Es algo real: puedes olvidar por completo que tu menstruación fue horrible. Y quiero ayudarte a lograrlo. La mayoría de las mujeres que no tienen regla y hacen este programa tienen que seguir con él por tres a seis meses.

Vuelve a hacer el Cuestionario Hormonal en cualquier momento que necesites un control; si estás pensando «No estoy segura de qué me están diciendo estos síntomas hormonales», usa el cuestionario, porque puede ayudarte a aclarar lo que sucede. Aunque al comenzar el programa puede que tengas problemas de dominancia estrogénica, es muy posible que de aquí a un año no tengas suficiente estrógeno. Muchos factores pueden afectar tu equilibrio hormonal, así que es buena idea chequearse regularmente para ver si las hormonas necesitan un poco de ayuda. A menudo les pido a mis pacientes que evalúen sus síntomas una vez cada tres meses para ver cómo les va. Si te das cuenta de que estás marcando más casillas, no esperes. Debes intervenir y controlar tus síntomas enseguida. Luego, sigue las estrategias de estilo de vida de cada categoría del cuestionario y comienza con los suplementos correspondientes según el cuadro.

Como mencioné, si marcaste menos de dos casillas en cualquier categoría del Cuestionario Hormonal, es improbable que esta categoría sea la causa. Si marcaste dos o más, entonces esta área requiere atención. Y si marcaste cinco o más, entonces esta podría ser tu hormona problemática. Es probable que sea tu hormona dominante en estos momentos y que esté agravando tus síntomas; es necesario regularla.

Tus síntomas te pueden guiar. Comienza a monitorearlos en tu ciclo menstrual. El primer día que ves sangre es el día 1 del ciclo. Debes saber cuándo sangras, por cuánto tiempo y la duración del ciclo (del día 1 al siguiente día 1), además de realizar un seguimiento de cuándo y dónde aparecen los síntomas, para que puedas prepararte y empezar a corregir los desequilibrios. Por ejemplo, si te das cuenta de que te da ansiedad cinco días antes de la regla y vas a tener problemas para dormir, puedes comenzar el apoyo siete a diez antes de tu siguiente regla para evitar los problemas de entrada.

Categoría A: exceso de estrógeno

Demasiado estrógeno —el hiperestrogenismo o dominancia estrogénica— es uno de los desequilibrios hormonales más comunes que veo en mi práctica y en las mujeres que están dejando la píldora. Con el tiempo, la dominancia estrogénica sobrecarga el hígado, lo que crea dificultades para eliminar el estrógeno del organismo. Si marcaste cinco o más casillas de la categoría A del cuestionario, debes considerar las recomendaciones de apoyo avanzado y las de suplementos, porque tener esta cantidad de estrógeno es duro —te sientes irritable, enfadada, llorosa siempre, sientes confusión mental, aumentas de peso en las caderas, nalgas y muslos— y no es divertido sentirse así. Además, puede resultar más difícil hacer lo que sabes que te beneficia y te hará sentir mejor. He visto que las mujeres que aprovechan la dieta y el estilo de vida, junto con los suplementos, son las que tienen más éxito regulando las hormonas y vuelven a sentirse como ellas mismas más pronto que tarde.

La dominancia estrogénica puede ser absoluta o relativa. La dominancia estrogénica absoluta se debe, por lo general, a sustancias tóxicas del ambiente o a una desintoxicación deficiente a través del hígado y los intestinos. Si también marcaste casillas de la categoría C del cuestionario —lo que indica que tienes muy poca progesterona—, entonces es probable que tengas una dominancia estrogénica relativa: muy poca progesterona en comparación con el estrógeno. Esto es una causa común de los síntomas del síndrome premenstrual.

Si tienes síntomas de dominancia estrogénica, ya sea relativa o absoluta, añade los suplementos del cuadro de la página 335 a tu rutina mientras estés haciendo el programa y sigue estas prácticas dietéticas y de estilo de vida:

- Evita los xenoestrógenos a toda costa; toma solo en botellas de vidrio y con sorbetes de metal, y usa recipientes de vidrio. Ten cuidado con la comida para llevar. No confíes en el reclamo «sin bisfenol A». Es una patraña.

- Elimina el alcohol por completo; una sola bebida alcohólica puede elevar el estrógeno en más de 10 por ciento. Eso no significa eliminar el alcohol para siempre, pero, durante este programa, recomiendo encarecidamente que lo evites.

- Saca provecho a las guías para desintoxicar el cuidado de la piel y de la casa (ver los Recursos). Visita el sitio web del Environmental Working Group (EWG.org/skindeep) [sitio web solo en inglés] y chequea todos tus artículos de cuidado personal para que te asegures de que estás comprando los productos más limpios del mercado. (Ver más detalles en el capítulo 5).
- Toma un suplemento que ayude al metabolismo de los estrógenos y que sea protector, como diindolilmetano (DIM), crisina y D-glucarato de calcio. Considera tomar Balance by Dr. Brighten, que contiene estos nutrientes más cohosh negro (*Cimicifuga racemosa*) y *Vitex* para un equilibrio hormonal óptimo.
- Sigue los ejercicios de ritmo circadiano y considera tomar melatonina de 0,5 a 3 miligramos todas las noches. La melatonina no es solo para el sueño; también es un excelente antioxidante. Los niveles bajos de melatonina han sido asociados con el riesgo de cáncer de mama.

Categoría B: muy poco estrógeno

Esto también es común después que se deja de tomar la píldora anticonceptiva. ¿Cómo? En realidad, todos los caos hormonales son posibles después de dejar la píldora o cualquier otro contraceptivo hormonal. El estrógeno disminuye naturalmente a partir de los cuarenta y cincuenta. Con muy poco estrógeno, la piel se pone fina, los senos se caen y es probable que no tengas mucho deseo sexual. La gran preocupación aquí es que los huesos, el cerebro y el corazón no envejezcan más rápido de lo que deberían.

Tener muy poco estrógeno puede ser señal de que necesitas más grasas en la alimentación. Ten en cuenta que la grasa alimentaria aumenta el estrógeno de manera saludable. No malentiendas que si comes grasas tendrás dominancia estrogénica. Si comes las grasas equivocadas, como aceite de colza o grasas hidrogenadas, tendrás problemas, pero las grasas antinflamatorias son esenciales para las hormonas.

Tener poco estrógeno también puede ser síntoma de menopausia. Si tienes más de cuarenta y cinco años, podría indicar que vas camino a la menopausia, o lo que llamamos perimenopausia. Pero si tienes menos de cuarenta, podría tratarse de insuficiencia ovárica primaria (también conocida como fallo ovárico precoz). La mayoría de los casos de insuficiencia ovárica primaria son un misterio, pero clínicamente he visto que, con frecuencia, en la raíz hay un problema autoinmunitario. Si tu reloj biológico está en marcha, eso no lo puedes cambiar. (Lo haría por ti si tuviese una varita mágica). No puedes cambiar lo que quiere la naturaleza, pero este programa te ayudará en la transición a la menopausia porque parte del ingrediente secreto que te ayuda en la transición también ayuda a dejar las hormonas y mantener la cordura.

Si hace poco has dado a luz, tener estrógeno bajo después del parto es muy normal. Diste a luz a un humano, luego una placenta, y, en ese momento, tus hormonas se redujeron casi a cero, como en una mujer posmenopáusica. De manera que si acabas de dar a luz, tus niveles de estrógeno deben ser bajos. Puedes usar algunas de las mismas guías del programa para ayudar a normalizar tus hormonas y a manejar síntomas como la sequedad vaginal. Pero, desde luego, si estás lactando, siempre consulta a tu médico antes de comenzar cualquier suplemento.

Si tienes muy poco estrógeno, añade los suplementos del cuadro de la página 336 a tu rutina mientras estés haciendo el programa y sigue estas prácticas alimentarias y de estilo de vida:

- Aumenta la ingesta de grasas alimentarias; estas te brindarán los componentes básicos para fabricar las hormonas. Añade a tu alimentación más aguacate o aceite de aguacate, aceite de oliva prensado en frío, sardinas y caballa.

- Considera hacerte la prueba de insuficiencia ovárica primaria. Nunca llegues a la conclusión de que tus ovarios están fallando; he visto resultados de laboratorio de mujeres cuyos doctores les diagnosticaron infertilidad dar un cambio con los protocolos de este programa.
- Usa terapia hormonal bioidéntica si tienes sequedad vaginal incómoda o síntomas debilitantes, sobre los cuales puedes hablar con tu médico. También puedes usar 400 UI de vitamina E como supositorio, algo que es muy bueno para la salud de la vagina.
- Además de tomar un suplemento de maca, podrías añadir maca a batidos y otras bebidas.
- Aumenta el consumo de semilla de lino.
- Ten orgasmos con regularidad. Estos no solo ayudan al equilibrio de las hormonas, sino que además reducen la inflamación, mejoran la función inmunitaria y también reducen el síndrome premenstrual.
- Considera eliminar el gluten de tu alimentación, algo que harás en el programa de 30 días. Un nivel bajo de estrógeno puede ser resultado de una intolerancia alimentaria.
- Toma vitamina E y magnesio: ambos son excelentes para tus hormonas. Pueden ser útiles si tienes sudores nocturnos o sofocos. Las nueces son una excelente fuente alimentaria, y estarás consumiendo comidas beneficiosas para las hormonas en este programa.

Categoría C: muy poca progesterona

Cuando tienes poca progesterona, tu estado de ánimo puede estar muy variable la semana antes de la regla, en especial si tienes una gran cantidad de estrógeno. Puede que estés perdiendo cabello, sintiéndote verdaderamente irritable, gruñona e hinchada. La progesterona estimula el receptor de ácido gamma-aminobutírico (GABA) en el cerebro, y te ayuda a sentir muy tranquila y calmada, así que si no tienes suficiente, puedes tener dificultades para dormir y sentirte ansiosa. Después de los treinta y cinco años, es común encontrar que la progesterona disminuye porque ovulamos con menos frecuencia. Como mencioné antes, la progesterona baja y la dominancia estrogénica tienden a ir de la mano.

Con muy poca progesterona, tienes que reducir tus niveles de estrés a toda costa. Mientras lo tengas muy alto, tu cuerpo tendrá dificultades para producir suficiente progesterona.

Si tienes poca progesterona, añade los suplementos del cuadro de la página 337 a tu rutina mientras estés haciendo el programa, y sigue estas prácticas alimentarias y de estilo de vida:

- Controla el estrés. Considera prácticas que ayuden a las suprarrenales, como comer en un ambiente relajado, meditar, practicar yoga, ejercitarte con regularidad y hacer respiración profunda. Con la mujeres empiezo con las glándulas suprarrenales, porque son el fundamento de muchos problemas hormonales.

- Toma un suplemento que contenga *Vitex* y B6 para promover la producción de progesterona. Considera tomar Balance by Dr. Brighten, que también contiene nutrientes y hierbas para mantener el equilibrio de los estrógenos.

- La vitamina C como suplemento o en las comidas puede ayudar a mejorar los niveles de progesterona y es un nutriente que se ve mermado por la píldora.

- Es posible que también necesites progesterona bioidéntica. Háblalo con tu médico.

Categoría D: demasiada testosterona

Si tienes los niveles de testosterona elevados, en especial si tienes problemas con la insulina o la glucosa en la sangre, debe evaluarte tu médico para determinar si tienes el síndrome del ovario poliquístico. Es cierto, tus hormonas estarán locas, pero también estás en riesgo de desarrollar enfermedades del corazón, derrames y diabetes si tienes el síndrome; todas las cosas que la contracepción hormonal puede causar de todos modos. Mientras tanto, puedes seguir el programa de 30 días para ayudar a tus hormonas.

El equilibrio de la glucosa sanguínea es lo esencial de todo lo que sea hormonal, pero en especial cuando tienes demasiada testosterona. La regulación incorrecta de la glucosa sanguínea puede causar que los ovarios produzcan más testosterona, lo que a su vez provoca síntomas de acné, crecimiento de pelo en la barbilla, pecho y abdomen, o pérdida de cabello en la cabeza. Y a nadie le gusta nada de eso. También debes examinarte la tiroides y las suprarrenales.

Los niveles demasiado altos de testosterona también pueden deberse a un rebote de andrógenos. Cuando dejas la píldora, dejas de suprimir la testosterona y, ahora, de repente, la tienes *toda*. Puede que desarrolles síntomas parecidos a los del síndrome del ovario poliquístico, pero sin tener el síndrome. Esto tiene solución, pero puede ser la explicación de por qué las mujeres experimentan tantas complicaciones de la piel cuando dejan la píldora.

Si tienes demasiada testosterona, añade los suplementos del cuadro de la página 338 a tu rutina mientras estés haciendo el programa y sigue estas prácticas alimentarias y de estilo de vida:

- Cuando te llegue la regla, en el día 3 hazte los análisis clínicos de hormona estimulante del folículo y de hormona luteinizante para descartar el síndrome del ovario poliquístico. Chequea también la insulina y la inflamación, y hazte un perfil cardiometabólico, es decir, una serie de análisis clínicos que se usan

- para evaluar el riesgo de enfermedades cardiovasculares y metabólicas. Pídele a tu médico que chequee tus andrógenos también.
- Sustituye el café con té verde descafeinado, que puede mejorar los niveles de la globulina fijadora de hormonas sexuales (SHBG) y de testosterona. Considera tomar Balance by Dr. Brighten, que contiene té verde, hierbas y nutrientes que pueden equilibrar el estrógeno y la progesterona.
- Las semillas de lino recién molidas pueden aumentar la globulina fijadora de hormonas sexuales (SHBG), y eso ayudará a fijar tu testosterona, de manera que las células no tengan tanta hormona biodisponible.
- Toma un suplemento con palmera-sierra, zinc, vitamina D y raíz de ortiga. Estas hierbas y nutrientes son útiles cuando hay exceso de testosterona y evitan que se convierta en dihidrotestosterona (DHT), que causa pérdida de cabello.
- Apoya las glándulas suprarrenales. Se ha demostrado que en las mujeres con exceso de testosterona, el regaliz ayuda a disminuirla, y es genial para mantener el cortisol. Considera tomar Adrenal Support by Dr. Brighten, que contiene regaliz.
- Toma cúrcuma, porque va a reducir la inflamación y hacer que tus células sean más sensibles a tus hormonas; y además ayudará a la desintoxicación del hígado y a apoyar tus ovarios. Considera tomar B-Active Turmeric Boost by Dr. Brighten.
- Toma cromo, de 300 a 1000 miligramos al día, para ayudar con la sensibilidad a la insulina.
- Toma 2 gramos de inositol una o dos veces al día.

Categoría E: muy poca testosterona

Si tienes los niveles de testosterona bajos, también tendrás poco deseo sexual y podrás sentirte deprimida, tener cambios drásticos de ánimo o llorar con facilidad, lo que ciertamente no va a ayudar a la libido. O quizás estés experimentando una crisis de angustia. Estás cansada o agotada y parece que has perdido por completo la motivación. También estás perdiendo masa muscular y aumentando de peso, y hasta podrías tener síntomas cardiovasculares o de enfermedades del corazón. Cuando tienes la testosterona baja, a menudo no te sientes como de costumbre y todo se convierte en una lucha.

Para remediar la falta de testosterona, añade los suplementos del cuadro de la página 339 a tu rutina mientras estés haciendo el programa y sigue estas prácticas alimentarias y de estilo de vida:

- ¡Muévete! Intenta hacer entrenamiento de fuerza, pilates, ejercicios de resistencia con peso corporal o entrenamiento de intervalos de alta intensidad. El ejercicio desarrolla el músculo esquelético y ayuda a sensibilizarte al estrógeno. Estimula el crecimiento de los músculos, lo que ayuda a la testosterona. El ejercicio también reducirá la grasa corporal, y la grasa corporal hace el estrógeno, lo que te induce a convertir todas tus hormonas en estrógeno, incluida la testosterona.

- A las mujeres, la testosterona nos viene de los ovarios y las glándulas suprarrenales, así que darles cariño a las suprarrenales es indispensable, así como una buena regulación de la glucosa sanguínea. Prueba Dr. Brighten's Adrenal Support.

- Come alimentos ricos en antioxidantes para proteger los ovarios y consume grasas saludables. Incorpora más aguacate, espinacas, apio, ajo, jengibre, piña, fresas, chocolate amargo, carnes rojas y abundantes grasas saludables para propiciar la producción de testosterona.

- Controla el estrés. Practica alguno de los ejercicios de mente-cuerpo recomendados en el programa, porque, mientras estés estresada, el cuerpo dirige todo a la producción de cortisol, a expensas de lo que impulsa tu libido.
- Toma vitamina D. Las deficiencias de vitamina D se asocian con niveles bajos de testosterona, de manera que tener niveles adecuados de esta es importante para su producción.
- Toma hierbas adaptógenas tales como el ginseng.
- Duerme bien.
- Ten relaciones sexuales. Debes tener orgasmos. Es una situación de úsalo o piérdelo.

Categoría F: muy poco cortisol

Tener niveles muy bajos de cortisol es señal de desregulación del eje hipotalámico-hipofisario-suprarrenal (HPA), o lo que también se conoce como «fatiga suprarrenal». Tomar hierbas y nutrientes adaptógenos para las suprarrenales es indispensable. Tu cuerpo necesita que hagas tres cosas adicionales: reducir el estrés, regular la glucosa sanguínea y ser superconsiderada contigo misma. Eso significa no volverte loca en el gimnasio tratando de bajar de peso —esto hará con las hormonas lo contrario de lo que crees— y no odiarte por no tener el empuje que tenías antes.

Es probable que no baste con centrarte en la dieta y el estilo de vida si tienes el cortisol muy bajo, en especial si te sientes muy exhausta, así que añade los suplementos del cuadro de la página 340 a tu rutina mientras estés haciendo el programa. Pero esto es lo más importante que puedes hacer:

- Tomar un buen complejo B. Necesitarás B5 para las glándulas suprarrenales, B6 para la progesterona y el estrógeno, y B1 si

tienes mucha inflamación o cólicos menstruales verdaderamente dolorosos. Considera tomar B-Active Plus by Dr. Brighten, que contiene vitaminas B activas, incluidas las que son beneficiosas para personas con las variaciones del gen MTHFR.
- Toma hierbas adaptógenas como rodiola, *Eleutherococcus*, regaliz y ginseng, que ayudan a mantener niveles saludables de cortisol. Considera tomar Adrenal Support by Dr. Brighten, pues contiene hierbas adaptógenas y vitaminas importantes para ayudar a tus hormonas a desarrollarse.
- Toma vitamina C, que ayuda muchísimo a todas tus hormonas y se ve mermada por la píldora.
- Sé considerada y bondadosa contigo, porque esto reduce la inflamación. Si te das cuenta de que estás teniendo pensamientos duros acerca de ti misma, baja el ritmo y cambia la perspectiva. Eres extraordinaria. Yo lo sé. Tú lo sabes. ¡Pues asúmelo!

Categoría G: demasiado cortisol

Si tu vida es estresante y abrumadora, o estás acumulando grasa abdominal, o te estás despertando en medio de la noche con la mente acelerada, preocupada por todas las cosas que necesitas lograr al día siguiente, o estás preocupada con todo lo que no llegaste a hacer ese día, entonces sabes cómo se siente tener niveles demasiado altos de cortisol.

Más allá de pasar revista a tus relaciones y a quién y qué te causa estrés, tienes que regular la glucosa sanguínea, y recuperar la salud de las suprarrenales y la tiroides; si no lo haces, el estrógeno y la progesterona nunca van a corregirse, y la testosterona va a hacer lo que le parezca.

Si tienes demasiado cortisol, añade los suplementos del cuadro de la página 341 a tu rutina mientras estés haciendo el programa y sigue estas prácticas alimentarias y de estilo de vida:

- Elimina las relaciones estresantes. Tal vez se vayan para siempre o tal vez no, pero ahora mismo tienes que cuidarte.

- Considera tomar adaptógenos como ashwagandha, rodiola y centella asiática (gotu kola). También puedes usar regaliz, que es antinflamatorio, pero no lo tomes si tienes hipertensión arterial. Toma Adrenal Support para ayudar al equilibrio del cortisol y reponer los nutrientes.

- ¿Te sientes nerviosa y cansada a la hora de dormir? Toma Adrenal Calm si tienes problemas para dormir o te despiertas a las 3:00 a. m. y no puedes conciliar el sueño, o si te despiertas con ansiedad por la mañana. Este suplemento es lo que te conviene. Adrenal Calm contiene fosfatidilserina, un aminoácido que ayuda a reducir el cortisol de manera natural, y nervinos, hierbas que te ayudarán a conseguir un estado de «descanso y digestión», y salir del estado de «lucha o huida». Es un dos por uno: ayuda a la salud de las suprarrenales y del sistema nervioso.

- En momentos de mucho estrés el cuerpo requiere más vitaminas B. Las mismas que la píldora ha estado mermando. Considera tomar B-Active by Dr. Brighten. En mi experiencia clínica, a las mujeres les va mejor cuando usan un complejo B además de los suplementos de hierbas.

- Toma ácidos grasos omega-3. Estos son antinflamatorios, contribuyen a la salud de la piel y contribuyen a las células a usar las hormonas.

- Busca ejercicios que te ayuden a relajarte. El yoga (no, no puedes omitir la postura del cadáver), pilates, caminar y otras formas de movimiento que son relajantes pueden hacer una verdadera diferencia.

- La meditación, la oración, los tanques de privación sensorial, la acupuntura, el masaje, y hasta una manicura y pedicura pueden ayudar a relajarte y controlar tu respuesta al estrés.

Categoría H: muy poca hormona tiroidea

Si marcaste las casillas de la categoría H, debes hacerte una prueba de función tiroidea completa porque podrías necesitar medicación para la tiroides. Tu cuerpo necesita esta hormona; esto no es negociable. Unos niveles muy bajos de hormona tiroidea pueden ponerte en riesgo de insuficiencia cardíaca congestiva en el largo plazo y sobrecarga las demás hormonas en el corto, haciéndote sentir horrible. Estamos hablando de problemas con el estado de ánimo, el metabolismo y la menstruación.

Si tienes muy poca hormona tiroidea, añade los suplementos del cuadro de la página 342 a tu rutina mientras estés haciendo el programa, y sigue estas prácticas alimentarias y de estilo de vida:

- Como ya dije, hazte una prueba de función tiroidea completa. (Ver más detalles en el capítulo 7).
- Si los resultados de los análisis clínicos y tu cuerpo indican que necesitas medicación, tómala. Puede que no necesites estos medicamentos el resto de tu vida, y podría haber una causa raíz que se pueda atender, pero tienes que ayudar a tu cuerpo de la mejor forma posible para dar marcha atrás a esa cuestión y recuperar una vida saludable. Según mi experiencia clínica, a la mayoría de las mujeres les va mejor con una hormona tiroidea deshidratada natural como Armour, Nature Throid o WP Thyroid.
- Comienza a tomar nutrientes como hierro, yodo, zinc, vitaminas B y vitamina C, que son esenciales para la producción de hormona tiroidea. Considera tomar Thyroid Support by Dr. Brighten, que aporta estos nutrientes, además de hierbas beneficiosas para optimizar la salud de la tiroides.
- Toma un multivitamínico o una vitamina prenatal. A la mayoría de las mujeres menstruantes les va mejor con una

vitamina prenatal porque pierden hierro durante la regla, y, en el momento en que dejas estas hormonas, esos niveles pueden estar bajos. Considera tomar Prenatal Plus by Dr. Brighten, que tiene un balance de selenio y yodo, junto con todos los nutrientes que la píldora estaba mermando, para ayudarte a reabastecer las reservas y optimizar la función tiroidea.

Desintoxicación hepática

Para que el hígado se recupere, deberás seguir una desintoxicación basada en el caldo de huesos, o, si eres vegetariana, una desintoxicación de proteína de guisantes. (Ten en cuenta que si tienes SIBO, no debes seguir la desintoxicación a base de proteínas de guisantes pues es probable que te hinches). Comienza la desintoxicación hepática en el día 1 del programa de 30 días y continúa hasta el día 14 (ver el Protocolo Brighten de Suplementos). Dos veces al día consumirás uno de los sobres de polvo, que es denso en nutrientes y ayuda al hígado a reponer lo perdido. Puedes añadir estos sobres a tu batido de la mañana o simplemente al agua o a una leche no láctea. También tomarás antioxidantes y aminoácidos en forma de suplementos. Los antioxidantes son antinflamatorios y ayudan al estado de ánimo, los problemas metabólicos y las reglas dolorosas; los aminoácidos también son esenciales para el buen funcionamiento del hígado. Muchas de mis pacientes toman estos suplementos a media tarde si se empiezan a sentir cansadas porque las vitaminas B les dan un impulso para seguir adelante. Vamos a hacer un buen trabajo con esta desintoxicación.

Protocolo Brighten de Suplementos*

PARA TODAS

Tipo de suplemento	Cómo se toma	Marcas recomendadas	Notas
Multivitaminas O vitamina prenatal	2 cápsulas dos veces al día 3 cápsulas dos veces al día	Dr. Brighten Women's Twice Daily Multi, Dr. Brighten Prenatal Plus, Seeking Health Prenatal, or Innate Baby and Me	Escoge un suplemento con vitaminas B activadas, tales como metilfolato, B12 (metilcobalamina) y B6 (riboflavina 5'-fosfato). No tomes ácido fólico.
Probiótico con *Lactobacillus* y *Bifidabacterium*	50 billones de CFU diarios Después del programa de 30 días, 15-20 billones de CFU diarios	Ther-Biotic Complete o Ther-Biotic Factor 4 de Klaire Labs	Si sospechas que tienes SIBO, no tomes *Lactobacillus*, y empieza con *Saccharomyces boulardii* y un probiótico que forme esporas.
Probiótico con *Saccharomyces bouldardii*	500 a 2000 mg diarios	FloraMyces de Designs for Health	Levadura beneficiosa

---

* Me mantengo informada de las investigaciones más recientes y ajusto mis fórmulas de conformidad con ellas; visita DrBrighten.com/Resources para que te mantengas al día.

Protocolo Brighten de Suplementos

PARA TODAS

Tipo de suplemento	Cómo se toma	Marcas recomendadas	Notas
Probiótico basado en esporas	½ cápsula durante 7 días 1 cápsula durante 14 días 1 cápsula dos veces al día durante 14 días 2 cápsulas dos veces al día por al menos 60 días	MegaSporeBiotic de Microbiome Labs o Dr. Brighten Mega-Spore	Comienza con una dosis baja y aumenta gradualmente para prevenir el malestar digestivo.
Omega-3	2 cápsulas una o dos veces al día	Dr. Brighten Omega Plus Nordic Naturals ProEPA Xtra	Opta por marcas que hagan análisis clínicos con terceros, empleen prácticas sustentables de pesca y verifiquen la presencia de metales pesados.
Complejo de vitamina B	1 cápsula diaria	Dr. Brighten B-Active Plus o Integrative Therapeutics Active-B Complex	Escoge un suplemento con vitaminas B activadas, tales como metilfolato, B12 (metilcobalamina) y B6 (riboflavina 5'-fosfato). No tomes ácido fólico.

Protocolo Brighten de Suplementos

DESINTOXICACIÓN HEPÁTICA DE 14 DÍAS

Tipo de suplemento	Cómo se toma	Marcas recomendadas	Notas
Suplemento en polvo para el hígado	1 sobre de mezcla para bebida dos veces al día Tomar durante los primeros 14 días del programa Repetir cada 3-4 meses si se sigue tomando la píldora	Incluido en los kits de Dr. Brighten Paleo Detox o Dr. Brighten Plant-Based Detox, o Designs for Health Vege-Cleanse	La desintoxicación basada en proteína de guisantes requiere ayuda adicional de enzimas digestivas. Estas se incluyen en el kit de Plant-Based Detox o puedes usar Designs for Health Hydrolyzyme. Los kits de Dr. Brighten contienen todos los suplementos esenciales.
Suplementos para la fase II de la desintoxicación hepática (glutamina, glicina, taurina, alfa-cetoglutarato, glutatión, metionina, ornitina)	3 cápsulas dos veces al día durante la desintoxicación de 14 días. Puede continuarse para ayuda adicional al hígado y la vesícula biliar.	Incluido en los kits de Dr. Brighten Paleo Detox o Dr. Brighten Plant-Based Detox, o Designs for Health Amino-D-Tox	

Protocolo Brighten de Suplementos

REHABILITACIÓN DEL INTESTINO

Tipo de suplemento	Cómo se toma	Marcas recomendadas	Notas
Hierbas y nutrientes para rehabilitar el intestino (L-glutamina, DGL, sábila, olmo resbaladizo, manzanilla, raíz de malvavisco, uña de gato, quercetina, carnosina de zinc, N-acetil-D-glucosamina, pectina cítrica, metilsulfonilmetano	3 cápsulas con el desayuno 4 cápsulas con la cena Tomar durante 30 a 90 días	Dr. Brighten Gut Rebuild o Xymogen GlutAloeMine	Evita la N-acetil-D-glucosamina derivada de crustáceos si tienes alergia a estos. La marca Dr. Brighten no contiene crustáceos.
Ayuda general a la digestión	2 cápsulas diarias con las comidas	Dr. Brighten Digest o Xymogen XymoZyme	Busca un suplemento con enzimas digestivas, ácido hidroclorhídrico y ácidos biliares para ayuda completa a la digestión.
Colágeno de animales alimentados con pasto	2 cucharadas dos veces al día	Great Lakes Gelatin, Bulletproof Collagen Protein o Vital Proteins Collagen Peptides	Escoge colágeno orgánico de animales alimentados con pasto y criados en libertad.

Protocolo Brighten de Suplementos

REHABILITACIÓN DEL INTESTINO

Tipo de suplemento	Cómo se toma	Marcas recomendadas	Notas
Cúrcuma	500 a 1000 mg diarios	Dr. Brighten Turmeric Boost o Integrative Therapeutics Curcumax Pro	Procura fuentes de cúrcuma biodisponibles con ingredientes activos para mejores resultados.
Probiótico *Lactobacillus* y *Bifidobacterium*	50 mil millones de UFC al día. Después del programa de 30 días, 15 a 20 mil millones de UFC al día	Klaire Labs Ther-Biotic Complete o Ther-Biotic Factor 4	Si sospechas que tienes SIBO, no tomes *Lactobacillus* y empieza con *Saccharomyces boulardii* y un probiótico que forme esporas.
Probiótico *Saccharomyces boulardii*	500 a 2000 mg al día	Designs for Health FloraMyces	Levadura beneficiosa.

CATEGORÍA A: DEMASIADO ESTRÓGENO

Tipo de suplemento	Cómo se toma	Marcas recomendadas	Notas
Cúrcuma	500 a 1000 mg diarios	Dr. Brighten Turmeric Boost o Integrative Therapeutics Curcumax Pro	Busca fuentes de cúrcuma biodisponibles con ingredientes activos para mejores resultados.
Melatonina	0,5-3 mg todas las noches	Dr. Brighten Sweet Dreams o Designs for Health Melatonin	Si cuando te despiertas te sientes atontada, tómala una hora antes de acostarte.

Protocolo Brighten de Suplementos

CATEGORÍA A: DEMASIADO ESTRÓGENO

Tipo de suplemento	Cómo se toma	Marcas recomendadas	Notas
Apoyo total a las hormonas (B6, B12, folato, DIM, extracto de brócoli, D-glucarato de calcio, extracto de té verde, cohosh negro, *Vitex*, resveratrol, magnesio, crisina)	2 cápsulas dos veces al día	Dr. Brighten Balance o Integrative Therapeutics Femtone and Indolplex with DIM	Busca un suplemento que propicie el metabolismo de los estrógenos en el hígado y el intestino.

CATEGORÍA B: MUY POCO ESTRÓGENO

Tipo de suplemento	Cómo se toma	Marcas recomendadas	Notas
Maca en polvo gelatinizado	5 g diarios, posiblemente añadidos a un batido	Gaia Herbs, Femmenessence, o Dr. Jess Hormone Master	Procura maca gelatinizada en polvo.
Cohosh negro	100 mg diarios O ½ a 1 cucharadita de tintura una o dos veces al día Usar los días 1 a 14 del ciclo, o de la luna nueva a la luna llena	Dr. Brighten Balance (2 cápsulas dos veces al día) o Wise Woman Herbals (tintura)	Hierba que apoya el estrógeno.
Vitamina E	400 UI diarias Tomar durante 30 días por lo menos	Integrative Therapeutics Vitamin·E	Busca 400 UI de d-alfa-tocoferol.

Protocolo Brighten de Suplementos

CATEGORÍA B: MUY POCO ESTRÓGENO

Tipo de suplemento	Cómo se toma	Marcas recomendadas	Notas
Bisglicinato de magnesio	300 a 600 mg diarios	Dr. Brighten Magnesium Plus o Klaire Labs Magnesium Glycinate Complex	El citrato es otra forma de magnesio que puede ayudar al estreñimiento.

CATEGORÍA C: MUY POCA PROGESTERONA

Tipo de suplemento	Cómo se toma	Marcas recomendadas	Notas
Vitex (baya de agnocasto)	200 mg diarios o 1 a 2 cucharaditas dos veces al día de los días 15 a 28 del ciclo, o de la luna llena a la luna nueva	Dr. Brighten Balance o Wise Woman Herbals	La mayoría de mis pacientes prefiere las cápsulas debido al fuerte sabor de la tintura de *Vitex*.
Vitamina C	5mL diarios liposómica o 1000 a 4000 mg vitamina C estabilizada	Designs for Health Liposomal Vitamin C o Integrative Therapeutics Buffered Vitamin C	La forma liposómica se absorbe muy bien. La vitamina C puede provocar heces blandas cuando se usa en dosis altas.

Protocolo Brighten de Suplementos

CATEGORÍA C: MUY POCA PROGESTERONA

Tipo de suplemento	Cómo se toma	Marcas recomendadas	Notas
Complejo B	1 cápsula diaria	Dr. Brighten B-Active Plus o Integrative Therapeutics Active-G Complex	Escoge un suplemento con vitaminas B activadas, tales como metilfolato, B12 (metilcobalamina) y B6 (riboflavina 5'-fosfato). No tomes ácido fólico.
Progesterona bioidéntica	Según prescrito por el médico	Bioidéntica creada en una farmacia de compuestos	La progesterona bioidéntica no es lo mismo que progestina. Recomiendo no tomar progestina debido a sus efectos secundarios.

CATEGORÍA D: DEMASIADA TESTOSTERONA

Tipo de suplemento	Cómo se toma	Marcas recomendadas	Notas
Omega-3	2 cápsulas una o dos veces al día	Dr. Brighten Omega Plus o Nordic Naturals ProEPA Xtra	Opta por marcas que hagan análisis clínicos con terceros, empleen prácticas sustentables de pesca y verifiquen la presencia de metales pesados.

Protocolo Brighten de Suplementos

CATEGORÍA D: DEMASIADA TESTOSTERONA

Tipo de suplemento	Cómo se toma	Marcas recomendadas	Notas
Apoyo integral a la testosterona (B6, vitamina D, zinc, palmera sierra, ortiga, L-glicina, L-alanina, crisina, DIM, licopeno)	2 cápsulas diarias	Dr. Brighten Saw Palmetto Plus o Integrative Therapeutics Pros-Forte	Recomiendo evaluación de producción de DHT y monitorear los síntomas.
Apoyo integral a las hormonas (B6, B12, folato, DIM, extracto de brócoli, D-glucarato de calcio, extracto de té verde, cohosh negro, *Vitex*, resveratrol, magnesio, crisina)	2 cápsulas dos veces al día	Dr. Brighten Balance o Integrative Therapeutics Femtone e Indolplex with DIM	Opta por un suplemento que propicie el metabolismo de los estrógenos en el hígado y el intestino.
Apoyo integral para las glándulas suprarrenales (vitamina C, B2, B6, ácido pantoténico, *Eleuthero*, ginseng americano, ashwagandha, rodiola, N-acetil tirosina, raíz de regaliz)	3 cápsulas en la mañana	Dr. Brighten Adrenal Support o Integrative Therapeutics HPA Adapt más Active B-Complex y vitamina C	No uses regaliz si tienes antecedentes de hipertensión.
Inositol	2 g una o dos veces al día	Designs for Health	Apoya las hormonas femeninas y propicia el sueño reparador.

Protocolo Brighten de Suplementos

CATEGORÍA E: MUY POCA TESTOSTERONA

Tipo de suplemento	Cómo se toma	Marcas recomendadas	Notas
Apoyo integral para las glándulas suprarrenales (vitamina C, B2, B6, ácido pantoténico, *Eleuthero*, ginseng americano, ashwagandha, rodiola, N-acetil tirosina, raíz de regaliz)	3 cápsulas en la mañana	Dr. Brighten Adrenal Support o Integrative Therapeutics HPA Adapt más Active B-Complex y vitamina C	No uses regaliz si tienes antecedentes de hipertensión.
DHEA (tópica)	10 a 15 mg diarios	Preparado por tu médico o Julva	Evita el contacto con personas o mascotas al aplicar la crema. Dejar de usar DHEA si desarrollas piel grasosa.

CATEGORÍA F: MUY POCO CORTISOL

Tipo de suplemento	Cómo se toma	Marcas recomendadas	Notas
Apoyo integral para las glándulas suprarrenales (vitamina C, B2, B6, ácido pantoténico, *Eleuthero*, ginseng americano, ashwagandha, rodiola, N-acetil tirosina, raíz de regaliz)	3 cápsulas en la mañana	Dr. Brighten Adrenal Support o Integrative Therapeutics HPA Adapt más Active B-Complex y vitamina C	No uses regaliz si tienes antecedentes de hipertensión.

Protocolo Brighten de Suplementos

CATEGORÍA F: MUY POCO CORTISOL

Tipo de suplemento	Cómo se toma	Marcas recomendadas	Notas
Vitamina C	5 mL diarios liposómica o 1 000 a 4 000 mg vitamina C estabilizada	Designs for Health Liposomal Vitamin C o Integrative Therapeutics Buffered Vitamin C	La forma liposómica se absorbe muy bien. La vitamina C puede provocar heces blandas cuando se usa en dosis altas.
Complejo B	1 cápsula diaria	Dr. Brighten B-Active Plus o Integrative Therapeutics Active-B Complex	Opta por un suplemento con vitaminas B activadas, tales como metilfolato, B12 (metilcobalamina) y B6 (riboflavina 5'-fosfato). No tomes ácido fólico.

CATEGORÍA G: DEMASIADO CORTISOL

Tipo de suplemento	Cómo se toma	Marcas recomendadas	Notas
Apoyo integral para las glándulas suprarrenales (vitamina C, B2, B6, ácido pantoténico, *Eleuthero*, ginseng americano, ashwagandha, rodiola, N-acetil tirosina, raíz de regaliz)	3 cápsulas en la mañana	Dr. Brighten Adrenal Support o Integrative Therapeutics HPA Adapt más Active B-Complex y vitamina C	No uses regaliz si tienes antecedentes de hipertensión.

Protocolo Brighten de Suplementos

CATEGORÍA G: DEMASIADO CORTISOL

Tipo de suplemento	Cómo se toma	Marcas recomendadas	Notas
Fórmula integral para bajar el cortisol (Vitaminas C, B1, B2, B6, B12, ácido pantoténico, magnesio, taurina, L-teanina, limoncillo, flor de la pasión, valeriana, ashwagandha, fosfatidilserina)	3 cápsulas al acostarte	Dr. Brighten Adrenal Calm o Wise Woman Herbals Valerian Compound, más Designs for Health Phosphatidylserine Powder, Vitamin C y B-Supreme	Estas hierbas propician un sistema nervioso calmado.
Complejo B	1 cápsula diaria	Dr. Brighten B-Active Plus o Integrative Therapeutics Active-B Complex	Opta por un suplemento con vitaminas B activadas, tales como metilfolato, B12 (metilcobalamina) y B6 (riboflavina 5'-fosfato). No tomes ácido fólico.
Vitamina C	5 mL diarios liposómica o 1000 a 4000 mg vitamina C estabilizada	Designs for Health Liposomal Vitamin C o Integrative Therapeutics Buffered Vitamin C	La forma liposómica se absorbe muy bien. La vitamina C puede provocar heces blandas cuando se usa en dosis altas.

Protocolo Brighten de Suplementos

CATEGORÍA H: MUY POCA HORMONA TIROIDEA

Tipo de suplemento	Cómo se toma	Marcas recomendadas	Notas
Fórmula de apoyo integral a la tiroides (vitamina A, B2, yodo, zinc, selenio, cobre, manganeso, cromio, N-acetiltirosina, ginseng americano, extracto de forskolina)	2 cápsulas diarias	Dr. Brighten Thyroid Support	Nunca tomar yodo nada más como suplemento sin acompañar de selenio o consultar con el médico.
Apoyo integral para las glándulas suprarrenales (vitamina C, B2, B6, ácido pantoténico, *Eleuthero*, ginseng americano, ashwagandha, rodiola, N-acetil tirosina, raíz de regaliz)	3 cápsulas en la mañana	Dr. Brighten Adrenal Support o Integrative Therapeutics HPA Adapt más Active B-Complex y vitamina C	No uses regaliz si tienes antecedentes de hipertensión.
Omega-3	2 cápsulas una o dos veces al día	Dr. Brighten Omega Plus o Nordic Naturals ProEPA Xtra	Opta por marcas que hagan análisis clínicos con terceros, empleen prácticas sustentables de pesca y verifiquen la presencia de metales pesados.

Dieta del Protocolo Brighten de 30 días

Si recuerdas, los principales alimentos inflamatorios que deberás eliminar son el gluten y los cereales, los lácteos, la soya, el azúcar, la cafeína, el alcohol y las grasas inflamatorias. Sigue los planes de alimentación y las recetas todos los días para asegurarte de que nutres el cuerpo con las verduras, grasas y proteínas correctas. He diseñado estos planes de comidas específicamente para incorporar alimentos que ayuden al intestino, y, durante la primera mitad del programa, opciones que beneficien al hígado. No olvides tomar mucha agua, especialmente durante las primeras dos semanas, cuando estarás en el proceso de desintoxicación. Toma el equivalente a la mitad de tu peso corporal en onzas fluidas [o mililitros] todos los días y 20 onzas [500 mL] adicionales durante la desintoxicación.

Seed cycling (ciclo de semillas)

Las semillas pueden actuar sobre tus hormonas y corregir o eliminar períodos irregulares o abundantes, el síndrome premenstrual, la infertilidad, y los síntomas de la perimenopausia y la menopausia. Te concentrarás en semillas específicas durante la primera mitad de tu ciclo para elevar el estrógeno, y otras semillas en la segunda mitad para elevar la progesterona, y así apoyar los ritmos hormonales naturales. Para hacer el ciclo de semillas, añade lo siguiente a tu alimentación (sigue el ciclo lunar si no tienes regla):

- Día 1 al 14 (desde la luna nueva hasta la luna llena): Durante la fase folicular, necesitas más estrógeno para engrosar el revestimiento uterino. Ingiere 2 cucharadas de semillas de lino recién molidas y semillas de calabaza todos los días para elevar el nivel de estrógenos.

Tu cuadro personal de suplementos

Anota en este cuadro los suplementos específicos que vas a tomar para tus necesidades particulares:

	Tipo de suplemento	Dosis	Marca
Mañana			
Tarde			
Noche			

- Día 15 al 30 (desde la luna llena hasta la luna nueva): Durante la fase lútea, el cuerpo lúteo (lo que queda después que el óvulo se desprende) comienza a liberar progesterona, lo que ayuda a engrosar el revestimiento uterino en preparación para la implantación. (No tienes que preocuparte si no quieres un bebé; las semillas siempre te vienen bien). Ingiere 2 cucharadas de semillas de ajonjolí (sésamo) recién molidas y semillas de girasol todos los días para aumentar la producción de progesterona.

Puedes hacer el ciclo de semillas siguiendo el ciclo lunar aunque no estés menstruando o si tomas la píldora. (En la página 309 encontrarás más información sobre la luna).

El plan de 30 días

He incluido un día de ejemplo del programa para que lo sigas el día 1 (con las prácticas de estilo de vida, suplementos, etc.). Repetirás esta rutina el resto de los días del programa, excepto que las comidas cambiarán. Te he proporcionado planes de alimentación que incluyen recetas rápidas y fáciles de preparar, y son deliciosas también. Estas comidas están diseñadas para optimizar las hormonas y desintoxicar el sistema, además de aumentar tu energía. Ten en cuenta que, ya que las comidas son suficientes para más de una porción, te comerás las porciones restantes en días subsiguientes. Adapta este programa a tu desequilibrio hormonal particular y asegúrate de incluir los sobres de desintoxicación hepática y los suplementos desde el día 1 hasta el día 14.

Día 1 - Modelo

EN LA MAÑANA

- Cuando te despiertes, tómate la temperatura si estás usando el método de reconocimiento de la fertilidad. Respira hondo cinco veces, luego exponte a la luz natural abriendo las cortinas o saliendo afuera cinco minutos por lo menos. Si puedes poner los pies descalzos en el suelo y hacer un poco de *earthing*, o «conexión a tierra», aún mejor. También puedes adquirir un reloj despertador de luz natural, lo que te ayudará a exponerte a una luz que es similar a la del sol.
- Toma de 8 a 16 onzas [de un cuarto de litro a medio litro] de agua tibia con limón.
- Lee tu diario. Toma cinco minutos para realizar algún tipo de práctica de relajación, como meditar, orar, trabajar la respiración, hacer yoga o HeartMath para establecer tu tono parasimpático del día. Anota en tu diario cualquier experiencia que hayas tenido durante la práctica de relajación.
- Muévete durante diez minutos. Busca una aplicación de yoga o un video de Pilates en YouTube —o cualquier que sea tu preferencia— y mueve el cuerpo.

- Consulta tu calendario para ver qué día es en el ciclo lunar/menstrual.
- Prepárate para tomar nota de los signos y síntomas que tu cuerpo te está manifestando.

DESAYUNO

- Comienza el día con un batido matutino de matcha (página 393). (Puedes prepararlo la noche antes y así tener algo para llevar).
- Toma los suplementos: un multivitamínico o una vitamina prenatal, un complejo B, probióticos y omega-3, más los suplementos específicos para tu desequilibrio hormonal. En este primer día, toma además el sobre matutino de polvo Paleo o Plant-Based Detox.

A MEDIA MAÑANA

- Toma una bebida tibia, como el tónico revitalizante de raíces para el hígado (página 407).

ALMUERZO

- Come una ensalada de col rizada con pesto de alcachofas y cilantro (página 411). Toma los suplementos del almuerzo.
- Después del almuerzo, pasea durante diez minutos o ejercítate de alguna otra forma.

EN LA TARDE

- Recuerda qué semilla debes comer como parte de tu ciclo de semillas y, como merienda de la tarde, come una trufa de linaza y calabaza (página 401), o una galleta de girasol y agua de rosas (página 403).

Prácticas para reducir el estrés

Las siguientes herramientas te pueden ayudar a controlar tu respuesta al estrés y equilibrar tus hormonas durante el programa. Cuidarse no es ser egoísta; es esencial para la salud.

- ☐ **Medita.** Toma cinco minutos todos los días para sintonizarte con la respiración, tu cuerpo y tus pensamientos. Deja ir los pensamientos que ya no te sirven y establece las intenciones del día. Incorpora la respiración profunda para implicar el aspecto de «descanso y digestión» del sistema nervioso. Prueba una clase de meditación o consigue un dispositivo como Muse para ayudarte a dominar tu práctica.

- ☐ **Respira hondo.** Intenta hacer de cincuenta a cien respiraciones purificadoras a lo largo del día, tratando de producir una exhalación más larga para ayudar a nutrir el sistema nervioso parasimpático (el de «descansar y digerir»). Configura la alarma de tu teléfono inteligente para que te recuerde hacer esto cada hora y al comienzo y final de cada día. La respiración profunda relajará tu mente y ayudará a los pulmones a eliminar los deshechos metabólicos.

- ☐ **Lleva un diario de agradecimiento.** Todas las noches anota las tres cosas por las que estás agradecida y establece tu intención para el día siguiente, anotándola también. Al despertar a la mañana siguiente, toma cinco respiraciones profundas y luego lee tu diario antes que nada, fijándote en la intención que estableciste la noche anterior. Esto asegura que eres dueña de tu día y que tú decides el resultado.

- ☐ **Monitorea tu progreso.** Felicítate por tus logros durante el programa y observa dónde te desviaste del camino. Reserva unos minutos al final del día para anotar las dificultades que has encontrado, junto con los cambios físicos y emocionales que has notado. ¿Cómo te sientes? ¿Cómo está tu estado de ánimo? ¿Estás menos irritable o más energizada? ¿La piel se ve mejor? ¿Te sientes menos hinchada? Es importante que celebres los efectos positivos que tienen estos cambios en tu cuerpo.

- [ ] **Visualiza.** Puedes hacer un *vision board* o tablero de visión, o cerrar los ojos, pensar en tus metas y luego visualizar lo que sentirás al alcanzarlas. Esta práctica no solo te mantendrá motivada, sino que además disminuirá tu estrés y te ayudará a organizarte, cosas que a las hormonas les encantan.
- [ ] **Reza.** Cultiva tu práctica espiritual con la oración si eso te parece bien.
- [ ] **Practica la conciencia plena.** Enfócate en estar presente y observar lo que te rodea sin juzgar durante solo cinco minutos diarios. Esto puede ayudar a reducir la ansiedad, el estrés y la depresión.
- [ ] **Busca tu lugar feliz.** Visualiza un momento o lugar que te hace feliz. Involucra todos tus sentidos. Recuerda los olores que te rodeaban, lo que comías, la sensación de la brisa tibia en la piel. Usa la imaginación para dar un viaje virtual cuando te sientas superestresada. Si en este momento no puedes irte de vacaciones a la playa como habías soñado, puedes pretender que estás ahí y experimentar algunos de los beneficios de la relajación.
- [ ] **Descansa en un tanque de deprivación sensorial.** Sumergir el cuerpo en un tanque de flotación puede ser profundamente relajante.
- [ ] **Date masajes, acupuntura o reiki.** Todas estas prácticas pueden ser formas excelentes de consentirte y reducir el estrés.
- [ ] **Date una manicura y pedicura.** Reservar tiempo para cuidarnos es de verdad importante cuando tratamos de reducir el es-

trés, por no hablar de los masajes relajantes que por lo general acompañan el mani-pedi.

- **Baila.** Ve a bailar con tu tribu. Esta es una gran manera de desahogarte y moverte a la vez.
- **Juega.** Saca tiempo para jugar, por tu cuenta, con tu mascota o con una amiga o amigo. Haz algo divertido todos los días. Nutre a tu niña interior, que quiere divertirse. La risa es esencial para el manejo del estrés y la salud del corazón.
- **Practica algún arte.** Pinta, dibuja, esculpe, cose, teje o dedica tiempo a la actividad creativa que te guste. Cuando te desconectas realizando actividades creativas, el estrés se reduce porque la mente está enfocada en la actividad en lugar de la lista de cosas pendientes.
- **Ten sexo.** Sabías que esto venía, ¿no? Los orgasmos son buenos para tu salud y una gran manera de liberarnos del estrés, así que intenta tener uno por semana, por lo menos, durante el programa.

- Si necesitas una bebida tonificante por la tarde, es un buen momento para tomar un té de hierbas o un elixir de setas (mira los «Sustitutos del café» de la página 166) o toma más agua.
- Dependiendo de la actividad física del día hasta el momento, haz diez o veinte minutos de Pilates, yoga, natación, trote, juego con tus hijos, levantamiento de pesas, entrenamiento de intervalos de alta intensidad, *hula-hoop* o cualquier otro ejercicio que te guste.

LA CENA

- Come pollo asado con hierbas y especias (página 434) con brócoli al vapor.
- Toma la multivitaminas o la vitamina prenatal, probióticos, omega-3 y cualquier otro suplemento de la tarde, más el polvo Paleo o Plant-Based Detox.
- Si deseas, haz esta tu noche de la semana para pasar a la luz de las velas, y ¡enciéndelas!

EN LA NOCHE

- Por lo menos dos horas antes de acostarte a dormir, ponte los lentes color ámbar; si vas a trabajar en una computadora, asegúrate de que tienes la opción de usar Night Shift para bloquear la luz azul o f.lux.
- Antes de ir a la cama, relájate con meditación, respiración profunda, visualización o tu diario.
- Toma un té relajante, sin cafeína, o leche dorada enriquecida (ver el recuadro).

Leche dorada enriquecida

Me gusta usar la leche dorada enriquecida (la receta está en la página 405) de noche porque es una combinación de cúrcuma, grasa y colágeno, y ese colágeno es rico en glicina, que te ayudará a sentir bien y relajada al acostarte a dormir. El efecto antiinflamatorio de la cúrcuma propicia niveles saludables de cortisol, y la grasa ayudará al cuerpo a sentirse saciado, así que no sufrirás de un aumento súbito de la glucosa en la sangre. Si eres una de esas personas que a menudo se despierta entre las 2 y las 4 a. m., tomar esta bebida dos horas antes de acostarte puede cambiarte el patrón de sueño en tres a cinco días.

A LA HORA DE DORMIR

- Recuerda oscurecer tu dormitorio antes de ir a dormir y mantener la temperatura por debajo de 70 grados Fahrenheit (21°C), además de apagar todos los dispositivos electrónicos.
- Duerme por lo menos ocho horas. Si tus hijos o mascotas te despiertan con frecuencia durante la noche, procura usar una linterna de cabeza de luz roja o una lámpara de sal rosa del Himalaya para evitar trastornar tu melatonina.

Día 2

Desayuno: piña colada purificadora (página 394).

Almuerzo: ensalada de col rizada con pesto de alcachofas y cilantro (sobras) con pollo asado con hierbas y especias (sobras).

Cena: salteado picante de zanahoria y col con sésamo.

Día 3

Desayuno: batido matutino de matcha (página 393)

Almuerzo: rollitos de pollo y mango con salsa de curry dorado (página 423).

Cena: salmón con salsa de curry rojo (página 426) servido sobre arroz de coliflor o con una ensalada verde.

Día 4

Desayuno: piña colada purificadora (página 394).

Almuerzo: salmón con salsa de curry rojo (sobras) con ensalada de espinacas.

Cena: rollitos de pollo y mango con salsa de curry dorado (sobras).

Día 5

Desayuno: batido revitalizante de remolacha y cítricos (página 395).

Almuerzo: ensalada de repollo tricolor (página 415).

Cena: salteado picante de zanahoria y col con sésamo (sobras).

Día 6

Desayuno: batido cremoso de fresas y coliflor (página 391)

Almuerzo: ensalada de repollo tricolor (sobras).

Cena: camarones al ajillo con arroz de coliflor al chile y lima (página 419).

Día 7

Desayuno: batido revitalizante de remolacha y cítricos (página 395).

Almuerzo: ensalada de col china tierna con miso de garbanzo (página 408) y camarones al ajillo (sobras).

Cena: pescado a la plancha con tomates y alcaparras (página 429).

Día 8

Desayuno: batido cremoso de fresas y coliflor (página 391).

Almuerzo: ensalada de col china tierna con miso de garbanzo y pescado a la plancha (sobras).

Cena: tabulé de coliflor (página 410) con proteína a elegir o rodajas de aguacate.

Día 9

Desayuno: batido depurativo de zanahoria con especias (página 394).

Almuerzo: tabulé de coliflor (sobras).

Cena: frituras de sardina (página 427) con ensalada verde.

Día 10

Desayuno: batido revitalizante de limón y frutos del bosque (página 392).

Almuerzo: ensalada de remolacha para limpiar el hígado (página 412).

Cena: pollo asado con hierbas y especias (página 434) con arroz de coliflor.

Día 11

Desayuno: batido depurativo de zanahoria con especias (página 394).

Almuerzo: frituras de sardina (sobras) con ensalada de remolacha para limpiar el hígado (sobras).

Cena: sopa de pollo tailandesa con limoncillo (página 422; usar sobras de pollo asado con hierbas y especias).

Día 12

Desayuno: batido revitalizante de limón y frutos del bosque (página 392).

Almuerzo: pollo asado con hierbas y especias (sobras) con brócoli al vapor.

Cena: minihamburguesas de cordero estilo mediterráneo (página 425).

Día 13

Desayuno: batido matutino de matcha (página 393).

Almuerzo: minihamburguesas de cordero estilo mediterráneo (sobras).

Cena: sopa de pollo tailandesa con limoncillo (sobras).

Día 14

Desayuno: piña colada purificadora (página 394).

Almuerzo: fideos de calabacín estilo tailandés con salsa de almendras y cítricos (página 414).

Cena: salmón empanizado con almendras y mostaza de Dijon (página 418) con arroz de coliflor o una ensalada verde.

Día 15

Desayuno: batido cremoso de coliflor y fresas (página 391).

Almuerzo: salmón empanizado con almendras y mostaza de Dijon (sobras) con ensalada verde.

Cena: fideos de calabacín estilo tailandés con salsa de almendras y cítricos (sobras).

Día 16

Desayuno: tortillas individuales de shiitake y estragón (página 397).

Almuerzo: ensalada de col rizada con pesto de alcachofas y cilantro (página 411).

Cena: hamburguesas de pavo y calabacín (página 435) con verduras de hoja.

Día 17

Desayuno: batido matutino de matcha (página 393).

Almuerzo: hamburguesas de pavo y calabacín (sobras) con verduras de hoja.

Cena: col rizada con pesto de alcachofas y cilantro (sobras).

Día 18

Desayuno: tortillas individuales de shiitake y estragón (sobras).

Almuerzo: ensalada de repollo tricolor (página 415) con proteína a elegir.

Cena: camarones al ajillo con arroz de coliflor al chile y lima (página 419).

Día 19

Desayuno: piña colada purificadora (página 393).

Almuerzo: camarones al ajillo con arroz de coliflor al chile y lima (sobras).

Cena: salmón al curry rojo (página 425) con brócoli al vapor.

Día 20

Desayuno: salteado matutino de coles de Bruselas (página 396).

Almuerzo: ensalada de repollo tricolor (sobras).

Cena: bacalao al jengibre (página 420) con col china al vapor.

Día 21

Desayuno: batido revitalizante de remolacha y cítricos (página 395).

Almuerzo: tabulé de coliflor (página 410).

Cena: salmón al curry rojo (sobras) con ensalada verde.

Día 22

Desayuno: salteado matutino de coles de Bruselas (sobras).
Almuerzo: tabulé de coliflor (sobras).
Cena: bacalao al jengibre (sobras) con acelgas salteadas.

Día 23

Desayuno: batido cremoso de fresas y coliflor (página 391).
Almuerzo: ensalada de remolacha para limpiar el hígado (página 412).
Cena: bac (página 420) con ensalada verde.

Día 24

Desayuno: tortitas de calabaza dulce para el desayuno.
Almuerzo: filete de falda marinado en cítricos (sobras) con ensalada de remolacha para limpiar el hígado (sobras).
Cena: pollo asado con hierbas y especias (página 434) con brócoli al vapor.

Día 25

Desayuno: batido depurativo de zanahoria con especias (página 394).
Almuerzo: rollitos de pollo y mango con curry dorado (página 423).
Cena: salmón empanizado con almendras y mostaza Dijon (página 418) con ensalada verde.

Día 26

Desayuno: tortitas de espinaca y salvia para el desayuno (página 399).
Almuerzo: salmón empanizado con almendras y mostaza de Dijon (sobras) con ensalada verde.
Cena: albóndigas de pavo en salsa tikka masala (página 432) con arroz de coliflor.

Día 27

Desayuno: tortitas de zanahoria dulce para el desayuno (sobras).
Almuerzo: rollitos de pollo y mango con curry dorado (sobras).
Cena: minihamburguesas de cordero estilo mediterráneo (página 425).

Día 28

Desayuno: batido revitalizante de limón y frutos del bosque (página 392).
Almuerzo: minihamburguesas de cordero estilo mediterráneo (sobras).
Cena: albóndigas de pavo en salsa tikka masala (sobras).

Día 29

Desayuno: tortitas de espinaca y salvia para el desayuno (sobras).
Almuerzo: frituras de sardinas (página 427) con ensalada verde.
Cena: fideos de calabacín estilo tailandés con salsa de almendra y cítricos (página 414).

Día 30

Desayuno: batido matutino de matcha (página 393).
Almuerzo: fideos de calabacín estilo tailandés con salsa de almendra y cítricos (sobras).
Cena: frituras de sardinas (sobras) con arroz de coliflor.

La fase de transición: cómo reintroducir comidas

¡Felicidades! Has completado el programa de 30 días. ¡Eso es, chica! Estoy muy orgullosa de ti y entusiasmada con tu transición a un estilo de vida que cuida las hormonas. Después de completados los 30 días del programa, el próximo paso será reevaluar tu experiencia y síntomas hormonales. Tomarás el cuestionario hormonal de nuevo para descubrir qué mejoró durante los 30 días y que áreas hay que atender todavía. Compara los resultados con los del primer cuestionario que hiciste antes de comenzar el programa y fíjate si hay cambios; luego, reevalúa tus síntomas. ¿Marcaste menos casillas en una determinada categoría después de los 30 días? Si no ves un cambio grande en las hormonas, *no* te desanimes. Si bien la mayoría de las personas experimentan una mejoría en los síntomas, algunas mujeres necesitan que pase un ciclo menstrual completo antes de ver cambios significativos.

Recuerda que alterar tus hormonas y ver cambios notables puede tomar un par de meses. Continúa con este estilo de alimentación para que sigas progresando. El síndrome posanticonceptivos dura, en promedio, de cuatro a seis meses en la mayoría de las mujeres, así que es lógico que tu cuerpo necesite apoyo durante ese tiempo.

Después de los 30 días, comenzarás la fase de reintroducción de alimentos: volverás a comer algunos de esos alimentos que eliminaste durante el programa para que puedas descubrir cómo te afectan. La reintroducción es la parte favorita del programa; reintroducir las comidas que te gustan y que has estado echando de menos puede ser muy satisfactorio. Además, puede añadir más variedad a tu alimentación, pero solo si te hacen bien.

A medida que avances en la reintroducción de alimentos, no abandones ninguno de los buenos hábitos de alimentación que habrás adquirido en el programa. Por ejemplo, las grasas saludables (como el aguacate, el aceite de aguacate, el aceite de oliva y el aceite de nuez macadamia) son la columna vertebral de tus hormonas; no puedes fabricar hormonas sin grasas. Continúa comiendo verduras en abundancia, pues estas sustentarán el hígado según vayas adelantando en la reintroducción de alimentos. En lo que respecta a los cereales y el gluten, los lácteos, el azúcar, la cafeína, el alcohol y las grasas inflamatorias, debido a que son los alimentos más reactivos para la mayoría de las mujeres con desequilibrio hormonal, los reintroducirás uno a la vez, con algunos días de intervalo, para probar si estos alimentos te sientan bien.

Comienza la fase de reintroducción con la cafeína, luego los lácteos, luego la soya y después los cereales, uno a la vez. Reintroduce el café primero porque (1) es probable que tengas ansias de tomarlo y (2) vas a saber muy pronto si te sienta bien. Reintroducir proteínas como los lácteos y la soya, que son alérgenos importantes, puede empeorarte, sin duda; y puede que esos síntomas no desaparezcan por varias semanas. Si tienes acné, espera tres a seis meses antes de reintroducir los lácteos. Y si vas a reintroducir la soya, mejor que sea orgánica. No quieres jugar con los transgénicos. No reintroduzcas grasas inflamatorias; nunca son buenas para el cuerpo y no tiene sentido incluirlas de nuevo en tu dieta. ¡Estás aquí para ganar, chica!

¿Y el azúcar y el alcohol? ¿De verdad quieres reintroducirlos? Está bien, quizás *quieras*, pero te diré por qué debes reconsiderar. Un trago nada más puede provocar un desequilibrio del estrógeno y la progesterona. Debido a la presión que ejercen el azúcar, así como el alcohol, en todo el sistema, estas comidas pueden contribuir al desequilibrio hormonal y aumentar la inflamación, por no hablar del trastorno a la glucosa sanguínea. Siempre que hay un desequilibrio en la glucosa sanguínea, hay problemas con las hormonas. Las fluctuaciones crean un caos hormonal en el cuerpo que impide que te sientas bien. Así que ten cuidado con el azúcar. Si vas a reintroducirla, aléjate del jarabe de maíz con alto contenido de fructosa o cualquier otra azúcar procesada. Si vas a reintroducir el alcohol, recomiendo que tomes un trago y observes tus síntomas durante toda la semana. Con frecuencia les pido a las mujeres que monitoreen todo un ciclo menstrual sin alcohol, y que luego lo reintroduzcan en su siguiente ciclo y observen sus síntomas. A menudo los períodos se ponen más difíciles cuando el hígado está sobrecargado con cosas como el alcohol. Así que ten cuidado y quizás debas tratar el azúcar y el alcohol como lujos, no como algo cotidiano. Además, no recomiendo que se reintroduzca el alcohol si se tiene dominancia estrogénica. ¿Quiere esto decir que nunca podrás beber? ¡Por supuesto que no! Pero sí significa que cuando asistas a una fiesta, evento u otra función social y te sientas inclinada a darte un trago, probablemente tu cuerpo se recupere y recalibre más rápidamente.

Para que tengas éxito en el proceso de reintroducción, toma un alimento a la vez, monitorea, observa y rota. Por ejemplo, al reintroducir productos lácteos, cómelos dos a cuatro veces en un día y luego no los comas en los dos días siguientes. Espera y observa los síntomas, y sé paciente. Monitorea tus síntomas con el «Registro de síntomas al reintroducir alimentos» (página 363). ¿Qué debes buscar? El retorno de cualquier problema previo, así como nuevos síntomas. Cualquier síntoma que haya desaparecido durante el plan de 30 días no debe regresar. Si eso sucede, debes eliminar esa comida de tu dieta de inmediato, y recomiendo que la elimines durante tres meses, por lo menos, para darle tiempo al cuerpo a recalibrarse. Después, podrás reintroducirla de nuevo para ver si tu cuerpo la maneja de manera distinta. La excepción que veo en mi práctica es el gluten. Si reintroduces el gluten y tienes síntomas, puede que sea un alimento al que tengas que decir adiós para siempre.

¿Cuáles son los síntomas de una intolerancia alimentaria? Puedes experimentar una gama de reacciones, desde dolores de cabeza y problemas digestivos como estreñimiento, acidez, hinchazón o diarreas, hasta problemas de la piel como acné o erupciones. Sentirse hinchada o fatigada después de comer, observar cambios en el estado de ánimo o problemas con el sueño también pueden ser señales de una into-

Síntomas comunes de intolerancia alimentaria

Acné	Hinchazón	Dolor en el cuerpo
Tos	Mareos	Agotamiento
Dolores de cabeza	Acidez	Indigestión
Cambios en el estado de ánimo	Erupciones en la piel	Congestión nasal
Problemas de sueño	Retención de líquidos	

lerancia alimentaria. Mientras peor te sientas después de comer ese alimento y mientras más duren los síntomas, más debes esperar antes de intentar reintroducirlo. Sigue adelante con la reintroducción cuando los síntomas hayan desaparecido y te sientas relativamente normal otra vez.

Cuando hayas tenido éxito con la reintroducción de un alimento, cómelo de forma rotatoria no más de cuatro días a la semana. Esta rotación es para que no desarrolles una intolerancia alimentaria por comerlo demasiado. En esencia, debes crear el hábito de no consumir los mismos alimentos todos los días. Se trata de encontrar qué le sienta bien a *tu* cuerpo, de descubrir los alimentos que te van mejor y los que no te funcionan bien en este momento.

La vida después del Programa Brighten de 30 días

¿Ha cambiado la talla de tus vestidos o los *jeans* te quedan mejor? ¿Notas que el período es más llevadero, que has tenido menos có-

Registro de síntomas al reintroducir alimentos

Esta es una oportunidad de convertirte en tu propia detective de la salud en lo que respecta a tu alimentación. Recuerda reintroducir solo un alimento nuevo cada vez. El día 1 de la reintroducción, come ese alimento de dos a cuatro veces el mismo día. Deja de comerlo y espera tres días para ver si tienes una reacción. Monitorea tu reacción cada día y anota los síntomas en el registro. Si no tienes reacción al alimento, puedes mantenerlo en tu plan alimentario y continuar con la reintroducción del siguiente. Si no estás segura de si tuviste una reacción, vuelve a probar el mismo alimento de la misma manera. Si tienes una reacción, elimínalo de tu dieta y reintrodúcelo más adelante.

	Día 1	Día 2	Día 3	Día 4
Comida				
Cambios en la digestión o evacuación				
Dolores musculares o en las articulaciones				
Dolor o presión en la cabeza				
Congestión nasal o en el pecho				
Cambios en la micción				
Piel				
Nivel de energía				
Sueño				

Registro de síntomas al reintroducir alimentos

SPM				
Estado de ánimo				
Cólicos				
Otros síntomas				

licos o que ya no sufres de dolores de cabeza hormonales? ¿Estás experimentando menos agotamiento, más energía y un sueño más reparador? ¿La piel se ve mejor? ¿Cómo se ve el pelo? ¿Sientes que la digestión está mucho mejor y que tienes menos antojos? ¿Te has librado del estreñimiento, la hinchazón, los gases o la diarrea? ¿Ha mejorado tu estado de ánimo? ¿Estás menos deprimida, ansiosa o irritable? ¿Estás manejando el estrés mucho mejor y usas las herramientas de mente-cuerpo para dominar tu respuesta a él? ¿Tu libido ha salido de su escondite? ¿Qué se ha resuelto? Ahora que has terminado el programa de 30 días, reflexiona sobre cómo te sientes y felicítate. Piensa sobre lo que ha mejorado y lo que todavía necesita mejorar, así como el estilo de vida que quieres continuar.

Si sientes que necesitas apoyo mientras haces un programa de reprogramación de hormonas como el Programa Brighten de 30 Días, ya sea durante el programa o después de los 30 días, atiende eso. Puedes trabajar conmigo o con mis profesionales en nuestra clínica, o visitar nuestra comunidad en línea y aprovechar los recursos que se encuentran allí para apoyarte en tus fases siguientes (visita DrBrighen.com/Resources).

Espero que ahora te sientas más empoderada para hacerte cargo de tu salud, investigar la causa raíz de tus síntomas y tomar las decisiones que más te convienen a ti. ¡Brindemos por las hormonas felices!

CAPÍTULO 13

OTROS MÉTODOS ANTICONCEPTIVOS

Quiero comenzar este capítulo reconociendo que la única persona que de verdad entiende tu cuerpo y sus necesidades eres *tú*. Tú eres la única que puede determinar si los beneficios de tomar la píldora superan los riesgos. Si he hecho bien mi trabajo, este libro te habrá proporcionado la información que necesitas para tomar esa decisión.

Creo que los médicos deben enseñarles a las mujeres cómo funcionan sus hormonas, y ayudarlas a entender qué signos y síntomas son importantes. Un método que recomiendo que aprendan todas las mujeres es el método de reconocimiento de la fertilidad (FAM, en inglés). Sin embargo, muchas personas —doctores y doctoras, entre ellos— tienden a descartar este método porque sostienen que las mujeres son demasiado haraganas o que se confunden muy fácilmente con el funcionamiento de sus cuerpos para usarlo con éxito. No estoy de acuerdo. De hecho, los datos muestran que *una de cada cinco* mujeres desea saber más acerca del FAM, por lo que lo presento en este capítulo y explico cómo usarlo. Pienso que las mujeres tienen muchísimos motivos para comprender su cuerpo y evitar el embarazo. Pero más allá de evitar el embarazo, el FAM es una herramienta valiosa para todas las mujeres que se esfuerzan por dominar sus hormonas. Lamentablemente, muchas no aprenden todos los detalles de su ciclo hasta que buscan embarazarse y quieren identificar cuándo ovulan.

Reconozcamos que aunque tu doctor te pueda haber dicho que la píldora es la manera más segura de evitar el embarazo, no es 100 por ciento eficaz. Si examinamos el uso normal de la píldora anticonceptiva, es decir, cómo se toma generalmente, que no es a la misma hora todos los días —a veces no la tomamos, a veces tenemos dolor de estómago, a veces diarrea, y a veces la tomamos accidentalmente con alcohol (bueno, quizás no sea accidentalmente)—, la píldora anticonceptiva tiene un 91 por ciento de eficacia, lo que quiere decir que 9 de cada 100 mujeres que la toman quedan embarazadas. Todas estas variables afectan la absorción y el funcionamiento de la píldora anticonceptiva, por no hablar de las interacciones con otros medicamentos. Y a pesar de todos los métodos anticonceptivos hormonales que tenemos, casi la mitad de todos los embarazos en Estados Unidos en 2011 no fueron buscados, según un estudio publicado en la *New England Journal of Medicine*.

¿Estás lista para dejar la píldora? Si la respuesta a esa pregunta es sí, en este capítulo encontrarás una mirada abarcadora a los métodos alternativos de prevención del embarazo. No estoy sugiriendo que cualquiera de estos métodos funcione para todas las mujeres, pero vale la pena explorar estas alternativas no hormonales para entender cuál es la mejor para ti.

El método de reconocimiento de la fertilidad (FAM)

El FAM es un método anticonceptivo no hormonal que está diseñado para enseñarte a reconocer los signos de la ovulación a partir de las señales del cuerpo. Se basa en los siguientes conceptos:

- El ovario libera un solo óvulo en cada ciclo menstrual.
- El óvulo vive no más de veinticuatro horas.

En este capítulo

- Cómo usar el método de reconocimiento de la fertilidad (FAM)
- Cuán eficaces son los métodos anticonceptivos no hormonales
- Aclaremos confusiones sobre los preservativos
- Cómo funcionan los diafragmas y las esponjas
- ¿Es legítimo el método de retirada?

- Los espermatozoides son criaturitas pacientes que se quedan por ahí esperando varios días con el propósito de fecundarte. Pueden vivir cinco o seis días en el útero.
- Si haces la suma, verás que eres potencialmente fértil por un máximo de ocho días del ciclo (aunque lo más común es seis).

Si no estás buscando entrar en el negocio de hacer bebés en el corto plazo, tendrás que usar otro método anticonceptivo o abstenerte de las relaciones sexuales durante la ventana ovulatoria de ocho días, que comienza alrededor de seis días antes de la ovulación, incluye el día de la ovulación, y el día después. Algunos métodos amplían ese lapso a más de ocho días a fin de reducir el riesgo de embarazo. Para asegurar que no hay posibilidad de quedar embarazadas, la mayoría de las personas optan por usar un preservativo u otro método de contracepción en estos días.

Aunque pienses que el FAM no es para ti, por lo menos considera usarlo como forma de conocer tu cuerpo y sus ritmos internos. Así te capacitarás para identificar dónde debes hacer cambios para lograr la armonía hormonal en tu cuerpo y en tu vida.

¿El FAM en realidad funciona?

Puede que seas escéptica respecto a la eficacia del método de reconocimiento de la fertilidad (FAM). Si estás acostumbrada a depender de una píldora que impide que ovules, confiar en tu capacidad para conocer a profundidad las señales de fertilidad de tu cuerpo y evitar las relaciones sexuales durante los días cuando eres más fértil al principio puede atemorizarte un poco, pero quiero que sepas que puedes hacerlo. La belleza de este método es que no solo no es invasivo, sino que además es bastante eficaz. Y te da una visión increíble de tu salud hormonal. Estamos hablando de información a la que ningún análisis clínico ni doctor puede acceder sin ti. Sí, chica, andas por ahí con información esencial que puede ayudarte a ti y a tu doctor a resolver esos síntomas hormonales. Y no olvidemos que se considera que la píldora tiene una eficacia de 99 por ciento cuando se usa perfectamente (y de alrededor de 91 por ciento de la manera en que en realidad la toman las mujeres). El FAM tiene una eficacia de 95 a 99 por ciento cuando se usa correctamente, y no inunda tu cuerpo con efectos secundarios.

Demos una ojeada a cuatro variaciones comunes del FAM y lo que dicen las investigaciones:

EL MÉTODO DE DÍAS ESTÁNDAR

- Este se considera el método más fácil de usar, y requiere la menor cantidad de días de abstinencia o de anticoncepción de barrera.
- Consiste en evitar las relaciones sexuales sin protección desde el día 8 hasta el 19 del ciclo.
- El uso *correcto* del método ha tenido como resultado un índice de embarazo de menos de 5 por ciento al año.
- El uso *típico* del método ha tenido como resultado un índice de embarazo de menos de 12 por ciento al año.

Lo básico sobre la fertilidad

- El día 1 del ciclo es el primer día de la menstruación.
- La ovulación ocurre por lo general entre los días 12 y 14, pero esto puede variar dependiendo de tu ciclo específico.
- Un alza de la hormona luteinizante (LH) provoca la ovulación; puedes usar una prueba casera de ovulación para identificar cuándo está elevándose la LH.
- El óvulo vive no más de veinticuatro horas.
- Los espermatozoides pueden vivir cinco o seis días en el útero.
- Tu intervalo fértil es de alrededor de ocho días como máximo.

- Para tener éxito con este método, los ciclos deben ser de 26 a 32 días.

EL MÉTODO DE LA OVULACIÓN O MOCO CERVICAL

- Se evalúan las secreciones cervicales varias veces al día para identificar los días fértiles.
- Toma más tiempo aprender este método que ningún otro.
- Es necesario abstenerse o usar un método de anticoncepción de barrera entre catorce y diecisiete días al mes.
- El uso *correcto* del método ha tenido como resultado un índice de embarazo de 3 por ciento al año.
- El uso *típico* del método ha tenido como resultado un índice de embarazo de 23 por ciento al año.

EL MÉTODO DE DOS DÍAS

- Debes evitar las relaciones sin protección en los días en que hay secreciones cervicales; todas las secreciones se consideran fértiles con este método.
- Es necesario abstenerse o usar un método de anticoncepción de barrera alrededor de trece días del mes.
- El uso *correcto* del método ha tenido como resultado un índice de embarazo de 3,5 por ciento al año.
- El uso *típico* del método ha tenido como resultado un índice de embarazo de alrededor de 14 por ciento al año.

EL MÉTODO SINTOTÉRMICO

- Siguiendo las instrucciones de cómo monitorear tu ciclo, anota los cambios en la temperatura basal y en el moco cervical. El cambio en las hormonas produce cambios en la temperatura basal.
- Es necesario evitar las relaciones sexuales sin protección durante todos los días en que tengas secreciones cervicales y cuatro días después del último día de las secreciones, así como seis días después de un alza de tres días en la temperatura.
- El uso *correcto* del método ha tenido como resultado un índice de embarazo de 1,8 por ciento; después de trece ciclos, se registró un índice de embarazo de solo 0,6 por ciento si no hubo sexo sin protección en el intervalo fértil.
- El uso *típico* del método ha tenido como resultado un índice de embarazo de 13 a 20 por ciento.

Advertencia: A las mujeres con ciclos irregulares debido al síndrome del ovario poliquístico, o que están lactando o han dado a luz re-

Lactar no evita el embarazo

Lo lamento, pero la lactancia no es un método anticonceptivo confiable. Recuerda que la ovulación llega antes de la menstruación, y esto significa que eres fértil incluso antes de que te vuelva la regla.

Debido a que las píldoras que contienen estrógeno reducen la producción de leche materna, las preferidas para las mamás que recién han dado a luz son las que solo contienen progestina. A pesar de que estudios de corto y largo plazo no han descubierto efectos negativos, es posible que no se estén midiendo los criterios de valoración correctos, y por esta razón algunos expertos están reacios a prescribir estas hormonas a una nueva mamá. Las píldoras de progestina también son menos eficaces que la píldora combinada.

---

cientemente, o están en la perimenopausia, no se les recomienda usar el método de reconocimiento de la fertilidad, pues el riesgo de embarazo es mayor debido a la naturaleza irregular de su ciclo. Algunas aplicaciones para la fertilidad pueden ayudar a las mujeres con ciclos irregulares a usar el método de reconocimiento de la fertilidad añadiendo más días de abstinencia.

Para mayor eficacia, consulta a un proveedor de FAM que pueda enseñarte el método detalladamente. El FAM funciona cuando las mujeres lo usan de manera correcta, y un educador de FAM puede ayudar a asegurar que lo dominas.

¿Y las aplicaciones para la fertilidad?

Han quedado atrás los días de calendarios de papel y lápices. Ahora contamos con tecnología que facilita monitorear la fertilidad y evitar el embarazo. Si usas una aplicación de fertilidad, ten presente esto: no todas las aplicaciones han sido creadas igual. Algunas supuestas aplicaciones de fertilidad no usan métodos basados en evidencia como parte de su tecnología.

En un estudio de noventa y cinco aplicaciones de fertilidad, solo cuatro usaban con precisión el método sintotérmico y solo una usaba el método de días estándar. Pero no dejes que eso te desanime. Existen aplicaciones de fiar que pueden ayudarte a sacarle provecho al FAM. Si combinas el método con estar radicalmente en sintonía con tu cuerpo, ya tienes un plan anticonceptivo buenísimo y libre de hormonas. Busca en la sección de Recursos la lista de aplicaciones.

Los preservativos (condones)

Supongo que conoces los preservativos y que los has usado antes, pero, si no, son bolsas delgadas y elásticas que cubren el pene de tu pareja durante el sexo para que su esperma quede contenido y no pueda encontrar tu óvulo. Si tu relación no es monógama (aquí no se juzga a nadie), tendrás que usar condones aunque tomes la píldora o uses el método de reconocimiento de la fertilidad. Si no tienes una relación o estás comenzando a tener relaciones sexuales, entonces un método de barrera ciertamente debe ser parte de la conversación con tu nueva pareja, porque la prevención del embarazo nada más es una estrategia miope, y un pene puede darle a una mujer mucho más que espermatozoides. Enfermedades como el VPH, el VIH y la gonorrea no son ninguna broma. Entonces, solo porque estoy hablando sobre el método de reconocimiento de la fertilidad, no olvidemos las otras cosas que las mujeres debemos saber y las otras razones para usar un preservativo.

Al igual que cualquier otro método anticonceptivo, los preservativos funcionan mejor cuando se usan apropiadamente, así que asegúrate de que tú o tu pareja lo están colocando de manera correcta. El condón debe desenrollarse hasta la base de un pene erecto, dejando un

¿Es posible sustituir la píldora con las matemáticas?

Natural Cycles fue la primera aplicación de fertilidad aprobada para la contracepción en el mundo. Fue diseñada por un físico de partículas y fue certificada como método anticonceptivo en la Unión Europea en 2017. En 2018, la FDA (Administración de Alimentos y Drogas) la aprobó como la primera aplicación anticonceptiva. Natural Cycles analizó datos de más de 22 785 mujeres y 224 563 ciclos. Usada correctamente, esta aplicación ha mostrado una eficacia de 99 por ciento. El uso típico ha tenido como resultado un índice de eficacia de 93 por ciento. La aplicación emplea un algoritmo para determinar la ovulación y el intervalo fértil basándose en la temperatura basal. Esta se mide con un termómetro basal de dos decimales a primera hora de la mañana, antes de salir de la cama. Consejo profesional: coloca el termómetro cerca de la cama y no fallarás un día. Así es como se logra que la estadística de prevención de embarazo alcance el 99 por ciento. Un dispositivo y aplicación similar conocido como Daysy ha estado disponible en Estados Unidos durante años, pero solo tiene aprobación como dispositivo de fertilidad. Dicho esto, tengo una gran cantidad de pacientes que lo han usado para evitar el embarazo con muy buenos resultados.

Estas aplicaciones toman en consideración otros factores, como la supervivencia de los espermatozoides, las fluctuaciones de la temperatura y las irregularidades del ciclo. La señal, codificada por colores que alternan entre rojo y verde, facilita la identificación de los días fértiles. En los días verdes, el riesgo de embarazo es bajo y es posible tener relaciones sexuales sin protección (piensa: con luz verde, seguimos adelante). En los días rojos es necesario usar protección para evitar el embarazo (piensa: con luz roja, nos detenemos). Esta aplicación es una alternativa natural tremenda a las píldoras anticonceptivas, y no tiene efectos secundarios. ¡Las matemáticas ganan!

poco de espacio en la punta. Después de la eyaculación, tu pareja debe sostener el borde del condón, y retirar cuidadosamente el pene antes de que este se ponga flácido y el condón se afloje. Los preservativos deben ser desechados después de cada uso; no se pueden usar más de una vez. Deben guardarse en un lugar fresco y seco; mucho calor o humedad puede dañarlos. Antes del uso, también conviene verificar la fecha de caducidad y asegurarse de que no tienen rasgaduras ni agujeros.

Con el uso correcto, los preservativos tienen una eficacia del 98 por ciento; al tomar en cuenta el error del usuario, su eficacia se reduce a 82 por ciento. Si has escogido los preservativos solo para prevenir embarazos y aprendes a usar el método de reconocimiento de la fertilidad, los necesitarás solo de seis a ocho días cada mes. La mayoría de los condones se hacen con látex, piel de cordero o materiales sintéticos. Aquí tienes lo que hay que saber acerca de cada material:

- **Látex**: algunas personas son alérgicas al látex; no uses estos preservativos si tú o tu pareja tiene sensibilidad o alergia al látex. No son compatibles con lubricantes ni medicamentos a base de aceite. Son conocidos por ofrecer una protección fuerte contra las enfermedades de transmisión sexual y el VIH.

- **Piel de cordero**: si tienes sensibilidad a otros materiales, es posible que estos los toleres mejor. Se pueden usar con lubricantes a base de aceite y de agua. Es importante saber que los condones de piel de cordero puede que no sean tan eficaces para la prevención de las enfermedades de transmisión sexual o el VIH.

- **Sintéticos**: estos preservativos tienen poco riesgo de reacción alérgica y son compatibles con lubricantes a base de aceite y de agua (lee el paquete para asegurarte bien del factor de compatibilidad con aceite). Tienen un tiempo de caducidad más largo. Su índice de protección contra enfermedades de transmisión sexual es similar al de los condones de látex.

El diafragma

Los diafragmas se hacen con silicona flexible con forma de un capuchón que cubre el cuello del útero. Se aplica espermicida directamente en el diafragma antes de usarse para crear una barrera química a los espermatozoides. La parte más difícil de usar un diafragma es aprender a colocarlo correctamente pero, con un poco de práctica, se llega a dominarlo. Se supone que son reutilizables, y deben limpiarse y guardarse correctamente. Tu médico te ayudará a encontrar el tipo y tamaño adecuados, te enseñará cómo colocarlo correctamente sobre el cuello uterino y te dirá cómo cuidarlo. Si aumentas o rebajas más de 10 libras (4.5 kg), será necesario cambiar el tamaño del diafragma. Esto también aplica si has dado a luz recientemente, o has tenido un aborto espontáneo o inducido. Si sientes incomodidad durante el sexo, debes asegurarte de que tienes el tipo y tamaño adecuado para ti. Si se usan de manera correcta, los diafragmas tienen una eficacia del 94 por ciento; con el uso típico, su eficacia es de alrededor de 88 por ciento. Debido a que han perdido popularidad desde la aparición de la píldora anticonceptiva, los diafragmas pueden ser un poco difíciles de hallar, pero por lo general se encuentran en línea y tu doctor debe poder ayudarte. Además, hay en el mercado un diafragma relativamente

¿Son seguros los espermicidas?

Aunque pienses que un espermicida va a brindarte más protección, no se ha demostrado que con espermicidas los condones sean más eficaces y, de hecho, acortan su vida útil, con el consiguiente índice más alto de ineficacia. Los estudios han revelado también un índice más alto de infecciones urinarias en las mujeres. ¿Quieres mi consejo? Compra preservativos sin espermicida.

¿Qué es un capuchón cervical?

Quizás hayas oído hablar del capuchón cervical; es una versión más pequeña del diafragma que también usa espermicida y cubre el cuello uterino. En las mujeres que no han dado a luz, tiene una eficacia de 84 por ciento, pero si ya has tenido un bebé, entonces las probabilidades de salir encinta con este método ascienden al 32 por ciento.

nuevo de color púrpura llamado Caya, que tiene un diseño anatómico más pequeño y le debe sentar bien a la mayoría de las mujeres. Si tienes antecedentes de enfermedad pélvica inflamatoria, síndrome del choque tóxico o infecciones urinarias, deberías considerar otro método anticonceptivo.

La esponja

Las mujeres prefieren la esponja al diafragma porque es más fácil de usar y puede insertarse hasta veinticuatro horas antes de tener relaciones sexuales, de modo que no hay que salir corriendo al baño para colocarse el anticonceptivo justo cuando las cosas se están poniendo calientes. La esponja es un disco de espuma que contiene espermicida y mide cerca de 2 pulgadas (5 cm) de ancho. Se coloca en la vagina de manera tal que cubra el cuello del útero, bloqueando su entrada, y tiene un lazo de nilón para facilitar su extracción. Antes de insertar la esponja, debes humedecerla con agua limpia para que quede jabonosa, y así activar el espermicida. Comienza a funcionar de inmediato y debe dejarse en su lugar durante por lo menos seis horas después del coito. Pero no se debe dejar en la vagina por más de treinta horas. La esponja debe desecharse después del uso. Consulta a tu doctor o doctora sobre la inserción, colocación y uso correctos. Si nunca has dado a luz, la esponja tiene 88 por ciento de eficacia; en caso contrario, 76 por ciento de eficacia. Si quedar embarazada no es parte de tus planes en este momento, en lugar de la esponja, debes usar un diafragma o un preservativo junto con el método de reconocimiento de la fertilidad.

El dispositivo intrauterino de cobre

Este dispositivo, que no contiene hormonas y tiene forma de T, libera cobre, lo que interfiere con el movimiento de los espermatozoides, la fertilización del óvulo y posiblemente la implantación de un embrión. Un ginecólogo, comadrona o médico de familia debe colocarlo en el útero. Tiene una eficacia de más de 99 por ciento y no tiene que ser removido hasta pasados siete a diez años. Debido a que no contiene hormonas, tendrás un ciclo menstrual regular mientras uses el dispositivo intrauterino, aunque podrías experimentar un aumento en el flujo o en los cólicos menstruales. Los efectos secundarios no son grandes, pero son graves. Hay un 1 por ciento de riesgo de enfermedad pélvica inflamatoria durante el primer mes y un riesgo general de 0,1 por ciento después. Las mujeres de menos de veinticinco años tienen un riesgo más alto de expulsión, es decir, que el dispositivo se desprenda y el útero lo saque del cuerpo; el riesgo promedio es de 3 a 5 por ciento. Algunas mujeres han reportado toxicidad por el cobre, aunque no hay muchas investigaciones en esta área, pero se aconseja que si tienes enfermedad de almacenamiento de cobre, no uses este contraceptivo. Si te preocupan los niveles de cobre, puedes monitorearlos con un sencillo análisis de sangre.

El método de retirada o coito interrumpido

Seamos realistas: todas hemos pasado por eso. La mayoría de las mujeres han usado este método en un momento u otro; si tú también lo has hecho, no estás sola. Si no lo has usado ni oído hablar sobre él, se trata de tener relaciones sexuales y que tu pareja saque el pene antes de eyacular: *coitus interruptus*. Aunque a las mujeres a menudo les advierten que no es un método anticonceptivo confiable, en realidad funciona mejor de lo que piensas. Cuando se hace correctamente, tiene una eficacia de cerca de 96 por ciento. Dicho esto, si la retirada no se hace con suficiente rapidez, la eficacia baja a cerca del 80 por ciento, así que en realidad todo se reduce a cuánto confías en la agilidad de tu pareja. Como doctora, no me siento cómoda con una forma de contracepción que la mujer no puede controlar en un 100 por ciento. En mi opinión, tú eres la jefa de tus partes femeninas.

La ligadura de trompas

La ligadura de trompas es una forma permanente de regulación de la natalidad que requiere cirugía, lo que significa que debes considerarla solo si estás segura de que no deseas tener hijos o si ya has completado tu familia. Durante el procedimiento, se amarran o bloquean las trompas de Falopio, lo que impide que el óvulo baje, o los espermatozoides suban, por las trompas. Seguirás teniendo un ciclo menstrual normal. Su eficacia es de más de 99 por ciento y potencialmente 100 por ciento irreversible; revertirlo requiere cirugía mayor que no siempre funciona.

¿Y el Essure Coil?

Puede que hayas oído hablar de este otro método anticonceptivo permanente conocido como el Essure coil o la espiral Essure. El Essure se inserta en cada una de las trompas, y poco a poco se va formando una barrera de tejido cicatricial alrededor de las espirales que impide que los espermatozoides lleguen al óvulo. Lo que es posible que *no* sepas es que esta espiral puede deshacerse y migrar, y es un contraceptivo extremadamente arriesgado que no recomiendo. Cuando las espirales se deshacen, es como si explotara metralla en tu pelvis. Créeme, existen opciones mucho mejores para ti.

Según Shawn Tassone, MD, PhD, experto en remoción de Essure y ginecólogo-obstetra certificado con más de veinte años de experiencia, «las ramificaciones clínicas de Essure provienen de las fibras PET, el nitinol, el acero inoxidable, aluminio y otras sustancias químicas disruptoras del sistema endocrino. Dolor pélvico, sangrado anormal, trastornos autoinmunitarios, sarpullido y dominancia estrogénica son síntomas relativamente comunes que veo en mi consulta debido al dispositivo Essure. Por último, no pongas en tu cuerpo algo que es permanente a menos que sea de vida o muerte. El Essure fue diseñado para permanecer y causar inflamación permanente. La mayoría de las mujeres terminan sometiéndose a una histerectomía para que se les elimine el dispositivo y, por eso, he estado intercediendo por las mujeres de todo el mundo contra este dispositivo [durante años]».

Un vistazo a las opciones de contracepción

Método	¿Qué es?	Qué hay que saber	Ventajas	Desventajas
Píldora anticonceptiva	Píldora diaria que segrega hormonas sintéticas todos los meses	Con uso correcto, eficacia del 99 %; con uso típico, eficacia de 91 %	Método anticonceptivo sencillo y conveniente	Ver capítulos 1 al 10
Método de reconocimiento de la fertilidad (FAM)	Método anticonceptivo no hormonal basado en el reconocimiento de los signos de la ovulación	Es necesario abstenerse de las relaciones sexuales o usar protección adicional durante por lo menos 8 días del ciclo. Con uso correcto de 95 a 99 % de eficacia; con uso típico, alrededor de 80 % de eficacia	No invasivo. Se obtiene una gran percepción de la salud hormonal. No tiene efectos secundarios (excepto la posibilidad de embarazo, como con todos los métodos). No hormonal	Requiere abstención o uso de protección adicional por 8 días o más. No conviene a mujeres con ciclos irregulares
Preservativo (condón)	Barrera delgada de látex, piel de cordero o fibras sintéticas que se coloca sobre el pene erecto	Con uso correcto, eficacia del 98 %; con uso típico, eficacia de 85 %	Reduce el riesgo de enfermedades de transmisión sexual e infecciones urinarias. Fácilmente accesible. No invasivo. Asequible	Puede causar reacción alérgica. Reduce espontaneidad. Deja margen para errores del usuario. Puede romperse o rasgarse

Un vistazo a las opciones de contracepción

Método	¿Qué es?	Qué hay que saber	Ventajas	Desventajas
Diafragma	Dispositivo de silicona flexible con forma de capuchón, que cubre el cuello uterino	Un médico debe tomar la medida y darte una receta para el tamaño que mejor se ajuste a ti Con uso correcto, eficacia de 94 %; con uso típico, eficacia de 88 %	Asequible porque es reutilizable	Reduce la espontaneidad Deja margen para errores del usuario Después de cambio de peso, parto, aborto espontáneo o inducido hay que tomar nuevamente las medidas Puede producir incomodidad durante el sexo No debe usarse si hay antecedentes de enfermedad pélvica inflamatoria, síndrome de choque tóxico o infecciones urinarias recurrentes

Un vistazo a las opciones de contracepción

Método	¿Qué es?	Qué hay que saber	Ventajas	Desventajas
Esponja	Disco ancho de gomaespuma que cubre el cuello uterino impidiendo la entrada de los espermatozoides	La esponja debe dejarse en la vagina por 6 horas después del sexo, pero no más de 30 horas. Si nunca se ha dado a luz, la eficacia es 88 % y 76 % si has dado a luz	Fácil de usar. Puede insertarse 24 horas antes del sexo, lo que permite más espontaneidad. Comienza a funcionar de inmediato. Fácil de remover	No es reutilizable y puede ser cara. No es tan eficaz como otros métodos anticonceptivos
Dispositivo intrauterino	Dispositivo sin hormonas, con forma de T, que libera cobre, lo que interfiere con el movimiento de los espermatozoides y la fecundación del óvulo	Un médico lo debe colocar en el útero. Eficacia de 99 %; dura de 7 a 10 años	Muy eficaz. Permite la espontaneidad. No afecta los ciclos menstruales. Dura mucho tiempo	Puede incrementar el flujo menstrual o causar cólicos. 1 % de riesgo de enfermedad pélvica inflamatorio durante el primer mes; el riesgo se reduce a 0,1 % después. Aumenta el riesgo de expulsión en las mujeres de menos de 25 años. Posible toxicidad por el cobre

Un vistazo a las opciones de contracepción

Método	¿Qué es?	Qué hay que saber	Ventajas	Desventajas
Método de retirada (coito interrumpido)	Método por el que la pareja retira el pene durante el sexo antes de eyacular	Con uso correcto, eficacia de 96 %; con uso típico, eficacia de 80 %	Permite la espontaneidad. Es más eficaz de lo que la gente piensa, pero solo cuando se usa correctamente	Riesgoso; su eficacia está en manos de la pareja. No se recomienda si se está decididamente en contra del embarazo. No protege de las enfermedades de transmisión sexual
Ligadura de trompas	Procedimiento quirúrgico en el que se ligan o bloquean las trompas de Falopio para evitar el embarazo	Es permanente Eficacia de más de 99 %	Sumamente eficaz	Requiere cirugía. Es irreversible

Puntos clave: Otros métodos anticonceptivos

- Solo tú sabes qué método anticonceptivo es mejor para ti, así que tómate tu tiempo para evaluar las opciones, investiga y habla con tu médico.

- Aprender el método de reconocimiento de la fertilidad (FAM) no solo puede ayudar a evitar el embarazo, sino que es invaluable para entender mejor tus hormonas.

- El FAM te enseña a reconocer cuándo estás ovulando mediante el seguimiento de las secreciones cervicales o la temperatura basal.

- El óvulo vive solo veinticuatro horas, pero los espermatozoides pueden vivir seis; por ende, la mayoría de los métodos FAM requieren abstinencia o anticonceptivos adicionales durante aproximadamente ocho días del ciclo.

- El FAM tiene una eficacia de 95 a 99 por ciento cuando se usa correctamente.

- A las mujeres con ciclos irregulares debido al síndrome del ovario poliquístico, o que están lactando, o han dado a luz recientemente, o están en la perimenopausia no se les recomienda usar el método FAM para evitar el embarazo.

- Con el uso correcto, los preservativos tienen una eficacia de 98 por ciento, y también protegen de las enfermedades de transmisión sexual y del VIH.

- Los diafragmas son reutilizables, y deben limpiarse y guardarse correctamente. Con un uso correcto, los diafragmas tienen una eficacia de 94 por ciento.

- La esponja también bloquea el cuello uterino, pero es menos confiable que el diafragma; sin embargo, puede insertarse hasta con veinticuatro horas de anticipación.

- El dispositivo intrauterino de cobre no tiene hormonas y dura de siete a diez años. Existe un pequeño riesgo de enfermedad pélvica inflamatoria.

- El método de retirada es más eficaz de lo que se piensa cuando se hace correctamente; sin embargo, depende de la destreza de tu pareja. Y, chica, eso es mala idea si no tienes un bebé en tus planes.

- La ligadura de trompas y el *Essure coil* son ambos métodos anticonceptivos permanentes e invasivos.

CONCLUSIÓN

Elegiste este libro porque una voz interior te decía que tu cuerpo tiene una enorme capacidad de sanar. Me aventuro a adivinar que, al igual que yo, cuando te hablaron del control de la natalidad hormonal sentiste una vocecita decir: «Hay algo que no me cuadra». Tienes en tus manos el poder, y ahora la información también, para darle apoyo a las increíbles hormonas de tu cuerpo. Sé que en lo profundo reconoces que eres una diosa rebelde, de naturaleza feroz, con sabiduría más allá de este mundo.

Quiero tomar un momento para honrarte por haberte embarcado en este viaje conmigo para rescatar tu período y tus hormonas. Me siento honrada y agradecida de que hayas confiado en mí; es un gran privilegio ayudarte. Sinceramente, gracias.

Veo a cada una de las mujeres de mi práctica como una gota de agua en un mar de mujeres. Cuando estás sana, entera y resonando a tu máximo potencial, caes en ese mar y creas un oleaje que toca a todas las mujeres de tu vida. Te conviertes en testamento vivo de lo que es posible e inspiras grandes cambios. Sí, sanándonos nosotras sanaremos este mundo loco y radical. Date permiso para sanar, para estar completa, para ser mujer. Todas te necesitamos.

Al recalibrar tus hormonas y crear una conexión íntima con tu cuerpo, experimentarás cosas increíbles. Las pacientes que han dejado la píldora y han seguido el Programa Brighten de 30 Días me dicen que por primera vez se sienten como ellas mismas y que es fantástico. Entran en un estado de flujo y ritmo trabajando con su cuerpo. En lugar de sentir que este las traiciona, pueden ver más claramente que las guía. Se acercan a su cuerpo con la paciencia y suavidad de una madre con una criatura pequeña. ¿Cuál es el resultado? Que los problemas con el período desaparecen, el deseo sexual aumenta como debe, la piel se depura y encuentran más paz. Quiero que tengas todo esto y más.

Dondequiera que estés en esta travesía, quiero invitarte a nuestra comunidad (DrBrighten.com/Community) para que puedas tener el apoyo de mujeres que han aceptado el reto del amor propio radical. Estás enfrentando la norma social de la supresión hormonal, y sin duda encontrarás críticas, si es que no las has tenido ya (todos tienen algo que decir acerca de tu cuerpo, ¿no es así?). No te preocupes. Todas hemos pasado por eso. Una comunidad de mujeres que sabe cómo es la travesía es un recurso invaluable que te posibilitará regular tus hormonas. Hablando de recursos, aprovecha los que he incluido al final de este libro y en DrBrighten.com/Resources.

Sueño con mejorar la medicina de la mujer, pero eso no sucederá si solo una doctora pide que lo hagamos mejor. Sucederá porque mujeres como tú están rechazando los viejos cuentos y escribiendo algo nuevo sobre lo que significa ser mujer. Sucederá porque tú eres el ejemplo de lo que es posible, y eso trastorna las historias que los doctores, las doctoras y las mujeres se han estado diciendo a sí mismas. Y sucederá porque tú exiges más a tus proveedores de cuidado de la salud... más allá de la píldora.

El cambio que necesitamos con tanta urgencia en la medicina de la mujer comienza contigo.

RECETAS

Batidos

Durante los primeros catorce días del programa, agrega el polvo Dr. Brighten Paleo Detox o el Plant-Based Detox a tus batidos para optimizar las hormonas. Pero, desde luego, puedes continuar usándolos siempre.

Batido cremoso de fresas y coliflor

Este batido tiene sabor a leche malteada de fresa. Y, aunque la mayoría de las leches malteadas no contienen verduras crucíferas, esta contiene coliflor porque es un regulador de hormonas excelente. Cuando prepares arroz de coliflor, guarda un poco en el congelador y prueba a añadirlo a tus otros batidos también. Que no te asuste; esto va a controlar tus niveles de estrógeno de inmediato.

RINDE 1 PORCIÓN

- ½ taza de coliflor rallada o picada en cubitos pequeños
- 1 taza de fresas congeladas
- ½ taza de leche de almendras

½ taza de leche de coco entera*
¼ cdta. de canela molida
1 ración de polvo desintoxicante o tu proteína en polvo favorita

1. Cocina la coliflor ligeramente al vapor.

2. En una licuadora de alta velocidad, combina la coliflor, las fresas, la leche de almendras, la leche de coco, la canela y el polvo desintoxicante. Licúa los ingredientes hasta obtener una mezcla homogénea.

Batido revitalizante de limón y frutos del bosque

Al limoneno, que se encuentra principalmente en el aceite y la cáscara del limón, debemos algunos de los beneficios de salud más importantes del limón. Por esta razón, agregamos la ralladura del limón (procura que sea orgánico). El limón y los frutos del bosque son una pareja perfecta y, además, el limón contrarrestará algo del sabor amargo de la col rizada. Los frutos del bosque proporcionan antioxidantes potentes que son necesarios para el hígado y para reducir la inflamación. Se añade mantequilla de almendras como dosis saludable de grasa para suprimir el apetito, lo que te mantendrá calmada y satisfecha hasta la tarde.

RINDE 1 PORCIÓN

½ limón
1 taza de col rizada picada en trozos grandes
1 taza de espinacas picadas en trozos grandes
1 taza de bayas mixtas congeladas

---

* *Advertencia*: usa leche de coco entera enlatada. Mezcla la capa superior (la crema) con el líquido hasta que esté completamente emulsionada. Puedes guardar la leche de coco adicional en un envase de cristal en el refrigerador hasta cinco días. Esta leche puede usarse para preparar batidos o sopas, o puede añadirse al té como si fuera crema. O puedes congelar la leche para usarla en otro momento.

1 cda. de mantequilla de almendras
1 taza de leche de almendras sin azúcar
1 ración de polvo desintoxicante o tu proteína en polvo favorita
1 ración del suplemento de fibra PurePaleo con sabor a bayas

1. Ralla la cáscara del limón directamente en una licuadora de alta velocidad. Pela el limón con un cuchillo y agrega la pulpa; no hay problema con añadir parte de la capa blanca.

2. Agrega a la licuadora la col rizada, las espinacas, las bayas, la mantequilla de almendras, la leche de almendras, el polvo desintoxicante y el suplemento de fibra. Licúa los ingredientes hasta obtener una mezcla homogénea.

Batido matutino de matcha

Sustituye la taza de café de la mañana con este batido nutritivo que estabilizará tus hormonas. Tu hígado te agradecerá la clorofila del matcha, y evitarás que te dé un bajón de cafeína. Además, la maca es un adaptógeno excelente que ayuda a las glándulas suprarrenales.

RINDE 1 PORCIÓN

1 taza de agua de coco
1 taza de espinacas picadas en trozos grandes
1 banana congelada
1.5 cdta. de matcha
1 cdta. de polvo de maca
¼ de aguacate
1 ración de proteína en polvo PurePaleo

Combina todos los ingredientes en una licuadora de alta velocidad hasta que la mezcla esté homogénea.

Piña colada purificadora

La lima, la piña y el coco de este batido nos recuerdan la piña colada. Sin alcohol, por supuesto, que se sustituye con ralladura de cítricos y hierbas frescas para una estupenda ayuda al hígado.

RINDE 1 PORCIÓN

1 lima
2 hojas de lechuga romana
½ taza de leche de coco entera (ver la Advertencia, página 392)
½ taza de agua de coco
1 taza de trozos de piña congelados
1 cda. de semillas de cáñamo
1 ración de proteína en polvo PurePaleo
¼ taza de cilantro fresco

1. Ralla la cáscara de la lima directamente en una licuadora de alta velocidad. Monda la lima con un cuchillo, corta la pulpa en cuatro partes y añádela a la licuadora.

2. Agrega la lechuga romana, la leche de coco, el agua de coco, la piña, las semillas de cáñamo, la proteína en polvo y el cilantro, y licúa la mezcla hasta que esté homogénea.

Batido depurativo de zanahoria con especias

La mezcla de especias dulces para repostería por lo general se considera un ingrediente de temporada; no obstante, su potente mezcla de canela, jengibre, nuez moscada, pimienta de Jamaica y clavos la convierte en una mezcla antinflamatoria que se puede usar todo el año. El jengibre fresco le aporta a este batido poder digestivo y un toque picante, y la pimienta negra recién molida ayuda a la absorción de la cúrcuma.

RINDE 1 PORCIÓN

1 zanahoria mediana, picada en trozos
1 taza de leche de almendras sin azúcar
1 pedazo de 1 pulgada [2,5 cm] de jengibre fresco, pelado y rebanado
1 naranja, pelada y sin semillas
¼ cdta. de cúrcuma en polvo
1 ½ cdta. de especias dulces para respostería (jengibre, nuez moscada, pimienta de Jamaica y clavos)
1 cda. de aceite MCT* o aceite de coco
1 ración de proteína en polvo PurePaleo
Pimienta negra recién molida a gusto

Combina todos los ingredientes en una licuadora de alta velocidad hasta que la mezcla esté homogénea.

Batido revitalizante de remolacha y cítricos

Pon energía en tus pasos con este sabroso batido clarificante. Los tubérculos comestibles como la remolacha ayudan a excretar el estrógeno y regular las hormonas de forma natural. El limoneno, que se encuentra en la cáscara de los cítricos, ayuda a la desintoxicación del hígado.

RINDE 1 PORCIÓN

½ taza de remolachas troceadas, cocidas al vapor
1 naranja navel, pelada
Ralladura de ½ limón

---

* *Nota*: Los MCT son triacilglicéridos de cadena media derivados del aceite de coco que se absorben fácilmente y proporcionan una variedad de beneficios de salud, entre ellos, una mayor sensibilidad a la insulina y pérdida de peso.

1 ½ cdas. de jugo de limón fresco
1 cda. de aceite MCT o aceite de coco
¾ taza de agua
1 ración de polvo desintoxicante o tu proteína en polvo favorita

Combina todos los ingredientes en una licuadora de alta velocidad hasta que la mezcla esté homogénea.

Desayuno

Salteado matutino de coles de Bruselas

Esta es una forma deliciosa de incorporar verduras crucíferas a tu mañana. Las coles de Bruselas se mezclan con batatas y zanahorias; todas ayudan a desintoxicar y proporcionan una dosis saludable de fibra para la salud intestinal.

RINDE 2 PORCIONES

½ lb de coles de Bruselas
1 cda. de aceite de coco o mantequilla clarificada (cuando hayas reintroducido los lácteos)
½ batata mediana, pelada y desmenuzada
1 zanahoria mediana, pelada y desmenuzada
1 cdta. de chile en polvo
½ cdta. de comino en polvo
¼ cdta. de cilantro en polvo
¾ cdta. de sal marina
¼ de taza de cilantro fresco picado
4 huevos grandes

1. Limpia las coles de Bruselas y pícalas por la mitad. Luego córtalas en lascas finas; usa una mandolina, si la tienes. De lo contrario, tritúralas en un procesador de alimentos.

2. Calienta el aceite de coco en una sartén de hierro colado a fuego medio-alto, o cualquier sartén que tenga tapa. Agrega las coles de Bruselas, las batatas y las zanahorias, y revuelve para que todo se impregne del aceite de coco. Sazona con chile en polvo, comino, cilantro y sal. Espolvorea todo con cilantro. Revuelve ocasionalmente; deja que la mezcla hierva a fuego lento durante cinco minutos, o hasta que las zanahorias y las papas estén tiernas, pero no cocidas del todo.

3. Haz cuatro huecos poco profundos y equidistantes en la mezcla de verduras, dejando suficiente en mezcla en el fondo para que no se vea la sartén. Rompe un huevo en cada hueco y luego tapa la sartén. Baja la temperatura y deja que la mezcla continúe hirviendo a fuego lento hasta que las claras de los huevos estén cocidas por completo y las yemas estén a tu gusto.

Tortillas individuales de shiitake y estragón

Estas tortillas individuales son excelentes como desayuno para llevar, como merienda rica en proteínas o como almuerzo servidas sobre una ensalada. El ingrediente principal son las setas shiitake, que refuerzan la inmunidad, junto con estragón para un toque de sabor único. Puedes añadir otras verduras que tengas a mano, o cambiar las especias para sorprender el paladar.

RINDE 12 PORCIONES

EQUIPO NECESARIO: MOLDE PARA 12 MAGDALENAS (*MUFFINS*)

- 1 cda. de aceite de coco, grasa de joroba de camello o mantequilla clarificada

1 taza de batata picada en cubitos

Sal marina y pimienta recién molida, a gusto

½ taza de cebolla picada en cubitos

2 ½ oz [70 g] o ¾ taza de setas shiitake cortadas en rodajas

½ taza de corazones de alcachofa envasados, escurridos y picados

2 tazas de espinacas tiernas frescas

6 huevos grandes

¼ de taza de leche de coco entera (ver la Advertencia, página 392)

1 cdta. de sal marina

1 cdta. de estragón seco

½ cdta. de perejil seco

1 cda. de aceite de aguacate

1. Calienta el horno a 350 °F [175 °C].

2. Calienta el aceite de coco en una sartén a fuego moderado. Agrega las batatas y remueve para que todo se impregne del aceite de coco. Añade sal marina y pimienta a gusto. Tapa la sartén y cocina las batatas sin moverlas durante tres minutos.

3. Destapa la sartén, añade las cebollas y cocina por un minuto; añade las setas y cocina un minuto más.

4. Agrega los corazones de alcachofa y las espinacas a la sartén, y revuelve todo con otra pizca de sal y pimienta negra. Baja el fuego y, con la sartén tapada, hierve a fuego lento durante tres minutos, o hasta que las espinacas estén tiernas. Retira las verduras de la sartén y transfiere a un bol para que se enfríen un poco.

5. Bate los huevos en un bol mediano. Añade la leche de coco, la sal, el estragón y el perejil, y bate con una batidora de alambre hasta que la leche de coco quede mezclada por completo con los huevos.

6. Unta el molde con aceite de aguacate para evitar que los huevos se peguen.

7. Vierte tres cucharadas de huevo batido en cada hueco del molde, dejando espacio para las verduras. Usa una cuchara para distribuir bien la mezcla de verduras hasta que cada hueco quede lleno, pero sin desbordar.

8. Hornea por 20 minutos. Deja enfriar las tortillas por cinco minutos antes de sacarlas del molde para servirlas.

Tortitas de espinaca y salvia para el desayuno

Si por lo regular comes huevos de desayuno, prueba estas tortitas para variar. El romero, el tomillo y la salvia combinan particularmente bien para proporcionar un sabor a salchicha de desayuno clásica. Agregamos espinacas para potenciar los antioxidantes, pero no sentirás su sabor entre los otros gustos fuertes. Estas tortitas son una proteína de emergencia fantástica para cualquier comida del día, así que prepara más porciones para congelar.

RINDE 8 TORTITAS PEQUEÑAS

- 2 tazas de espinacas tiernas frescas
- ½ lb de carne molida de res
- ½ lb de carne molida de cerdo
- ¾ cdta. de sal marina
- 1 cda. de romero fresco picado
- 1 cdta. de salvia en polvo
- 1 cdta. de tomillo seco
- ¼ taza de perejil fresco picado
- 2 cdas. de aceite de aguacate, dividido

1. Coloca las espinacas en un procesador de alimentos equipado con la cuchilla S. Pulsa hasta que las espinacas estén picadas en trozos pequeños y gruesos.

2. En un bol, combina las espinacas, la carne de res, la carne de cerdo, la sal, el romero, la salvia, el tomillo y el perejil. Con las manos, mezcla las carnes con las espinacas y las especias. Forma ocho tortitas.

3. Calienta una sartén de hierro colado a fuego mediano-alto y añade una cucharada de aceite de aguacate. Cocina las tortitas en dos tandas; usa la segunda cucharada de aceite de aguacate para la segunda tanda. Cocina cada tortita tres o cuatro minutos por cada lado y sácalas del fuego, cúbrelas y déjalas descansar cinco minutos antes de servirlas.

Tortitas dulces de zanahoria para el desayuno

Si te gusta el sabor dulce en el desayuno, entonces estas tortitas son para ti. Obtendrás una buena dosis de proteína, que te mantendrá satisfecho, junto con una excelente fuente de antioxidantes que contienen las zanahorias. Pruébalas sobre verduras de hoja cocidas, o con aguacate, para un desayuno para llevar.

RINDE 8 TORTITAS PEQUEÑAS

- 2 chalotas, picadas (alrededor de ¾ de taza)
- 2 cdas. de aceite de aguacate, dividido
- 2 zanahorias grandes, trituradas (alrededor de 1 taza)
- ¾ cdta. de sal marina, más 1 pizca para las verduras
- 1 lb [450 g] de carne molida de pollo
- ½ cdta. de pimienta negra recién molida
- 1 cdta. de canela molida

1. Calienta el horno a 350 °F [175 °C].

2. En una sartén a fuego moderado, sofríe las chalotas en una cucharada de aceite de aguacate durante tres minutos.

3. Añade las zanahorias a la sartén con una pizca de sal. Sofríe los vegetales cinco minutos, revolviendo de vez en cuando.

4. Transfiere las zanahorias y las chalotas a un bol y reserva. Deja que se enfríen.

5. Coloca el pollo en el segundo bol y con las manos, añade la sal y la pimienta.

6. Cuando las zanahorias y las chalotas estén suficientemente frías, agrega la canela con los dedos. Combina la mezcla de zanahorias y chalotas con la mezcla de pollo y forma ocho tortitas.

7. Calienta a fuego moderado-alto una sartén de hierro colado o una sartén que se pueda poner en el horno y agrega la cucharada restante de aceite de aguacate. Sella las tortitas de pollo en la sartén, 1 minuto por cada lado. Cocínalas en tandas si fuera necesario.

8. Coloca la sartén en el horno por diez minutos para que las tortitas terminen de cocerse.

9. Saca la sartén del horno y coloca las tortitas en un plato a enfriar. Déjalas descansar cinco minutos antes de servir.

Meriendas

Trufas de linaza y calabaza (o trufas para regular el estrógeno)

Esta receta la puedes usar como parte de tu ciclo de semillas durante la primera mitad de tu ciclo menstrual (o comenzando en la luna nueva si estás tomando la píldora). Los nutrientes que se encuentran en las semillas de linaza y las de calabaza pueden ayudar a establecer niveles saludables de estrógeno. Las semillas de linaza contienen lignanos que se unen al estrógeno, y las semillas de calabaza contienen grasas y zinc, que son importantes para el equilibrio hormonal. La dulzura natural de la mantequilla de anacardo va muy bien con el amargo de la linaza molida y el sabor a tierra de las semillas de calabaza.

RINDE ALREDEDOR DE 16 TRUFAS
TAMAÑO DE UNA RACIÓN: DOS TRUFAS
EQUIPO NECESARIO: MOLINILLO DE ESPECIAS O LICUADORA CON CUCHILLA DE MOLER

- ¾ de taza de semillas de calabaza crudas
- ¼ de taza de semillas de linaza
- 1 cda. de semillas de chía
- ¼ de taza de hojuelas de coco tostado, y más para decorar (la decoración es opcional)
- ½ cdta. de sal marina
- ¼ de taza más 2 cdas. de mantequilla de anacardo
- 2 cdas. de aceite de coco, derretido
- ½ cdta. de extracto de vainilla
- 2 cdas. de miel
- ¼ de taza de pasas de Corinto

1. Muele las semillas de calabaza y de linaza en un molinillo de especias o una licuadora equipada con cuchilla de moler.

2. En un procesador de alimentos equipado con la cuchilla S, añade las semillas molidas, las semillas de chía, los copos de coco y la sal. Pulsa varias veces para mezclar.

3. En un bol pequeño, mezcla la mantequilla de anacardo, el aceite de coco derretido, el extracto de vainilla y la miel. Revuelve hasta que la mantequilla de anacardo se haya diluido y se pueda untar con facilidad.

4. Agrega la mezcla de mantequilla de anacardo al procesador de alimentos. Procesa la mezcla hasta que comience a formar una bola. Añade las pasas de Corinto y pulsa para combinar. Los ingredientes deben pegarse al presionarlos con los dedos.

5. Cubre un recipiente de vidrio o una fuente para hornear con papel pergamino. Usa una cuchara para dividir la mezcla en 16 porciones iguales y con las manos, forma una bolita de «masa» con cada una de las porciones.

6. Si lo deseas, puedes cubrir cada bolita con los copos de coco para decorarlas.

7. Colócalas en el refrigerador toda la noche para que se endurezcan.

Galletas de girasol y agua de rosas

Estas «galletas» ayudan al ciclo de semillas durante la fase lútea (o de la luna llena a la luna nueva si estás tomando la píldora). Las semillas de girasol contienen selenio, que ayuda al hígado y a la regulación de las hormonas. Las semillas de sésamo, al igual de las de linaza, contienen lignanos, que también ayudan a regular el estrógeno. Usa tahini (pasta de semillas de sésamo) crudo; el único ingrediente que debe contener es «semillas de sésamo molidas», sin aceites añadidos. Deléitate con estas galletas fáciles de preparar, que no requieren horno, con un té de desayuno o como postre saludable.

RINDE ALREDEDOR DE 24 GALLETAS
TAMAÑO DE UNA RACIÓN: DOS GALLETAS
EQUIPO NECESARIO: MOLINILLO DE ESPECIAS O LICUADORA CON CUCHILLA DE MOLER

1 taza de semillas de girasol

¼ de taza de semillas de sésamo crudas, más 1 a 2 cucharadas para decorar (la decoración es opcional)

½ taza de copos de coco tostado
½ cdta. de cardamomo molido
1 ½ cdtas. de canela molida
¼ cdta. de sal marina
2 cdtas de ralladura de limón
½ taza de tahini (pasta de semillas de sésamo)
1 cda. de aceite de coco, derretido
2 cda. de jarabe puro de arce
½ cdta. de extracto de vainilla
½ cdta. de agua de rosas
1 a 2 cdas. de semillas de sésamo para decorar (opcional)

1. Muele las semillas de girasol y de sésamo en un molinillo de especias o una licuadora equipada con cuchilla de moler.

2. En un procesador de alimentos equipado con la cuchilla S, añade las semillas de girasol y de sésamo molidas, los copos de coco, el cardamomo, la canela, la sal y la ralladura de limón. Pulsa varias veces para combinar.

3. En un bol pequeño, revuelve el tahini, el aceite de coco derretido, el jarabe de arce, el extracto de vainilla y el agua de rosas. Mezcla hasta que el tahini se haya suavizado y se pueda untar con facilidad.

4. Añade la mezcla de tahini al procesador de alimentos. Procesa la mezcla hasta que comience a formar una bola. Los ingredientes deben pegarse al presionarlos con los dedos.

5. Cubre un recipiente de vidrio o una fuente para hornear con papel pergamino. Usa una cuchara para dividir la mezcla en 24 galletitas iguales. Usa los dedos para presionar suavemente las galletas en la cuchara y darles una forma redonda. Empuja suavemente de un lado para desprenderlas de la cuchara. Espolvoréalas con las semillas de sésamo (opcional).

6. Colócalas en el refrigerador toda la noche para que se endurezcan.

Bebidas

Spritzer antinflamatorio de cúrcuma

Esta bebida estimulante es perfecta para la tarde o como coctel sin alcohol. El limón, el sésamo y la cúrcuma tienen propiedades antinflamatorias y pueden darte un subidón natural durante un bajón típico de media tarde.

RINDE UNA PORCIÓN

1 cda. de jugo de limón fresco
½ cdta. de jengibre rallado fresco (usa un rallador microplane)
½ cdta. de cúrcuma recién rallada (usa un rallador microplane)
1 cdta. de miel cruda (opcional)
12 oz [340 g] de agua con gas

En un vaso grande, disuelve el jugo de limón, el jengibre, la cúrcuma y la miel con el agua con gas. O mezcla el jugo de limón, el jengibre y la cúrcuma en cuatro onzas [115 mL] de tu kombucha favorito, y combina eso con diez onzas [280 mL] de agua con gas.

Leche dorada enriquecida

La leche enriquecida es una bebida que se conoce hace mucho que ha sido usada durante siglos en la medicina ayurvédica y la medicina tradicional china. Esta receta usa varias especias debido a sus efectos terapéuticos. La cúrcuma tiene propiedades antinflamatorias y se combina con pimienta negra para una mejor absorción. El jengibre es excelente para calmar el tracto intestinal, y la canela es muy buena para la regulación de la glucosa sanguínea. El aceite MCT es excelente para la salud del cerebro y sirve de fuente de energía estable a lo largo de toda la noche. Si buscas un aceite MCT de calidad que también tenga buen sabor, recomiendo que pruebes Brain Octane de Bulletproof. El colágeno ayuda a rehabilitar el intestino y es rico en glicina, que promueve la calma. También añadimos mantequilla clarificada de animales alimentados con pasto, una vez hayas reintroducido los lácteos, por las vitaminas liposolubles y su capacidad para suprimir la inflamación y ayudar al movimiento intestinal. Puedes preparar esta leche dorada enriquecida en minutos y tomarla tibia o con hielo. Prepara más cantidad en la mañana y guárdala en un frasco en el refrigerador para tomar más tarde o el día siguiente.

HACE 16 ONZAS O 475 ML
RINDE 2 PORCIONES

2 tazas de leche de coco entera (ver la Advertencia, página 392)
2 cdtas. de cúrcuma en polvo
1 cdta. de jengibre recién rallado o jengibre en polvo
1 a 2 cdtas. de MCT o de aceite de coco
1 a 2 cdas. de mantequilla clarificada de animales alimentados con pasto
½ cdta. de canela molida
1 a 2 cucharadas de colágeno hidrolizado de animales alimentados con pasto
1 a 2 cdtas. de miel cruda
Pizca de pimienta negra recién molida

1. Combina todos los ingredientes en una licuadora de alta velocidad hasta que la mezcla esté homogénea.

2. En una cacerola pequeña, hierve la mezcla a fuego bajo de 3 a 5 minutos.

3. Toma la leche de inmediato, o guárdalo en el refrigerador para más tarde.

Latte de maca

La maca es una hierba adaptógena que puede nutrir las glándulas suprarrenales y ayudar a mantener niveles saludables de estrógeno y de testosterona. Prueba este latte de maca en las tardes.

RINDE 1 PORCIÓN

¼ de taza de leche de coco entera (ver la Advertencia, página 392)
¾ taza de agua
1 cdta. colmada de canela molida
2 cdtas. de maca en polvo
1 cda. de colágeno en polvo
½ vaina fresca de vainilla o ¼ cdta. de extracto de vainilla sin alcohol

1. Caliente el agua y la leche de coco en una cacerola pequeña.

2. Transfiere la mezcla a una licuadora termoestable; y añade la canela, la maca en polvo, el colágeno en polvo y la vainilla. Licúa los ingredientes hasta que hagan espuma. Sirve tibia.

Tónico revitalizante de raíces para el hígado

Esta bebida es excelente en la mañana cuando estás eliminando el café. Cuando combinas lampazo, achicoria y diente de león obtienes una bebida con un sabor parecido al de un café amargo. Estas excelentes hierbas también ayudan al hígado, con la adición del cardo mariano, que tiene una increíble capacidad para proteger, apoyar y regenerar el hígado.

RINDE 1 PORCIÓN

1 cdta. de raíz de lampazo molida y seca
1 cdta. de raíz de diente de león molida y seca
1 cdta. de raíz de achicoria tostada y molida
1 cdta. de semillas de cardo mariano molidas
8 oz de agua hirviendo
2 cdas. de leche de coco entera (ver la Advertencia, página 392)
¼ cdta. de canela molida

1. Combina la raíz de lampazo, la raíz de diente de león, la raíz de achicoria y las semillas de cardo mariano en un saquito de té reutilizable o en un infusor de té. Infusiona en agua caliente durante 5 minutos.

2. Saca el saquito de té o el infusor y agrega la leche de coco y la canela. También puedes prepararlo en estilo latte si lo prefieres.

Ensaladas

Ensalada de col china tierna con miso de garbanzos

El miso de garbanzos es una alternativa excelente al miso con base de soya. Lo puedes usar para preparar una típica sopa de miso o como componente salado de un aliño de ensalada, como se usa aquí. La cremosidad del aliño va bien con algunas de las verduras más amargas y desintoxicadoras, como la achicoria roja.

RINDE 2 PORCIONES

3 coles chinas
1 colirrábano grande
¼ de achicoria roja

2 zanahorias grandes, peladas y trituradas
1 taza de germinados de brócoli o de microverduras
2 cebolletas, cortadas en rodajas
½ taza de albahaca fresca cortada en juliana
1 cda. de pasta de miso de garbanzos
1 cda. de jugo de limón fresco
2 cdas. de aceite de oliva virgen extra
1 cdta. de miel
1 diente de ajo, picado
1 cdta. de jengibre recién rallado
¼ de taza de nueces tostadas, picadas

1. Pica las coles chinas en diagonal en rodajas finas.

2. Pela el colirrábano con un cuchillo. Córtalo en mitades y luego en rodajas finas, con un cuchillo o una mandolina.

3. Sácale el corazón a la achicoria roja y pícalo en rodajas finas.

4. Coloca las coles chinas, la achicoria roja, las zanahorias, los germinados, las cebolletas y la albahaca en un bol mediano y reserva.

5. Para preparar el aliño, en un bol pequeño mezcla con una batidora de alambre la pasta de miso de garbanzos, el jugo de limón y el aceite de oliva. (Nota: añade una o dos cucharaditas de agua caliente a la pasta de miso si fuera necesario para emulsionarla). Agrega la miel, el ajo y el jengibre. Bate con una batidora de alambre hasta que todo esté bien combinado, o mézclalo en una minilicuadora o procesador de alimentos.

6. Mezcla los ingredientes de la ensalada con el aliño y esparce las nueces por encima.

Tabulé de coliflor

Esta versión del tabulé sustituye los cereales usados tradicionalmente con una versión sin gluten de arroz de coliflor, que puedes preparar usando un procesador de alimentos o un rallador de caja. La coliflor, que propicia la desintoxicación, se convertirá en un pilar de tu alimentación cuando aprendas a preparar arroz de coliflor. Trata de sustituir los platos a base de arroz con la versión de coliflor, como en esta receta, o aliña la coliflor con hierbas frescas y especias para servir como guarnición. Este plato será beneficioso para tu hígado, por su alta dosis de antioxidantes que proporciona la coliflor, sin sacrificar el sabor. Si eres vegetariana o vegana, añade garbanzos cocidos para convertir este plato de guarnición en plato principal.

RINDE 2 PORCIONES

- 4 tazas de arroz de coliflor
- 2 cdtas. de aceite de aguacate
- 3 dientes de ajo picados
- 1 cdta. de sal
- 1 cdta. de comino en polvo
- ¼ de taza de pasas de Corinto
- ¼ de taza de almendras tajadas tostadas
- ½ taza de zanahorias picadas
- ¼ de taza de menta fresca picada
- 3 cebolletas, picadas en rodajas finas
- ¼ taza de perejil fresco picado
- 2 cdas. de semillas crudas de calabaza o de girasol, dependiendo de tu ciclo
- 1 cda. de jugo de lima fresco

1. Corta la coliflor en cuatro pedazos y sácale el corazón. Separa los pedazos en porciones más pequeñas y corta los ramilletes más grandes a la mitad. Para preparar la coliflor con un procesador de alimentos,

usa la cuchilla S. Coloca alrededor de una cuarta parte de la coliflor en el procesador y pulsa hasta que esté desmenuzada. No proceses en exceso porque le cambiará la consistencia y el «arroz» se pondrá blando y harinoso. Para preparar la coliflor con un rallador de caja, después de picar la coliflor en cuatro pedazos y sacarle el corazón, ralla los pedazos con los huecos más grandes del rallador.

2. Agrega el aceite de aguacate a una sartén sobre fuego moderado. Cuando el aceite esté caliente, añade el ajo y sofríe treinta segundos.

3. Agrega el arroz de coliflor a la sartén, añade la sal, y revuelve a menudo durante tres minutos, hasta que ablande.

4. Saca la coliflor de la sartén y colócala en un bol mediano. Agrega el comino, las pasas de Corinto, las almendras, las zanahorias, la menta, las cebolletas, el perejil, las semillas y el jugo de lima hasta que todo esté bien combinado. Deja descansar la mezcla por treinta minutos antes de servir. Este plato puede comerse frío o caliente. Añade tu proteína favorita o rodajas de aguacate y deléitate.

Col rizada con pesto de alcachofas y cilantro

Esta es la ensalada desintoxicadora por excelencia. La col rizada y el diente de león son magníficas verduras de hoja para apoyar la función de los riñones y el hígado. Las alcachofas en esta versión de pesto dan aún más cariño al hígado, y funcionan como excelentes sustitutas de los lácteos y las nueces que se usan en el pesto tradicional.

RINDE 1 PORCIÓN

1 taza de hojas de cilantro fresco
1 taza de albahaca fresca
½ taza de corazones de alcachofa envasados
2 dientes de ajo

¼ cdta. de sal marina

Pimienta negra recién molida

¼ de taza de aceite de oliva virgen extra

½ manojo de col rizada, sin tallos y picada fina

1 taza de diente de león picado en rodajas finas

1 rábano, picado en rodajas finas

2 cdas. de semillas de cáñamo

½ mango, picado (opcional)

1. Para preparar el pesto, en un procesador de alimentos combina el cilantro, la albahaca, los corazones de alcachofa, el ajo, la sal y la pimienta negra, y procesa la mezcla hasta que todo esté desmenuzado.

2. Con el procesador encendido, agrega el aceite de oliva en un chorrito hasta que esté incorporado. El pesto debe quedar homogéneo y un poco aguado.

3. Coloca la col rizada en un bol mediano y agrega la mitad del pesto. Usa las manos para combinarlo con las hojas verdes, rompiendo las fibras duras de la col rizada, hasta que se vea un poco mustia. Guarda el resto del pesto como salsa para vegetales o para una porción adicional de ensalada. (La col rizada es una hoja dura que se mantiene muy bien cuando se prepara por adelantado, incluso cuando se le ha agregado el aliño).

4. Añade el diente de león y el rábano a la col rizada ya aliñada.

5. Esta ensalada sabe mejor cuando se deja descansar para que los sabores se mezclen. Cuando estés lista para servir, agrega las semillas de cáñamo y el mango, si lo deseas usar.

Ensalada de remolacha para limpiar el hígado

Las remolachas tienen efecto antioxidante, antinflamatorio y desintoxicante. Las remolachas crudas que se usan en esta ensalada, junto con el rábano blanco, son ayudas excelentes para el hígado.

RINDE 2 PORCIONES

1 remolacha grande, pelada y limpiada
1 zanahoria mediana, pelada y limpiada
1 rábano blanco, pelado y limpiado
1 manzana, sin corazón
Jugo de 1 naranja
1 cda. de jugo de lima fresco
2 cdas. de aceite de oliva virgen extra
3 cdtas. de jengibre rallado fresco (usa un rallador microplane)
¼ cdta. de sal
¼ de taza de nueces tostadas
½ de taza de cilantro fresco picado

1. Pica la remolacha en cuatro pedazos y la zanahoria en tres o cuatro pedazos. Colócalos en un procesador de alimentos equipado con la cuchilla S, y procesa hasta que se rompan en pedazos pequeños. Transfiere la mezcla a un bol y reserva.

2. Quita la cuchilla S del procesador de alimentos y pon el disco de rallar. Ralla el rábano blanco y la manzana, y agrega a la mezcla de zanahorias y remolacha.

3. Para preparar el aliño, en un bol pequeño mezcla el jugo de naranja, el jugo de limón, el aceite de oliva, el jengibre y la sal con una batidora de alambre. Mezcla la ensalada con el aliño y pruébala; agrega más jugo de lima, jengibre o sal al gusto. Deja que descanse por lo menos veinte minutos para que los sabores se mezclen.

4. Corona con las nueces y el cilantro.

Fideos de calabacín estilo tailandés con salsa de almendras y cítricos

Esta ensalada de fideos de calabacín estilo tailandés es una forma excelente de obtener una variedad de antioxidantes beneficiosos de estos vegetales crudos. La salsa es parecida a una salsa de maní clásica, pero sin la soya ni el maní. Sirve junto con tu proteína favorita.

RINDE 2 PORCIONES

Ensalada
- 2 calabacines grandes
- 1 cabeza de brócoli pequeña
- 1 zanahoria grande, pelada en tiras largas
- 1/8 de un repollo rojo pequeño, cortado en lascas finas usando una mandolina
- 4 a 6 champiñones comunes, cortados en rodajas
- 1 pimiento morrón, sin corazón y picado en rodajas finas

Salsa de almendras y cítricos
- ¼ de taza de aminoácidos de coco*
- ¼ taza de mantequilla de almendras
- 2 cdas. de jugo de naranja fresco
- 1 cdta. de ralladura de naranja
- 2 cdtas. de jugo de lima fresco
- 2 cdas. de aceite de oliva virgen extra
- ½ cdta. de ajo rallado (usa un rallador microplane)
- 3 cdtas. de jengibre rallado fresco (usa un rallador microplane)

---

* *Nota*: los aminoácidos de coco tienen un sabor similar a la salsa soya, pero se elaboran a partir de la savia del cocotero y sal marina, que es rica en minerales.

Condimentos

2 cebolletas, picadas en diagonal en rodajas finas

2 cdas. de semillas de sésamo tostadas

1. Usa una cortadora en espiral para transformar los calabacines en fideos. O usa un pelador para cortar los calabacines en tiras largas, similares a tallarines.

2. Usa un cuchillo para cortar los ramilletes del brócoli. Reserva los tallos para otro uso (como un salteado o unos vegetales rostizados).

3. Combina los fideos de calabacín, los ramilletes de brócoli, las zanahorias, el repollo rojo, los champiñones y los pimientos morrones en un bol. Reserva la mezcla.

4. Coloca todos los ingredientes de la salsa de almendras y cítricos en una licuadora y procesa brevemente hasta que estén combinados y cremosos. O, alternativamente, mezcla los ingredientes en un bol con una batidora de alambre.

5. Vierte la salsa sobre los fideos y las verduras, y mezcla hasta que todo esté bien combinado.

6. Distribuye la mezcla entre dos boles, y esparce encima de cada porción las cebolletas y las semillas de sésamo.

Ensalada de repollo tricolor

Todas las verduras crucíferas son beneficiosas para las hormonas. Las hojas del repollo chino son más suaves que las del repollo rojo o el verde, y resultan perfecta para ensaladas crudas como esta.

RINDE 2 PORCIONES

- ½ manojo de col rizada toscana, sin tallos y picada en juliana
- ½ cabeza de repollo chino, picada en rodajas finas
- 1 zanahoria mediana, pelada y triturada
- 2 cebolletas, picadas en diagonal
- 2 cdas. de aceite de oliva virgen extra
- 1 cda. de aminoácidos de coco
- 2 cdtas de mostaza de Dijon
- 1 cdta. de vinagre de arroz
- 1 cdta. de miel
- ¼ de taza de almendras tajadas tostadas
- 2 cdas. de semillas crudas de calabaza o de girasol, dependiendo de tu ciclo.

1. Coloca la col rizada en un bol y manipula con las manos para romper las fibras duras.

2. Añade el repollo chino, las zanahorias y las cebolletas al bol de col rizada. Reserva las verduras.

3. Para preparar el aliño, en un bol pequeño mezcla con una batidora de alambre el aceite de oliva, los aminoácidos de coco, la mostaza de Dijon, el vinagre de arroz y la miel. Vierte el aliño sobre la ensalada y mezcla hasta que todo esté uniformemente impregnado.

4. Esparce encima de cada porción las almendras y las semillas.

Platos principales

Filete de falda marinado en cítricos

Junto con el pescado graso de aguas frías, las carnes de animales alimentados con pasto pueden ser una buena fuente de ácidos grasos esenciales omega-3. Necesitamos este tipo de grasas para regular las hormonas y mantener un estado de ánimo estable. Prueba este adobo para cortes de falda, entraña o bistec colgante, que se volverán tiernos una vez marinados y se cocinarán rápidamente a fuego alto o en una parrilla. Estos cortes también son de los más económicos.

RINDE DE 3 A 4 PORCIONES

- 3 cdas. de aceite de aguacate
- 2 cdas. de aminoácidos de coco
- 2 cdtas. de jugo de lima fresco
- 2 cdtas. de vinagre de manzana
- 3 dientes de ajo, machados
- ½ cdta. de sal marina
- ½ cdta. de comino en polvo
- 1 cdta. de chile en polvo
- 1 cdta. de orégano seco
- ¼ cdta. de pimentón en polvo
- ½ cdta. de tomillo seco
- 1 lb [450 g] de filete de falda

1. En un bol pequeño, bate el aceite de aguacate, los aminoácidos de coco, el jugo de lima, el vinagre de manzana, el ajo, la sal, el comino, el chile en polvo, el orégano, el pimentón y el tomillo.

2. Coloca el filete en un molde llano de vidrio u otro material no reactivo. Vierte el adobo sobre la carne, procurando que la cubra

por completo. Tapa el molde y colócalo en el refrigerador toda la noche.

3. Cuando estés lista para preparar la carne, sácala del refrigerador y déjala descansar a temperatura de ambiente de veinte a treinta minutos. Prepara una parrilla o calienta una sartén para asar a fuego alto. Cuando esté caliente, asa la carne, cuatro minutos por cada lado.

4. Déjala descansar sobre una tabla para picar por lo menos cinco minutos antes de cortarla perpendicularmente a las fibras musculares.

Salmón empanizado con almendras y mostaza de Dijon

Esta es una forma de preparar salmón con pocos ingredientes. El salmón provee muchos de los nutrientes que la píldora merma, como el selenio, y tiene el beneficio adicional de ser antinflamatorio. Mientras el horno está prendido, coloca espárragos en la misma bandeja para asarlos a la vez.

RINDE 2 PORCIONES

2 filetes de salmón de 6 oz
Sal marina y pimienta recién molida, a gusto
2 cdtas. de aceite de coco derretido, dividido
3 cdtas. de mostaza de Dijon, divididas
¼ de taza de almendras picadas finas
2 cdas. de perejil fresco picado

1. Caliente el horno a 400 °F [200 °C].

2. Lava los filetes de salmón y sécalos con papel toalla, luego colócalos en una bandeja para hornear forrada con papel pergamino.

3. Sazona cada filete con sal y pimienta al gusto, y rocía 1 cdta. de aceite de coco derretido sobre cada filete, cubriendo ambos lados.

4. Con la parte de atrás de una cuchara, unta la mitad de la mostaza al lado rosado de cada filete, distribuyéndola uniformemente.

5. En un bol pequeño, combina las almendras picadas y el perejil, y distribuye la mezcla uniformemente sobre cada porción de pescado.

6. Coloca la bandeja en el horno y cocina de diez a doce minutos, o hasta que se desmenucen con un tenedor. Saca los filetes del horno y cúbrelos con papel de aluminio para que se sigan cocinando durante cinco minutos.

Camarones al ajillo con arroz de coliflor al chile y lima

Los camarones son una excelente fuente de proteínas, ácidos grasos esenciales y vitamina B12, nutrientes esenciales para regular las hormonas. Si tienes camarones en el congelador y preparas la coliflor en tandas todas las semanas, este plato puede estar listo en quince minutos o menos.

RINDE DOS PORCIONES

¾ lb de camarones, pelados y limpios

1 cda. de aceite de aguacate

2 dientes de ajo grandes, picados

2 tazas de arroz de coliflor*

2 cdtas. de aceite de oliva virgen extra

2 cdtas. de jugo de lima fresco

---

* *Nota*: las instrucciones para preparar el arroz de coliflor aparecen en la receta del Tabulé de coliflor, en la página 410.

- ¼ cdta. de comino en polvo
- ½ cdta. de chile en polvo
- ¼ cdta. de cilantro en polvo
- ¼ cdta. de sal marina
- Pizca de pimienta de cayena
- Pimienta negra recién molida al gusto
- 2 cebolletas, cortadas en rodajas
- ¼ de taza de cilantro fresco picado
- 2 cdas. de semillas de girasol tostadas
- ½ aguacate, picado en cubitos

1. Lava los camarones y sécalos. Reserva.

2. En una sartén a fuego moderado, caliente el aceite de aguacate. Agrega el ajo y sofríe durante treinta segundos.

3. Agrega los camarones y cocina por cuatro minutos, revolviendo de vez en cuando, hasta que estén rosados y cocidos por completo. Saca de la sartén y reserva en un bol.

4. Añade el arroz de coliflor a la misma sartén, con el aceite de oliva, el jugo de lima, el comino, el chile en polvo, el cilantro, la sal, la pimienta de cayena y la pimienta negra. Mezcla la coliflor con las especias y cocina por tres minutos, o hasta que esté tierna.

5. Apaga el fuego y añade los camarones, cebolletas, cilantro y semillas de girasol a la sartén. Mezcla para combinar bien.

6. Sirve con aguacate por encima.

Bacalao al jengibre

El pescado blanco como el bacalao será una gran adición a tu menú semanal de mariscos. El bacalao suministra B12, folato, selenio y magnesio, que son menguados por la píldora. La mayoría de los pescados blancos se prestan a otros sabores y en muchos casos se cocinan rápidamente en la estufa o en el horno. Prepara esto la noche antes de comerlo y sírvelo con col china, habichuelas verdes o setas.

RINDE DE TRES A CUATRO PORCIONES

1 lb de bacalao negro de Alaska
2 cdas. de aminoácidos de coco
2 cdtas. de jugo de lima fresco
1 cdta. de miel
1 cdta. de jengibre rallado fresco (usa un rallador microplane)
2 dientes de ajo, picados
½ cdta. de aceite de sésamo
Aceite de coco, para cocinar

1. Lava el pescado y sécalo con papel toalla. Colócalo en un recipiente llano de vidrio y reserva.

2. Para preparar el adobo, bate los aminoácidos de coco, el jugo de lima, la miel, el jengibre, el ajo y el aceite de sésamo.

3. Vierte el adobo sobre el pescado, tápalo y colócalo en el refrigerador toda la noche.

4. Cuando estés lista para cocinarlo, calienta el horno a 425 °F [200 °C].

5. Saca el pescado del refrigerador cuando el horno esté preparado.

6. Calienta una sartén que se pueda meter al horno sobre fuego medio-alto y derrite el aceite de coco. Dora el pescado en la sartén, con el lado que tiene la piel hacia arriba, por dos minutos o hasta que se dore.

7. Saca la sartén del fuego y colócala en el horno, y asa el pescado por cinco o seis minutos, o hasta que se desmenuce fácilmente.

Sopa de pollo tailandesa con limoncillo

Esta sopa va muy bien con una variedad de proteínas o vegetales que hayan sobrado de otras comidas. Puedes beneficiarte de las propiedades antinflamatorias del ajo y el jengibre, del consomé de huesos para rehabilitar el intestino, y las verduras de hoja como el diente de león y la col rizada para dar cariño al hígado, y todo esto sin sacrificar el sabor.

RINDE 2 PORCIONES

2 cdtas. de aceite de coco
2 cdas. de pasta de curry rojo
2 dientes de ajo, picados
1 ½ cdta. de jengibre recién rallado
1 chalota, picada en cubitos
1 lata de 13 onzas [385 mL] de leche de coco entera (ver la Advertencia, página 392)
1 ½ tazas de consomé de huesos de pollo*
2 cdtas. de salsa de pescado fermentado
2 cdtas. de aminoácidos de coco
2 tallos de limoncillo
½ taza de zanahorias picadas en cubitos
2 taza de col rizada picada en trozos grandes
1 taza de diente de león picado en trozos grandes
6 oz [170 g)] de carne de pollo cocida y desmenuzada
½ de taza de cilantro fresco picado
½ lima, cortada en cuñas

1. Calienta el aceite de coco en una sartén a fuego moderado. Agrega la pasta de curry rojo, el ajo, el jengibre y la chalota. Revuelve la

---

* *Nota*: procura usar marcas que no contengan soya ni azúcar, como The Flavor Chef, Bare Bones, y Kettle & Fire.

mezcla a menudo durante un minuto y luego agrega la leche de coco, el consomé de huesos de pollo, la salsa de pescado fermentado y los aminoácidos de coco.

2. Corta los extremos del limoncillo a una pulgada de la raíz, y elimina las partes secas que pueda tener en la parte superior. Quita las capas exteriores duras hasta que llegues a la parte tierna del interior de la planta. Corta los tallos en tercios y májalos con un martillo de carnes o la parte inferior de un frasco. No majes demasiado el limoncillo o puede desintegrarse. Agrégalo a la sopa.

3. Sube la temperatura hasta que la sopa comience a hervir; luego reduce el fuego y deja que la sopa hierva a fuego lento por veinte minutos.

4. Agrega las zanahorias y deja hervir otros cinco minutos o hasta que las zanahorias se ablanden.

5. Saca el limoncillo y agrega la col rizada, el diente de león y el pollo desmenuzado. Tapa la olla y vuelve a cocinar a fuego lento de tres a cinco minutos o hasta que las verduras de hoja se pongan mustias y el pollo se haya calentado.

6. Sirve la sopa con cilantro fresco por encima y un chorrito de jugo de lima.

Rollitos de pollo y mango con curry dorado

La berza es un sustituto excelente de los rollitos típicos rellenos de gluten. Además, forma parte de la familia de las crucíferas, lo que significa que ofrece nutrientes que ayudan a desintoxicar el hígado y beneficiar a las hormonas. La salsa de curry dorado contiene cúrcuma, que es antinflamatoria, y puede usarse de varias maneras: rociar sobre verdura cocidas o como salsa para vegetales crudos.

RINDE 2 ROLLITOS

¼ de taza de leche de coco entera (ver la Advertencia, página 392)
1 cdta. de jengibre recién rallado
½ cdta. de curry en polvo
¼ cdta. de cúrcuma en polvo
1 cda. de jugo de limón fresco
2 cdtas. de aceite de oliva virgen extra
¼ cdta. de sal
Pimienta negra recién molida al gusto
3 a 4 oz de carne de pollo cocida y desmenuzada
2 cdas. de anacardos crudos picados
¼ de taza de albahaca fresca picada en juliana
¼ de taza de menta fresca picada
½ mango, cortado en cubitos
2 hojas de col berza

1. Para hacer la salsa, mezcla la leche de coco, el jengibre, el curry en polvo, la cúrcuma en polvo, el jugo de limón, el aceite de oliva, la sal y la pimienta. O coloca todos los ingredientes en una licuadora pequeña o procesador de alimentos pequeño, y mezcla o pulsa hasta que el aliño esté bien combinado.

2. Coloca el pollo desmenuzado en un bol pequeño y viértele encima la mitad de la salsa, y reserva la otra mitad para otros usos. Mezcla el pollo y la salsa con los anacardos, la albahaca, la menta y el mango.

3. Corta el tallo grueso de las hojas de berza. Usa el mango de un cuchillo de chef para aplastar el tallo a lo largo del centro de la hoja.

4. Llena una sartén hasta la mitad y pon a fuego alto. Cuando el agua comience a hervir, reduce el calor a fuego lento. Sumerge las hojas de berza, una a la vez, en el agua durante treinta segundos. El color

cambiará a verde brillante. Saca cada hoja del agua y pon en un paño de cocina a secar.

5. Coloca una hoja de berza escaldada en una tabla de picar, con la base del tallo hacia ti. Echa la mitad de la mezcla de pollo en un punto a tres cuartas partes del extremo de la hoja, no en el centro. Dobla el extremo y cada uno de los lados de la hoja y enrolla como un burrito. Haz la mismo con la otra hoja y el pollo restante.

6. Cuando estés lista para servir, corta cada rollito por la mitad en diagonal, y usa la salsa reservada para mojar.

Minihamburguesas de cordero estilo mediterráneo

Al igual que la caza silvestre, el cordero es una buena manera de variar las proteínas que optimizan la glucosa sanguínea. El romero y la albahaca dan a estas minihamburguesas suficiente sabor para destacarse por sí solas sobre una ensalada verde, o prepáralas con un festín de hummus, pepinillos, verduras fermentadas y tabulé de coliflor (página 410).

RINDE DE 6 A 8 MINIHAMBURGUESAS

1 lb [450 g] de carne molida de cordero
¼ de taza de chalotas picadas (aproximadamente dos chalotas pequeñas)
2 cdas. de romero fresco picado
2 cdtas. de albahaca seca
1 cdta. de sal marina
Aceite de coco o grasa de joroba de camello, para cocinar

1. En un bol mediano, mezcla con las manos la carne de cordero molida, las chalotas, el romero, la albahaca y la sal, pero no mezcles demasiado.

2. Forma tortitas no más grandes que el tamaño de la palma de tu mano.

3. En una sartén a fuego moderado, caliente el aceite de cocinar. Cocina cada hamburguesa de 3 a 4 minutos por cada lado, o hasta que esté hecha.

4. Saca las hamburguesas de la sartén y déjalas descansar cinco minutos antes de servir.

Salmon al curry rojo

Adereza el salmón con una salsa rápida de curry rojo y leche de coco. El pescado y la salsa van bien sobre de arroz de coliflor*.

RINDE DOS PORCIONES

2 filetes de salmón
¼ cdta. de sal
Pimienta negra recién molida a gusto
2 cdtas. de aceite de coco, grasa de joroba de camello o mantequilla clarificada (cuando hayas reintroducido los lácteos)
1 cdta. de jengibre recién rallado
1 cdta. de ajo, picado
1 ½ cdtas. de pasta de curry rojo
½ taza de leche de coco entera (ver la Advertencia, página 392)
1 cdta. de jugo de lima fresco

1. Calienta el horno a 350 °F [175 °C].

2. Lava el salmón y seca los filetes con papel toalla por ambos lados. Sazónalos con sal y pimienta al gusto. Colócalos en un molde de vidrio de 8 x 8 pulgadas [20 cm x 20 cm].

---

* *Nota*: las instrucciones para preparar el arroz de coliflor aparecen en la receta del Tabulé de coliflor, en la página 410.

3. Para preparar la salsa de curry rojo, calienta el aceite de coco en una cacerola pequeña a fuego moderado. Cuando se haya derretido, agrega el jengibre y el ajo, y revuelve en el aceite durante treinta segundos. Agrega la pasta de curry rojo y continúa revolviendo un minuto más.

4. Agrega la leche de coco a la cacerola, revolviendo a menudo para combinarla bien con la pasta de curry. Baja el fuego y deja que la salsa hierva a fuego lento por cinco minutos.

5. Quita la cacerola del fuego y añade el jugo de lima. Ajusta la sazón con sal y pimienta al gusto.

6. Reserva una tercera parte de la salsa de curry rojo y vierte el resto sobre los filetes de salmón. Da vuelta a cada filete para asegurar que la salsa cubra todo el pescado.

7. Hornéalo por doce minutos, o hasta que los bordes se desmenucen, pero el centro todavía esté rosado. Para filetes más gruesos, hornea de tres a cinco minutos más.

8. Saca el pescado del horno y cúbrelo con papel de aluminio. Deja que se siga cocinando mientras descansa por cinco minutos.

9. Sirve los filetes con la salsa reservada por encima.

Frituras de sardinas

Las sardinas son un superalimento para las hormonas debido a su contenido de selenio, vitamina D, ácidos grasos esenciales omega-3, y proteínas estabilizadoras de la glucosa sanguínea. Si todavía no has adquirido el gusto por las sardinas, prueba esta variación de las tortitas de pescado; son un alimento que vale la pena aprender a apreciar.

RINDE DE 5 A 6 FRITURAS

1 lata de sardinas, ahumadas y enlatadas en aceite de oliva virgen extra o en agua
1 cdta. de ralladura de limón
2 cdtas. de jugo de limón fresco
½ taza de harina de almendras, dividida
1 cda. de harina de coco
2 cdas. de almendras crudas picadas
¼ taza de perejil fresco picado
2 cdas. de cebolla roja picada
¼ de taza de aceitunas kalamata picadas
1 diente de ajo picado
½ cdta. de pimienta negra recién molida
1 ½ cdas. de mostaza de Dijon
1½ cdtas. de albahaca seca
1 cdta. de pimentón en polvo
1 huevo grande
2 a 3 cdas. de aceite de aguacate para cocinar

1. Abre la lata de sardinas y escurre el agua o el aceite, aunque está bien si queda parte del agua o del aceite. Coloca las sardinas en un bol grande y usa un tenedor para majarlas y romperlas en pedazos.

2. Agrega la ralladura de limón, el jugo de limón, ¼ de taza de harina de almendras y la harina de coco al bol, y mezcla con el pescado. Esto permitirá que las harinas comiencen a absorber parte de la humedad.

3. Agrega las almendras, el perejil, las cebollas, las aceitunas, el ajo, la pimienta negra, la mostaza, la albahaca y el pimentón, y revuelve hasta que todo esté bien mezclado. Prueba la sazón y ajústala a tu gusto. Si todavía estás acostumbrándote al sabor de las sardinas, podrías agregar más cebollas, aceitunas, ajo o mostaza, por ejemplo.

4. Bate el huevo en un bol pequeño y agrégalo a la mezcla de pescado, revolviendo para combinar.

5. Coloca el ¼ de taza de harina de almendras en un bol separado y reserva.

6. Para formar las frituras, forma una bola con las manos usando ¼ de taza de mezcla. Comprime la bola para formar una tortita, y usa los dedos para alisar los bordes donde veas grietas. Empaniza la tortita con la harina de almendras. Prepara todas las frituras.

7. Agrega el aceite de aguacate a una sartén a fuego moderado. Cuando el aceite esté caliente, echa las tortitas y fríe por tres y medio a cuatro minutos por cada lado, o hasta que el empanizado de almendras se dore.

8. Coloca las tortitas en un plato cubierto de papel toalla para absorber el aceite.

Pescado a la plancha con tomates y alcaparras

Dale un toque mediterráneo a tu pescado blanco favorito. Los tomates son ricos en antioxidantes que ayudan a reponer lo que perdiste por la píldora.

RINDE 4 PORCIONES

4 filetes de pescado blanco, de 4 a 6 oz [110 a 170 g] cada uno (pargo colorado, bacalao, lubina o abadejo)
Sal marina y pimienta recién molida, al gusto
1 cdta. de pimentón ahumado
1 cda. de aceite de aguacate
½ cebolla amarilla, picada
2 dientes de ajo, picados
1 taza de tomates frescos picados
2 cdas. de alcaparras

¼ cdta. de sal

1 cda. de aceite de coco

¼ taza de perejil fresco picado

2 cdas. de aceitunas kalamata picadas (opcional)

1. Lava el pescado con agua fría y sécalo con papel toalla por ambos lados. Sazona cada filete por un lado con sal, pimienta y pimentón ahumado. Reserva.

2. En una sartén a fuego moderado, caliente el aceite de aguacate. Agrega las cebollas y sofríe cinco minutos, o hasta que estén translúcidas. Agrega el ajo y continúa revolviendo durante un minuto. Añade los tomates, las alcaparras y la sal, y cubre la sartén. Baja el fuego y deja que la salsa hierva a fuego lento por cinco minutos.

3. En otra sartén, calienta el aceite de coco a fuego medio-alto. Coloca los filetes de pescado con el lado sazonado hacia abajo. Dependiendo del tamaño de la sartén, fríe el pescado en una o dos tandas. No llenes la sartén demasiado.

4. Fríe el pescado por tres minutos, sin moverlo. Los filetes deben quedar dorados y un poco crujientes. Mientras el primer lado se está friendo, sazona el otro con más sal, pimienta y pimentón ahumado a gusto.

5. Da la vuelta a los filetes y vierte encima la mezcla de tomates, cebollas, ajo y alcaparras. Tapa la sartén y continúa friendo el pescado por dos o tres minutos, o hasta que se desmenuce fácilmente.

6. Sirve con perejil y aceitunas kalamata (si deseas) por encima.

Salteado de búfalo, zanahorias y col con sésamo

Las carnes de animales alimentados con pasto, como el bisonte y el búfalo, te ofrecen la oportunidad de añadir variedad a tu consumo de proteínas. Estos tipos de carnes ofrecen una proporción de ácidos omega-6 a omega-3 que es mejor que la que encuentras en otras carnes. El búfalo es una carne más magra y por ende toma un poco de menos tiempo en cocer, lo que resulta perfecta para este salteado de inspiración asiática.

RINDE 4 PORCIONES

1 cda. de aceite de coco
1 taza de cebolla picada
2 cdta. de jengibre recién rallado
2 dientes de ajo, picados
1 lb [450 g] de carne molida de búfalo
¾ cdta. de sal marina
2 cdas. de aminoácidos de coco
2 cdtas. de salsa de pescado fermentado
2 cdas. de vinagre de manzana
¼ de repollo verde, picados en rodajas finas
2 zanahorias grandes, peladas y trituradas
1 cdta. de aceite de sésamo tostado (opcional)
¼ de taza de cebolletas cortadas en rodajas
1 cda. de semillas de sésamo tostadas

1. Calienta el aceite de coco en una sartén a fuego moderado y agrega las cebollas. Sofríe por cinco minutos, o hasta que estén translúcidas. Agrega el jengibre y el ajo y continúa sofriendo, revolviendo a menudo, durante un minuto.

2. Agrega la carne de búfalo y usa una cuchara de madera para separarla. Mientras se dora, sazónala con sal.

3. Con la carne todavía rosada, agrega los aminoácidos de coco, la salsa de pescado fermentado, el vinagre de manzana y mezcla todo. Añade también el repollo y las zanahorias, y tapa la sartén, pero

no por completo. Cocina la mezcla a fuego bajo de tres a cinco minutos, o hasta que las zanahorias se hayan ablandado y el repollo encogido.

4. Apaga el fuego y saca la sartén del fuego. Agrega el aceite de sésamo, si deseas, y mezcla para impregnarlo todo.

5. Cuando estés lista para servir, agrega cebolletas y semillas de sésamo por encima.

Albóndigas de pavo en salsa tikka masala

Las especias indias como la cúrcuma, el curry y el garam masala son antinflamatorias y añaden sabor. Prepara una receta doble de esta salsa y guárdala en el congelador para una ocasión en que estés tentada a comprar comida para llevar.

RINDE 4 PORCIONES

Salsa

- 1 cda. de aceite de coco (o mantequilla clarificada si has reintroducido los lácteos)
- 1 cebolla cortada en rodajas
- 2 cdtas. de jengibre rallado fresco (usa un rallador microplane)
- 1 cdta. de ajo, picado
- 2 cdtas. de curry en polvo
- ¾ cdta. de cúrcuma molida
- ½ cdta. de canela molida
- 2 cdtas. de comino en polvo
- 1 cdta. de garam masala
- 1 cdta. de cilantro en polvo
- ½ cdta. de jengibre en polvo
- ½ cdta. de sal marina

1 lata de 14 oz de salsa de tomate o tomates colados (sin azúcar añadida)

1 taza de leche de coco entera (ver la Advertencia, página 392)

Albóndigas

1 lb [450 g] de carne molida de pavo

½ cdta. de cilantro en polvo

1 cdta. de comino en polvo

¼ cdta. de cúrcuma molida

2 cdtas. de jengibre recién rallado (usa un rallador microplane)

1 cdta. de sal

Harina de coco (opcional)

1 cda. de aceite de aguacate

¼ taza de perejil fresco picado

1. Primero, prepara la salsa. Calienta el aceite de coco en una sartén grande a fuego moderado. Agrega las cebollas y déjalas sofreír por cinco minutos o hasta que comiencen a verse translúcidas. Agrega el jengibre y el ajo, revuelve con las cebollas por treinta segundos, y luego añade el curry en polvo, la cúrcuma, la canela, el comino, el garam masala, el cilantro, el jengibre y la sal. Usa una cuchara de madera para revolver las especias. Luego, añade la salsa de tomate y la leche de coco, revolviendo otra vez para mezclar todo. Deja que la salsa hierva a fuego bajo mientras preparas las albóndigas.

2. En un bol, combina la carne con el cilantro, el comino, la cúrcuma, el jengibre y la sal, revolviendo hasta que todo esté incorporado.

3. Con las manos, forma albóndigas pequeñas con la carne. Si la carne está pegajosa y es difícil trabajar con ella, cúbrete las manos con harina de coco y luego forma las albóndigas entre las palmas.

4. En una sartén a fuego moderado, calienta el aceite de aguacate. Agrega las albóndigas a la sartén y deja cocinar por cuatro minutos, o

hasta que el lado en contacto con la sartén esté dorado. Dale vuelta y cocina por otros cuatro minutos.

5. Mientras las albóndigas se cuecen, tritura la salsa de tomate. Usa una batidora de inmersión en la cacerola, o transfiere la salsa a una licuadora o procesador de alimentos. Mezcla hasta que la salsa esté homogénea y espesa.

6. Cuando las albóndigas estén doradas por todos lados, combínalas con la salsa en una sartén, tapa y hierve a fuego lento por siete a diez minutos, o hasta que las albóndigas estén completamente cocidas.

7. Cuando vayas a servir, cada porción de albóndiga debe tener por encima salsa y un poco de perejil.

Pollo asado con hierbas y especias

Cuando cocinas un pollo entero, ahorras dinero, tienes muchas sobras y puedes usar los huesos para hacer caldo de huesos (si estás usando un ave orgánica y criada en pastizal). Esta receta usa una olla de cocción lenta, pero puedes asar el pollo en el horno o usar otro método, como una olla de presión o una olla a presión multifunción y programable (o *instant pot*).

RINDE DE 4 A 6 PORCIONES

- 1 cebolla amarilla cortada en rodajas
- 3 zanahorias grandes, peladas y picadas en trozos de dos pulgadas [5 cm]
- 1 pollo entero, de 4 a 5 lb [1.75 a 2.25 kg]
- 2 cdas. de grasa de pato o aceite de coco
- 1 cda. de sal marina
- ½ cdta. de pimienta negra recién molida
- 2 hojas de salvia fresca

1 cda. de romero fresco

½ cdta. de tomillo seco

1. Coloca las cebollas y las zanahorias en el fondo de una olla de cocción lenta.

2. Lava el pollo y retira los menudos de la cavidad. Seca el pollo con toallas de papel y colócalo en la olla, con la pechuga hacia abajo.

3. Derrite la grasa de pato en una olla pequeña a fuego moderado. Agrega la sal, la pimienta negra, la salvia, el romero y el tomillo. Vierte la mezcla sobre el pollo y usa las manos para untarle la grasa de pato y las hierbas por ambos lados, alrededor de las patas y debajo de la piel.

4. Pon la olla de cocción lenta a fuego bajo y cocina el pollo y los vegetales de cuatro a cinco horas, o hasta que la temperatura interna alcance 165 °F [75 °C]. El tiempo de cocción dependerá del tamaño del pollo.

5. Cuando esté listo, sácalo de la olla y déjalo descansar veinte minutos antes de cortarlo. Si prefieres la piel crujiente, pasa el pollo por el asador de cinco a diez minutos, hasta que se dore. Sirve con vegetales.

Hamburguesas de pavo y calabacín

Las hamburguesas, las tortitas y las albóndigas te ofrecen una gran oportunidad de incluir más verduras a tu alimentación o hasta superalimentos tradicionales como las carnes de órganos. Aquí, los calabacines triturados sirven de agente espesante en las hamburguesas, una alternativa perfecta a la harina o las migas de pan tradicionales. Sirve en un rollito de lechuga o sobre verduras de hoja.

RINDE DE 6 A 8 HAMBURGUESAS

1 calabacín pequeño
1 lb. de carne molida de pavo
¼ de taza de chalotas picadas
¼ taza de perejil fresco picado
1 cdta. de orégano seco
½ cdta. de ajo en polvo
1 cdta. de sal marina
½ cdta. de ralladura de limón
1 cda. de aceite de aguacate

1. Tritura el calabacín y colócalo en una bolsa de malla fina (como las que se usan para elaborar leche de nueces) o sobre varias capas de estopilla de cocina. Coloca esto en un colador en el fregadero para que el calabacín suelte un poco de agua.

2. En un bol mediano, combina la carne de pavo, las chalotas, el perejil, el orégano, el polvo de ajo, la sal y la ralladura de limón y mezcla brevemente.

3. Exprime el calabacín para extraer el exceso de agua. Añádelo a la mezcla de pavo y combina.

4. Forma tortas pequeñas, usando los dedos para suavizar los bordes.

5. Añade el aceite de aguacate a una sartén a fuego moderado-alto. Cocina las tortitas de pavo tres minutos por cada lado, o hasta que estén un poco doradas y completamente cocidas.

APÉNDICE 1

RESPUESTAS A LA PRUEBA MITOS DEL CICLO MENSTRUAL

1. Falso
2. Falso
3. Falso
4. Cierto
5. Falso
6. Falso
7. Falso
8. Falso
9. Cierto
10. Falso

APÉNDICE 2

TU QUINTO SIGNO VITAL

Síntomas del ciclo menstrual	Lo que te podrían estar diciendo
Reglas abundantes o prolongadas	Anemia por falta de hierro, dominancia estrogénica, enfermedad tiroidea, fibromas o pólipos, algunos cánceres, endometriosis, trastornos hemorrágicos.
Menstruación dolorosa	Infección, endometriosis, fibromas, quistes ováricos, aumento de la inflamación, prostaglandinas elevadas.
Menstruación escasa	Poco estrógeno (quizás debido a una alimentación baja en grasas, ejercicio excesivo o peso corporal bajo), síndrome posanticonceptivos, insuficiencia ovárica primaria o perimenopausia.
Regla tardía o irregular	Embarazo, estrés (traumatismo físico o mental), síndrome del ovario poliquístico, perimenopausia, posparto, diabetes, enfermedad celíaca, enfermedad tiroidea.
Ciclo corto	Anovulación, irregularidad en la formación del cuerpo lúteo, prolactina elevada, obesidad, endometriosis, síndrome del ovario poliquístico, enfermedad tiroidea, anorexia, insuficiencia ovárica primaria, perimenopausia.

Ausencia de regla	Síndrome posanticonceptivos, amenorrea hipotalámica funcional, disfunción pituitaria, disfunción ovárica, hipotiroidismo, embarazo, menopausia, insuficiencia ovárica primaria.
Dolor a mitad de ciclo	Ovulación (por lo general benigno, pero conversa con tu médico si aparecen nuevos dolores).
Manchado premenstrual	Fibromas, infección, endometriosis, cáncer, embarazo.
Dolor o sangrado durante las relaciones sexuales	Poco estrógeno, infección, anatomía o posición, endometriosis, quistes ováricos, fibromas, cáncer.
Síndrome premenstrual (PMS)	Trastorno hormonal (dominancia estrogénica, poca progesterona), deficiencia nutricional.

RECURSOS

Dr. Jolene Brighten Online

Conéctate conmigo en Internet para informarte sobre hormonas, control de la natalidad e inspiración centrada en la mujer.

    Sitio web: www.drbrighten.com

    The Dr. Brighten Community: www.drbrighten.com/community

    Instagram: @drjolenebrighten

    Facebook: https://www.facebook.com/drbrighten

    Pinterest: https://www.pinterest.com/drjolenebrighten

    YouTube: https://www.youtube.com/c/jbrightennaturopathicdoctor

    X: @drbrighten

Los programas y libros de la Dra. Brighten, y los suplementos que recomienda

Estos recursos se encuentran en mi sitio web www.drbrighten.com [solo en inglés]:

    Post—Birth Control Hormone Reset program

    Clear Skin Rx Master Class

    Cosmic Cycle Sync program

    Hormone Revolution Detox program

    Post—Birth Control Rx program

The Fertility Master Class
The Libido Master Class
The PMS Master Class
The Postpartum Master Class
The Thyroid Master Class
Healing Your Body Naturally After Childbirth (libro)

Los suplementos de la Dra. Brighten se encuentran en www.drbrighten.com/supplements.

Cómo encontrar a un doctor en naturopatía o en medicina funcional

Los médicos especializados en naturopatía y medicina funcional son excelentes para identificar una causa raíz y ayudarte a corregir tus hormonas de forma natural. Solo un médico con licencia puede ordenar e interpretar los resultados de tus análisis clínicos, diagnosticar y prescribir tratamientos. Asegúrate de que trabajas con un profesional licenciado como, por ejemplo, un NMD/ND [Doctor en Medicina Naturopática o Médico Naturópata], MD [Doctor en Medicina], DC [Doctor en Quiropráctica], PharmD [Doctor en Farmacia], LAc [Acupunturista con Licencia], NP [Enfermera Practicante], PA [Asistente Médico], PT [Fisioterapeuta] o RD [Dietista Registrado] para atender tus necesidades de salud. Los nutricionistas profesionales, masajistas, terapeutas, entrenadores personales y asesores de salud pueden ser un gran complemento a tu equipo, pero no están capacitados para diagnosticar ni tratar problemas de salud, entre ellos, el síndrome posanticonceptivos. Si tu profesional usa las palabras «diagnosticar», «tratar» o «prescribir», asegúrate de que se haya graduado de una universidad acreditada y que está licenciado. Estoy a favor de los equipos colaborativos, pero quiero asegurarme de que recibes el mejor cuidado atendiéndote con un profesional licenciado.

RUBUS HEALTH

Los profesionales del Programa Brighten de 30 Días en mi clínica de salud de la mujer trabajan con mujeres del mundo entero que están luchando con el síndrome posanticonceptivos, que buscan dejar los métodos de control de la natalidad hormonales y que quieren curarse de afecciones hormonales comunes como la enfermedad tiroidea, la disfunción suprarrenal, el síndrome premenstrual y otras.

> 329 NE Couch Street
> Portland, Oregon 97232
>
> (503) 498-8830
>
> info@rubushealth.com

Para más información, visita https://drbrighten.com/work-with-me. Ofrecemos consultas de salud virtuales para mujeres.

AMERICAN ASSOCIATION OF NATUROPATHIC PHYSICIANS (AANP) NATIONAL DIRECTORY OF NATUROPATHIC PHYSICIANS [ASOCIACIÓN ESTADOUNIDENSE DE MÉDICOS NATUROPÁTICOS]

https://www.naturopathic.org/AF_MemberDirectory.asp?version=2

THE INSTITUTE FOR FUNCTIONAL MEDICINE (IFM) FUNCTIONAL MEDICINE PRACTITIONER DIRECTORY [DIRECTORIO DE PROFESIONALES DE LA SALUD FUNCIONAL DEL INSTITUTO DE MEDICINA FUNCIONAL]

https://www.ifm.org/find-a-practitioner

Análisis clínicos

Para una lista de laboratorios recomendados con su dirección y cómo hacerse las pruebas, visita www.drbrighten.com/resources.

Guías y recursos disponibles para descarga

He reunido una gran cantidad de recursos, guías y libros electrónicos útiles para apoyarte en tu viaje de sanación. Puedes encontrarlos todos en drbrighten.com/beyond-the-pill.

Beyond the Pill Grocery Shopping List
Una lista de compra semanal para todas las comidas del Plan de 30 días

Hormone Support Recipe Guide
Una guía a las mejores fuentes en línea de alimentos orgánicos, no transgénicos, que apoyan la salud hormonal, más consejos de compra, recetas y más.

Beyond the Pill Supplement Guide
Una lista de todos los suplementos recomendados en el plan de 30 días con enlaces para comprarlos.

Birth Control Nutrient Depletions Food Guide
Una herramienta para ayudarte a aprovechar la alimentación para reponer los nutrientes, no importa si tomas anticonceptivos o no.

Hormone-Friendly Kitchen Swaps
Un recurso para ayudarte a hacer cambios saludables en la cocina que te hacen sentir satisfecha.

Nontoxic Household Cleaning Products Guide
Guía para eliminar toxinas nocivas del medio ambiente para mejorar la salud hormonal.

Green Beauty Guide
Una lista de productos que uso y recomiendo a mis pacientes para ayudar a evitar exponerse a sustancias químicas disruptivas de hormonas.

Beyond the Pill Lab Guide
Una lista de análisis clínicos recomendados para evaluar de manera integral la salud, se tome o no anticonceptivos hormonales, junto con enlaces a cómo ordenar tus propias pruebas de laboratorio.

Equipo y utensilios de cocina para la salud hormonal

Para una lista de cacerolas, sartenes y utensilios, visita https://drbrighten.com/hormone-friendly-kitchen.

Aplicaciones y dispositivos de tecnología femenina

Clue (aplicación)

Dame (dispositivos para el placer diseñados por mujeres)

Daisy (monitor de fertilidad)

Dot (aplicación)

Kindara (aplicación)

Lioness (dispositivo de monitoreo de orgasmos y aplicación)

My Moontime (aplicación)

Natural Cycles (monitor de fertilidad)

Tia (la primera aplicación basada en datos para ofrecer asesoría personalizada de anticoncepción)

Libros

La dieta reset del metabolismo, del Dr. Alan Christianson

Beautiful You [*Eres hermosa*], de Nat Kringoudis

Clean Skin from Within [*Limpia la piel desde adentro*], de la Dra. Trevor Cates

Code Red [*Código rojo*], de Lisa Lister

Cocina para el equilibrio hormonal, de Magdalena Wszelaki

8 Steps to Reverse Your PCOS [*Ocho pasos para revertir tu síndrome del ovario poliquístico*], de la Dr. Fiona McCulloch

Protocolo Hashimoto: plan de 90 días para revertir los síntomas de la tiroiditis y recuperar tu vida, de la Dra. Izabella Wentz

Healing PCOS [*La sanación del SOP*], de Amy Medling

Honoring Our Cycles [*Honrando nuestros ciclos*], de Katie Singer

The Hormone Cure [*La cura para el desequilibrio hormonal*], de la Dra. Sara Gottfried

A Mind of Your Own [*Una mente propia*], de la Dra. Kelly Brogan

Cómo mejorar tu ciclo menstrual, de la Dra. Lara Briden

Periods Gone Public [*La menstruación en el espacio público*], de Jennifer Weiss-Wolf

The Pill: Are You Sure It's for You? [*La píldora: ¿estás segura de que te conviene?*], de Jane Bennett y Alexandra Pope

Sweetening the Pill [*Endulzando la píldora*], de Holly Grigg-Spall

Tu fertilidad de Toni Weschler

Wild Feminine [*Feminidad salvaje*], de Tami Lynn Kent

Código mujer, de Alisa Vitti

Women's Bodies, Women's Wisdom [*Los cuerpos y la sabiduría de las mujeres*], de la Dra. Christiane Northrup

El método de reconocimiento de la fertilidad

Association of Fertility Awareness Professionals, [Asociación de Profesionales del Método del Reconocimiento de la Fertilidad]

http://www.fertilityawarenessprofessionals.org

FertilityUK, [Fertilidad Reino Unido]

http://www.fertilityuk.org

The Fifth Vital Sign, [El Quinto Signo Vital] http://www.5thvitalsign.com

Para una lista completa de educadores sobre este método, visita www.drbrighten.com/resources

BIBLIOGRAFÍA

Capítulo 1: Hablemos en serio sobre la píldora

Akinloye, O., et al. (2011). Effects of Contraceptives on Serum Trace Elements, Calcium, and Phosphorus Levels. *West Indian Medical Journal* 60, no. 3, 308—15.

Aminzadeh, A., et al. (2016). Frequency of Candidiasis and Colonization of *Candida Albicans* in Relation to Oral Contraceptive Pills. *Iran Red Crescent Medical Journal* 18, no. 10, e38909.

Anderson, K. E., et al. (1976). Effects of Oral Contraceptives on Vitamin Metabolism. *Advances in Clinical Chemistry* 18, 247—87.

Bird, S. T., et al. (2012). Irritable Bowel Syndrome and Drospirenone-Containing Oral Contraceptives; A Comparative-Safety Study. *Current Drug Safety* 7, no. 1, 8—15.

Centers for Disease Control, Cancer and Steroid Hormone Study. (1983). Long-Term Oral Contraceptive Use and the Risk of Breast Cancer. *JAMA* 249, no. 12, 1591—95.

Chasan-Taber, L., et al. Epidemiology of Oral-Contraceptives and Cardiovascular Disease. *Annals of Internal Medicine*. (1998). 128, no. 6, 467—77.

Davidson, N. E., et al. (2002). Good News About Oral Contraceptives. *New England Journal of Medicine* 346, 2078—79.

Davis, A. R., et al. (2008). Occurrence of Menses or Pregnancy After Cessation of a Continuous Oral Contraceptive. *Fertility and Sterility* 89, no. 5, 1059—63.

Dreon, D. M., et al. (2003). Oral Contraceptive Use and Increased Plasma Concentration of C-Reactive Protein. *Life Sciences* 73, no. 10, 1245—52.

Dunn, N., et al. (1999). Oral Contraceptives and Myocardial Infarction: Results of the MICA Case Control Study. *British Medical Journal* 318, no. 7198, 1579—84.

Fröhlich, M., et al. (1999). Oral Contraceptive Use Is Associated with a Systemic Acute Phase Response. *Fibrinolysis and Proteolysis* 13, no. 6, 239—44.

Gingnell, M., et al. (2013). Oral Contraceptive Use Changes Brain Activity and Mood in Women with Previous Negative Affect on the Pill—A Double-Blinded, Placebo-Controlled Randomized Trial of a Levonorgestrel-Containing Combined Oral Contraceptive. *Psychoneuroendocrinology* 38, no. 7, 1133—44.

Hankinson, S. E., et al. (1997). A Prospective Study of Oral Contraceptive Use and Risk of Breast Cancer (Nurses' Health Study, United States). *Cancer Causes and Control* 8, no. 1, 65—72.

Hertel, J., et al. (2017). Evidence for Stress-Like Alterations in the HPA-Axis in Women Taking Oral Contraceptives. *Scientific Reports* 7, no. 1, 14111.

Hickman, R. J., et al. (2014). C-Reactive Protein Is Elevated in Atypical but Not Nonatypical Depression: Data from the National Health and Nutrition Examination Survey (NHANES) 1999—2004. *Journal of Behavioral Medicine* 37, no. 4, 621—29.

Hock, H. (2005). The Pill and the College Attainment of American Women and Men. Florida State University. http://paa2006.princeton.edu/papers/61745.

Jenkins, T. A., et al. (2016). Influence of Tryptophan and Serotonin on Mood and Cognition with a Possible Role of the Gut-Brain Axis. *Nutrients* 8, no. 1, 56.

Khalili, H., et al. (2013). Oral Contraceptives, Reproductive Factors, and Risk of Inflammatory Bowel Disease. *Gut* 62, no. 8, 1153—59.

Khier, L. A. M. (2000). Effects of Oral Contraceptives on the Thyroid Function in Sudanese Females. BS thesis, University of Khartoum. https://core.ac.uk/download/pdf/71669046.pdf.

Kluft, C., et al. (2002). Pro-Inflammatory Effects of Oestrogens During Use of Oral Contraceptives and Hormone Replacement Treatment. *Vascular Pharmacology* 39, no. 3, 149—54.

Kulkarni, J. (2007). Depression as a Side Effect of the Contraceptive Pill. *Expert Opinion on Drug Safety* 6, no. 4, 371—74.

Lewis, M. A., et al. (1996). Third Generation Oral Contraceptives and Risk of Myocardial Infarction: An International Case-Control Study. Transnational Research Group on Oral Contraceptives and the Health of Young Women. *British Medical Journal* 312, no. 7023, 88—90.

Maes, M., et al. (1990). The Effects of Glucocorticoids on the Availability of L-Tryptophan and Tyrosine in the Plasma of Depressed Patients. *Journal of Affective Disorders* 18, no. 2, 121—27.

Marchbanks, P. A., et al. (2002). Oral Contraceptives and the Risk of Breast Cancer. *New England Journal of Medicine* 346, 2025—32.

Montoya, E. R., et al. (2017). How Oral Contraceptives Impact Social-Emotional Behavior and Brain Function. *Trends in Cognitive Sciences* 21, no. 2, 125—36.

Myint, A. M., et al. (2012). The Role of the Kynurenine Metabolism in Major Depression. *Journal of Neural Transmission* 119, no. 2, 245—51.

Nassaralla, C. L., et al. (2011). Characteristics of the Menstrual Cycle after Discontinuation of Oral Contraceptives. *Journal of Women's Health* 20, no. 2, 169—77.

Oinonen, K. A., et al. (2002). To What Extent Do Oral Contraceptives Influence Mood and Affect? *Journal of Affective Disorders* 70, no. 3, 229—40.

Oral-Contraceptive Use and the Risk of Breast Cancer. The Cancer and Steroid Hormone Study of the Centers for Disease Control and the National Institute of Child Health and Human Development. *New England Journal of Medicine* 315, no. 7, 405—11.

Palan, P. R., et al. (2010). Effects of Oral, Vaginal, and Transdermal Hormonal Contraception on Serum Levels of Coenzyme Q10, Vitamin E, and Total Antioxidant Activity. *Obstetrics and Gynaecology International*, article ID 925635.

Palmery, M., et al. (2013). Oral Contraceptives and Changes in Nutritional Requirements. *European Review for Medical and Pharmacological Sciences* 17, no. 13, 1804—13.

Panzer, C., et al. (2006). Impact of Oral Contraceptives on Sex Hormone—Binding Globulin and Androgen Levels: A Retrospective Study in Women with Sexual Dysfunction. *Journal of Sexual Medicine* 3, no. 1, 104—13.

Park, B., et al. (2016). Oral Contraceptive Use, Micronutrient Deficiency, and Obesity Among Premenopausal Females in Korea: The Necessity of Dietary Supplements and Food Intake Improvement. *PLoS One* 11, no. 6, e0158177.

Peddie, B. A., et al. (1984). Relationship Between Contraceptive Method and Vaginal Flora. *Australian and New Zealand Journal of Obstetrics and Gynaecology* 24, no. 3, 217—18.

Piltonen, T., et al. (2012). Oral, Transdermal, and Vaginal Combined Contraceptives Induce an Increase in Markers of Chronic Inflammation and Impair Insulin Sensitivity in Young Healthy Normal-Weight Women: A Randomized Study. *Human Reproduction* 27, no. 10, 3046—56.

Rohr, U. D. (2002). The Impact of Testosterone Imbalance on Depression and Women's Health. *Maturitas* 41, suppl. 1, S25—46.

Sarkar, M., et al. (2005). Influence of Moonlight on the Birth of Male and Female Babies. *Nepal Medical College Journal* 7, no. 1, 62—64.

Schatz, D. L., et al. (1968). Effects of Oral Contraceptives and Pregnancy on Thyroid Function. *Canadian Medical Association Journal* 99, no. 18, 882—86.

Schmidt, A., et al. (1997). Oral Contraceptive Use and Vaginal Candida Colonization. [en alemán] *Zentralbl Gynakol* 119, no. 11, 545—49.

Shakerinejad, G., et al. (2013). Factors Predicting Mood Changes in Oral Contraceptive Pill Users. *Reproductive Health* 10, 45.

Skovlund, C. W., et al. (2016). Association of Hormonal Contraception with Depression. *JAMA Psychiatry* 73, no. 11, 1154—62.

Skovlund, C. W., et al. (2017). Association of Hormonal Contraception with Suicide Attempts and Suicides. *American Journal of Psychiatry* 175, no. 4, 336—42.

Smith, J. S., et al. (2003). Cervical Cancer and Use of Hormonal Contraceptives: A Systematic Review. *Lancet* 361, no. 9364, 1159—67.

Sorgdrager, F. J. H., et al. (2017). The Association Between the Hypothalamic Pituitary Adrenal Axis and Tryptophan Metabolism in Persons with Recurrent Major Depressive Disorder and Healthy Controls. *Journal of Affective Disorders* 222, 32—39.

Talukdar, N., et al. (2012). Effect of Long-Term Combined Oral Contraceptive Pill Use on Endometrial Thickness. *Obstetrics and Gynecology* 120, no. 2, pt. 1, 348—54.

Turna, B., et al. (2005). Women with Low Libido: Correlation of Decreased Androgen Levels with Female Sexual Function Index. *International Journal of Impotence Research* 17, no. 2, 148—53.

Van de Wijgert, J. H., et al. (2013). Hormonal Contraception Decreases Bacterial Vaginosis but Oral Contraception May Increase Candidiasis: Implications for HIV Transmission. *AIDS* 27, no. 13, 2141—53.

Van Hylckama Vlieg, A., et al. (2009). The Venous Thrombotic Risk of Oral Contraceptives, Effects of Oestrogen Dose and Progestogen Type: Results of the MEGA Case-Control Study. *British Medical Journal* 339, b2921.

Vessey, M., et al. (2006). Oral Contraceptive Use and Cancer. Findings in a Large Cohort Study, 1968—2004. *British Journal of Cancer* 95, no. 3, 385—89.

Wang, Q., et al. (2016). Effects of Hormonal Contraception on Systemic Metabolism: Cross- Sectional and Longitudinal Evidence. *International Journal of Epidemiology* 45, no. 5, 1445—57.

Webb, J. L. (1980). Nutritional Effects of Oral Contraceptive Use: A Review. *Journal of Reproductive Medicine* 25, no. 4, 150—56.

White, T., et al. (2006). Effects of Transdermal and Oral Contraceptives on Estrogen-Sensitive Hepatic Proteins. *Contraception* 74, no. 4, 293—96.

Wiegratz, I., et al. (2003). Effect of Four Different Oral Contraceptives on Various Sex Hormones and Serum-Binding Globulins. *Contraception* 67, no. 1, 25—32.

Zimmerman, Y., et al. (2014). The Effect of Combined Oral Contraception on Testosterone Levels in Healthy Women: A Systematic Review and Meta-Analysis. *Human Reproduction Update* 20, no. 1, 76—105.

Capítulo 2: Toda la verdad acerca de tus hormonas

Adams, J. M., et al. (1994). The Midcycle Gonadotropin Surge in Normal Women Occurs in the Face of an Unchanging Gonadotropin-Releasing Hormone Pulse Frequency. *Journal of Clinical Endocrinology and Metabolism* 79, 858—64.

Baerwald, A. R., O. A. Olatunbosun, and R. A. Pierson. (2004). Ovarian Follicular Development Is Initiated During the Hormone-Free Interval of Oral Contraceptive Use. *Contraception* 70, no. 5, 371—77.

Cella, F., G. Giordano, and R. Cordera. (2000). Serum Leptin Concentrations During the Menstrual Cycle in Normal-Weight Women: Effects of an Oral Triphasic Estrogen-Progestin Medication. *European Journal of Endocrinology* 142, 174—78.

Clubb, E. (1986). Natural Methods of Family Planning. *Journal of the Royal Society of Health* 106, no. 4, 121—26.

Crosignani, P. G., et al. (1996). Ovarian Activity During Regular Oral Contraceptive Use. *Contraception* 54, no. 5, 271—73.

Davis, A. R., et al. (2008). Occurrence of Menses or Pregnancy After Cessation of a Continuous Oral Contraceptive. *Fertility and Sterility* 89, no. 5, 1059—63.

Filicori, M., J. P. Butler, and W. F. Crowley Jr. (1984). Neuroendocrine Regulation of the Corpus Luteum in the Human. Evidence for Pulsatile Progesterone Secretion. *Journal of Clinical Investigation* 73, 1638—47.

Filicori, M., N. Santoro, G. R. Merriam, and W. F. Crowley Jr. (1986). Characterization of the Physiological Pattern of Episodic Gonadotropin Secretion Throughout the Human Menstrual Cycle. *Journal of Clinical Endocrinology and Metabolism* 62, 1136—44.

Fleischer, A. C., G. C. Kalemeris, and S. S. Entman. (1986). Sonographic Depiction of the Endometrium During Normal Cycles. *Ultrasound in Medicine and Biology* 12, no. 4, 271—77.

Gipson, I. K., et al. (2001). The Amount of MUC5B Mucin in Cervical Mucus Peaks at Midcycle. *Journal of Clinical Endocrinology and Metabolism* 86, no. 2, 594—600.

Gougeon, A. (1986). Dynamics of Follicular Growth in the Human: A Model from Preliminary Results. *Human Reproduction* 1, no. 2, 81—87.

Gougeon A. (1993). Dynamics of Human Follicular Growth: A Morphologic Perspective. In *The Ovary*, edited by E. Y. Adashi and P. C. K. Leung. Nueva York: Raven Press, p. 21.

Hall, J. E., D. A. Schoenfeld, K. A. Martin, and W. F. Crowley Jr. (1992). Hypothalamic Gonadotropin-Releasing Hormone Secretion and Follicle-Stimulating Hormone Dynamics During the Luteal-Follicular Transition. *Journal of Clinical Endocrinology and Metabolism* 74, no. 3, 600—7.

Jacobs, H. S., et al. (1977). Post-'Pill' Amenorrhoea—Cause or Coincidence? *British Medical Journal* 2, no. 6092, 940—42.

Kenealy, B. P., et al. (2013). Neuroestradiol in the Hypothalamus Contributes to the Regulation of Gonadotropin Releasing Hormone Release. *Journal of Neuroscience* 33, no. 49, 19051—9.

Knochenhauer, E., and R. Azziz. (2001). Ovarian Hormones and Adrenal Androgens During a Woman's Life Span. *Journal of the American Academy of Dermatology* 45, suppl. 3, S105—15.

Milsom, I., and T. Korver. (2008). Ovulation Incidence with Oral Contraceptives: A Literature Review. *BMJ Sexual and Reproductive Health* 34, no. 4, 237—46.

Morrison, A. I. (1972). Persistence of Spermatozoa in the Vagina and Cervix. *British Journal of Venereal Diseases* 48, no. 2, 141—43.

Richards, J. S. (1994). Hormonal Control of Gene Expression in the Ovary. *Endocrine Reviews* 15, no. 6, 725—51.

Rosenberg, M. J., and M. S. Waugh. (1998). Oral Contraceptive Discontinuation: A Prospective Evaluation of Frequency and Reasons. *American Journal of Obstetrics and Gynecology* 179, no. 3, 577—82.

Sherman, B. M., and S. G. Korenman. (1975). Hormonal Characteristics of the Human Menstrual Cycle Throughout Reproductive Life. *Journal of Clinical Investigation* 55, no. 4, 699—706.

Simpson, E. R. (2003). Sources of Estrogen and Their Importance. *Journal of Steroid Biochemistry and Molecular Biology* 86, no. 3—5, 225—30.

Stocco, C., C. Telleria, and G. Gibori. (2007). The Molecular Control of Corpus Luteum Formation, Function, and Regression. *Endocrine Reviews* 28, 117—49.

Suarez, S. S., and A. A. Pacey. (2006). Sperm Transport in the Female Reproductive Tract. *Human Reproduction Update* 12, no. 1, 23—37.

Taylor, A. E., et al. (1995). Midcycle Levels of Sex Steroids Are Sufficient to Recreate the Follicle- Stimulating Hormone but Not the Luteinizing Hormone Midcycle Surge: Evidence for the Contribution of Other Ovarian Factors to the Surge in Normal Women. *Journal of Clinical Endocrinology and Metabolism* 80, no. 5, 1541—47.

Treloar, A. E., R. E. Boynton, B. G. Behn, and B. W. Brown. (1967). Variation of the Human Menstrual Cycle Through Reproductive Life. *International Journal of Fertility* 12, no. 1, pt. 2, 77—126.

Tsafriri, A., S. Y. Chun, and R. Reich. (1993). Follicular Rupture and Ovulation. In *The Ovary*, edited by E. Y. Adashi and P. C. K. Leung. Nueva York: Raven Press, 227.

Welt, C. K., et al. (1997). Frequency Modulation of Follicle-Stimulating Hormone (FSH) During the Luteal-Follicular Transition: Evidence for FSH Control of Inhibin B in Normal Women. *Journal of Clinical Endocrinology and Metabolism* 82, no. 8, 2645—52.

Capítulo 3: El síndrome posanticonceptivos

Behre, H. M., et al. (2016). Efficacy and Safety of an Injectable Combination Hormonal Contraceptive for Men. *Journal of Clinical Endocrinology and Metabolism* 101, no. 12, 4779—88.

Boyle, N. B., et al. (2017). The Effects of Magnesium Supplementation on Subjective Anxiety and Stress—A Systematic Review. *Nutrients* 9, no. 5, 429.

Cormia, F. E. (1967). Alopecia from Oral Contraceptives. *JAMA* 201, no. 8, 635—37.

Darney, P. D. (1997). OC Practice Guidelines: Minimizing Side Effects. *International Journal of Fertility and Women's Medicine*, Supplement 1, 158—69.

Gebel Berg, E. (2015). The Chemistry of the Pill. *ACS Central Science* 1, no. 1, 5—7.

Gnoth, C., et al. (2002). Cycle Characteristics After Discontinuation of Oral Contraceptives. *Gynecological Endocrinology* 16, no. 4, 307—17.

Griffiths, W. A. D. (1973). Diffuse Hair Loss and Oral Contraceptives. *British Journal of Dermatology* 88, no. 1, 31—36.

Gröber, U., et al. (2015). Magnesium in Prevention and Therapy. *Nutrients* 7, no. 9, 8199—226.

Hammond, N., et al. (2013). Nutritional Neuropathies. *Neurologic Clinics* 31, no. 2, 477—89.

Johnson, S. (2001). The Multifaceted and Widespread Pathology of Magnesium Deficiency. *Medical Hypotheses* 56, no. 2, 163—70.

Kia, A. S., et al. (2015). The Association Between the Risk of Premenstrual Syndrome and Vitamin D, Calcium, and Magnesium Status Among University Students: A Case Control Study. *Health Promotion Perspectives* 5, no. 3, 225—30.

Lawrence, J. (2015). NSAID Use May Prevent Fertile Women from Ovulating. *Pharmaceutical Journal* 294, no. 7868/9.

McDowell, L. R. (2000). *Vitamins in Animal and Human Nutrition*. 2nd ed. Ames: Iowa State University Press, 265—310.

McIntosh, E. N. (1976). Treatment of Women with the Galactorrhea-Amenorrhea Syndrome with Pyridoxine (Vitamin B6). *Journal of Clinical Endocrinology and Metabolism* 42, no. 6, 1192—95.

Mehta, K., et al. (1997). Antiproliferative Effect of Curcumin (Diferuloylmethane) Against Human Breast Tumor Cell Line. *Anticancer Drugs* 8, no. 5, 470—81.

Mendonça, L. L. F., et al. (2000). Non-Steroidal Anti-Inflammatory Drugs as a Possible Cause for Reversible Infertility. *Rheumatology* 39, no. 8, 880—82.

Nabel, Elizabeth, G. (2000, 24 de agosto). Coronary Heart Disease in Women—an Ounce of Prevention. *New England Journal of Medicine* 343, 572—74.

Parry, B. L., et al. (1979). Oral Contraceptives and Depressive Symptomatology: Biologic Mechanisms. *Comprehensive Psychiatry* 20, no. 4, 347—58.

Piltonen, T., et al. (2012). Oral, Transdermal, and Vaginal Combined Contraceptives Induce an Increase in Markers of Chronic Inflammation and Impair Insulin Sensitivity in Young Healthy Normal-Weight Women: A Randomized Study. *Human Reproduction* 27, no. 10, 3046—56.

Posaci, C., et al. (1994). Plasma Copper, Zinc, and Magnesium Levels in Patients with Premenstrual Tension Syndrome. *Acta Obstetricia et Gynecologica Scandinavica* 73, no. 6, 452—55.

Practice Committee of American Society for Reproductive Medicine. (2008). Current Evaluation of Amenorrhea. *Fertility and Sterility* 90, suppl. 5, S219—25.

Rajizadeh, A., et al. (2017). Effect of Magnesium Supplementation on Depression Status in Depressed Patients with Magnesium Deficiency: A Randomized, Double-Blind, Placebo- Controlled Trial. *Nutrition* 35, 56—60.

Ramos, P. M., et al.(2015). Female Pattern Hair Loss: A Clinical and Pathophysiological Review. *Anais Brasileiros de Dermatologia* 90, no. 4, 529—43.

Roberts, S. C., et al. (2008). MHC-Correlated Odour Preferences in Humans and the Use of Oral Contraceptives. *Proceedings of the Royal Society B: Biological Sciences* 275, no. 1652, 2715—22.

Rojas-Walsson, R., et al. (1981). Diagnosis and Management of Post-Pill Amenorrhea. *Journal of Family Practice* 13, no. 2, 165—69.

Stewart, M. E., et al. (1986). Effect of Cyproterone Acetate-Ethinyl Estradiol Treatment on the Proportions of Linoleic and Sebaleic Acids in Various Skin Surface Lipid Classes. *Archives of Dermatological Research* 278, no. 6, 481—85.

University of Pennsylvania School of Medicine. (2007, 4 de octubre). Two Thirds of Women Interested in Stopping Their Periods but Unsure About Safety. *ScienceDaily*.

Wang, J. G., et al. (2008). The Complex Relationship Between Hypothalamic Amenorrhea and Polycystic Ovary Syndrome. *Journal of Clinical Endocrinology and Metabolism* 93, no. 4, 1394—97.

Wedekind, C., et al. (1997). Body Odour Preferences in Men and Women: Do They Aim for Specific MHC Combinations or Simply Heterozygosity? *Proceedings of the Royal Society B: Biological Sciences* 264, no. 1387, 1471—79.

Wyatt, K. M., et al. (1999). Efficacy of Vitamin B-6 in the Treatment of Premenstrual Syndrome: Systematic Review. *British Medical Journal* 318, no. 7195, 1375—81.

Capítulo 4: Recupera el período

American College of Obstetricians and Gynecologists Committee on Adolescent Health Care. (2015, diciembre). Menstruation in Girls and Adolescents: Using the Menstrual Cycle as a Vital Sign. Committee Opinion No. 651. https://www.acog.org/-/media/Committee-Opinions/Committee-on-Adolescent-Health-Care/co651.pdf?dmc=1&ts=20180626T0442019822.

Bouchard, C., et al. (2002). Use of Oral Contraceptive Pills and Vulvar Vestibulitis: A Case-Control Study. *American Journal of Epidemiology* 156, no. 3, 254—61.

Goldstein, A. T., et al. (2014). Polymorphisms of the Androgen Receptor Gene and Hormonal Contraceptive Induced Provoked Vestibulodynia. *Journal of Sexual Medicine* 11, no. 11, 2764—71.

Capítulo 5: El ABC de la desintoxicación hormonal

Baum, J. K., et al. (1973). Possible Association Between Benign Hepatomas and Oral Contraceptives. *Lancet* 2, no. 7835, 926—29.

Blackwell. (2006, 5 de enero). Oral Contraceptive Pill May Prevent More than Pregnancy: Could Cause Long-Term Problems with Testosterone. ScienceDaily.com. https://www.sciencedaily.com/releases/2006/01/060104232338.htm.

Bradlow, H. L., et al. (1999). Multifunctional Aspects of the Action of Indole-3-Carbinol as an Antitumor Agent. *Annals of the New York Academy of Sciences* 889, 204—13.

Bradlow, H. L., et al. (1996). 2-Hydroxyestrone: The 'Good' Estrogen. *Journal of Endocrinology* 150 suppl, S259—65.

Dawling, S., et al. (2001). Catechol-o-methyltransferase (COMT)-Mediated Metabolism of Catechol Estrogens: Comparison of Wild-Type and Variant COMT Isoforms. *Cancer Research* 61, no. 18, 6716—22.

De Waal, E. J., et al. (1997). Differential Effects of 2,3,7,8-Tetrachlorodibenzo-p-dioxin, Bis(tri-n butyltin) Oxide, and Cyclosporine on Thymus Histophysiology. *Critical Reviews in Toxicology* 27, no. 4, 381—430.

Edmondson, H. A., et al. (1976). Liver-Cell Adenomas Associated with Use of Oral Contraceptives. *New England Journal of Medicine* 294, no. 9, 470—72.

Eramo, S., et al. (2010). Estrogenicity of Bisphenol A Released from Sealants and Composites: A Review of the Literature. *Annali di Stomatologia* 1, nos. 3—4, 14—21.

Etminan, M., et al. (2011). Oral Contraceptives and the Risk of Gallbladder Disease: A Comparative Safety Study. *Canadian Medical Association Journal* 183, no. 8, 899—904.

Fishman, W. H. (1947). Beta-Glucuronidase in the Metabolic Conjugation of Estrogenic Hormones. *Federation Proceedings* 6, no. 1, pt. 2, 251.

Fowke, J. H., et al. (2000). *Brassica* Vegetable Consumption Shifts Estrogen Metabolism in Healthy Postmenopausal Women. *Cancer Epidemiology, Biomarkers and Prevention* 9, no. 8, 773—79.

Hofmann, A. F. (1999). The Continuing Importance of Bile Acids in Liver and Intestinal Disease. *Archives of Internal Medicine* 159, no. 22, 2647—58.

Klatskin, G. (1977). Hepatic Tumors: Possible Relationship to Use of Oral Contraceptives. *Gastroenterology* 73, no. 2, 386—94.

Kuhl, H., et al. (1983). The Effect of Sex Steroids and Hormonal Contraceptives upon Thymus and Spleen on Intact Female Rats. *Contraception* 28, no. 6, 587—601.

Lord, R. S., et al. (2002). Estrogen Metabolism and the Diet-Cancer Connection: Rationale for Assessing the Ratio of Urinary Hydroxylated Estrogen Metabolites. *Alternative Medicine Review* 7, no. 2, 112—29.

Marciani, L., et al. (2013). Effects of Various Food Ingredients on Gallbladder Emptying. *European Journal of Clinical Nutrition* 67, no. 11, 1182—87.

McCann, S. E., et al. (2007). Changes in 2-Hydroxyestrone and 16α-Hydroxyestrone Metabolism with Flaxseed Consumption: Modification by COMT and CYP1B1 Genotype. *Cancer Epidemiology, Biomarkers and Prevention* 16, no. 2, 256—62.

Meissner, K. (1998). Hemorrhage Caused by Ruptured Liver Cell Adenoma Following Long-Term Oral Contraceptives: A Case Report. *Hepatogastroenterology* 45, no. 19, 224—25.

Mueck, A. O., et al. (2002). Estradiol Metabolism and Malignant Disease. *Maturitas* 43, no. 1, 1—10.

Muti, P., et al. (2000). Estrogen Metabolism and Risk of Breast Cancer: A Prospective Study of the 2:16Alpha-Hydroxyestrone Ratio in Premenopausal and Postmenopausal Women. *Epidemiology* 11, no. 6, 635—40.

Nime, F., et al. (1979). The Histology of Liver Tumors in Oral Contraceptive Users Observed During a National Survey by the American College of Surgeons Commission on Cancer. *Cancer* 44, no. 4, 1481—89.

Nwachukwu, J. C., et al. (2014). Resveratrol Modulates the Inflammatory Response Via an Estrogen Receptor-Signal Integration Network. *Elife* 3, e02057.

Oredipe, O. A., et al. (1992). Dietary Glucarate-Mediated Inhibition of Initiation of Diethyl- nitrosamine-Induced Hepatocarcinogenesis. *Toxicology* 74, nos. 2—3, 209—22.

Panzer, C., et al. Impact of Oral Contraceptives on Sex Hormone—Binding Globulin and Androgen Levels: A Retrospective Study in Women with Sexual Dysfunction. *Journal of Sexual Medicine* 3, no. 1: 104—13.

Prigge, J. R., et al. (2012). Hepatocyte DNA Replication in Growing Liver Requires Either Glutathione or a Single Allele of *TXNRD1*. *Free Radical Biology and Medicine* 52, no. 4, 803—10.

Racine, A., et al. (2013). Menopausal Hormone Therapy and Risk of Cholecystectomy: A Prospective Study Based on the French E3N Cohort. *Canadian Medical Association Journal* 185, no. 7, 555—61.

Raftogianis, R., et al. (2000). Estrogen Metabolism by Conjugation. *Journal of the National Cancer Institute Monographs* 27, 113—24.

Rooks, J. B., et al. (1979). Epidemiology of Hepatocellular Adenoma. The Role of Oral Contraceptive Use. *JAMA* 242, no. 7, 644—48.

Rosenberg, L. (1991). The Risk of Liver Neoplasia in Relation to Combined Oral Contraceptive Use. *Contraception* 43, no. 6, 643—52.

Ruotolo, R., et al. (2013). Anti-Estrogenic Activity of a Human Resveratrol Metabolite. *Nutrition, Metabolism, and Cardiovascular Diseases* 23, no. 11, 1086—92.

Schuurman, H. J., et al. (1992). Chemicals Trophic for the Thymus: Risk for Immunodeficiency and Autoimmunity. *International Journal of Immunopharmacology* 14, no. 3, 369—75.

Shortell, C. K., et al. (1991). Hepatic Adenoma and Focal Nodular Hyperplasia. *Surgery, Gynecology, and Obstetrics* 173, no. 5, 426—31.

Søe, K. L., et al. (1992). Liver Pathology Associated with the Use of Anabolic-Androgenic Steroids. *Liver* 12, no. 2, 73—79.

Steiner, J. L., et al. (2014). Dose-Dependent Benefits of Quercetin on Tumorigenesis in the C3(1)/ SV40Tag Transgenic Mouse Model of Breast Cancer. *Cancer Biology and Therapy* 15, no. 11, 1456—67.

Ursin, G., et al. (1999). Urinary 2-Hydroxyestrone/16Alpha-Hydroxyestrone Ratio and Risk of Breast Cancer in Postmenopausal Women. *Journal of the National Cancer Institute* 91, no. 12, 1067—72.

Wallwiener, C. W., et al. (2010). Prevalence of Sexual Dysfunction and Impact of Contraception in Female German Medical Students. *Journal of Sexual Medicine* 7, no. 6, 2139—48.

Wu, Z., et al. (2010). Progesterone Inhibits L-Type Calcium Currents in Gall Bladder Smooth Muscle Cells. *Journal of Gastroenterology and Hepatology* 25, no. 12, 1838—43.

Yang, C. Z., et al. (2011). Most Plastic Products Release Estrogenic Chemicals: A Potential Health Problem That Can Be Solved. *Environmental Health Perspectives* 119, no. 7, 989—96.

Zhang, L. Q., et al. (2013). Potential Therapeutic Targets for the Primary Gallbladder Carcinoma: Estrogen Receptors. *Asian Pacific Journal of Cancer Prevention* 14, no. 4, 2185—90.

Capítulo 6: Chequeo intestinal

Adlercreutz, H., et al. (1984). Studies on the Role of Intestinal Bacteria in Metabolism of Synthetic and Natural Steroid Hormones. *Journal of Steroid Biochemistry* 20, no. 1, 217—29.

Ashrafi, M., et al. (2008). The Presence of Anti-Thyroid and Anti-Ovarian Auto-Antibodies in Familial Premature Ovarian Failure. *International Journal of Fertility and Sterility* 1, no. 4, 171—74.

Bast, A., et al. (2009). Celiac Disease and Reproductive Health. *Practical Gastroenterology* 35, no. 10, 10—21.

Bernier, M. O., et al. (2009). Combined Oral Contraceptive Use and the Risk of Systemic Lupus Erythematosus. *Arthritis and Rheumatology* 61, no. 4, 476—81.

Blasi, F., et al. (2016). The Effect of N-Acetylcysteine on Biofilms: Implications for the Treatment of Respiratory Tract Infections. *Respiratory Medicine* 117, 190—97.

Bultman, S. J. (2016). The Microbiome and Its Potential as a Cancer Preventive Intervention. *Seminars in Oncology* 43, no. 1, 97—106.

Campana, R., et al. (2017). Strain-Specific Probiotic Properties of Lactic Acid Bacteria and Their Interference with Human Intestinal Pathogens Invasion. *Gut Pathogens* 9, no. 1, 12.

Cook, L. C., et al. (2014). The Role of Estrogen Signaling in a Mouse Model of Inflammatory Bowel Disease: A Helicobacter Hepaticus Model. *PLoS One* 9, no. 4, e94209.

Costenbader, K. H., et al. (2007). Reproductive and Menopausal Factors and Risk of Systemic Lupus Erythematosus in Women. *Arthritis and Rheumatology* 56, no. 4, 1251—62.

Crujeiras, A. B., et al. (2015). Leptin Resistance in Obesity: An Epigenetic Landscape. *Life Sciences* 140, 57—63.

Cummings, S. R., et al. (2009). Prevention of Breast Cancer in Postmenopausal Women: Approaches to Estimating and Reducing Risk. *Journal of the National Cancer Institute* 101, no. 6, 384—98.

Cutolo, M., et al. (2006). Estrogens and Autoimmune Diseases. *Annals of the New York Academy of Sciences* 1089, 538—47.

Dai, Z. L., et al. (2013). L-Glutamine Regulates Amino Acid Utilization by Intestinal Bacteria. *Amino Acids* 45, no. 3, 501—12.

De Kort, S., et al. (2011). Leaky Gut and Diabetes Mellitus: What Is the Link? *Obesity Reviews* 12, no. 6, 449—58.

Dinicola, S., et al. (2014). N-Acetylcysteine as Powerful Molecule to Destroy Bacterial Biofilms. A Systematic Review. *European Review for Medical and Pharmacological Sciences* 18, no. 19, 2942—48.

Divi, R. L., et al. (1997). Anti-thyroid Isoflavones from Soybean: Isolation, Characterization, and Mechanisms of Action. *Biochemical Pharmacology* 54, no. 10, 1087—96.

Engen, P. A., et al. (2015). The Gastrointestinal Microbiome: Alcohol Effects on the Composition of Intestinal Microbiota. *Alcohol Research* 37, no. 2, 223—36.

Faculty of Family Planning and Reproductive Health Care Clinical Effectiveness Unit. (2003). Contraceptive Choices for Women with Inflammatory Bowel Disease. *Journal of Family Planning and Reproductive Health Care* 29, no. 3, 127—35. http://srh.bmj.com/content/familyplanning/29/3/127.full.pdf.

Fasano, A. (2012). Leaky Gut and Autoimmune Diseases. *Clinical Reviews in Allergy and Immunology* 42, no. 1, 71—78.

Fasano, A. (2012). Zonulin, Regulation of Tight Junctions, and Autoimmune Diseases. *Annals of the New York Academy of Sciences* 1258, 25—33.

Fasano, A., et al. (2005). Mechanisms of Disease: The Role of Intestinal Barrier Function in the Pathogenesis of Gastrointestinal Autoimmune Diseases. *Nature Clinical Practice. Gastroenterology and Hepatology* 2, no. 9, 416—22.

Fénichel, P., et al. (1997). Prevalence, Specificity, and Significance of Ovarian Antibodies During Spontaneous Premature Ovarian Failure. *Human Reproduction* 12, no. 12, 2623—28.

Fresko, I., et al. (2005). Anti-*Saccharomyces Cerevisiae* Antibodies (ASCA) in Behçet's Syndrome. *Clinical and Experimental Rheumatology* 23, suppl. 38, S67—70.

Frieri, M. (2003). Neuroimmunology and Inflammation: Implications for Therapy of Allergic and Autoimmune Diseases. *Annals of Allergy, Asthma, and Immunology* 90, no. 6, suppl. 3, S34—40.

Gameiro, C. M., et al. (2010). Menopause and Aging: Changes in the Immune System— A Review. *Maturitas* 67, no. 4, 316—20.

Gawron, L., et al. (2016). Oral Contraceptive Use and Crohn's Disease Complications. *Gastro- enterology* 151, no. 5, 1038—39. https://www.gastrojournal.org/article/S0016-5085(16)35072-7/fulltext?code=ygast-site.

Harmon, Q. E., et al. (2016). Use of Estrogen-Containing Contraception Is Associated with Increased Concentrations of 25-Hydroxy Vitamin D. *Journal of Clinical Endocrinology and Metabolism* 101, no. 9, 3370—77. https://academic.oup.com/jcem/article/101/9/3370/2806637.

Hartmann, P., et al. (2012). The Intestinal Microbiome and the Leaky Gut as Therapeutic Targets in Alcoholic Liver Disease. *Frontiers in Physiology* 3, 402.

Hu, M. L., et al. (2011). Effect of Ginger on Gastric Motility and Symptoms of Functional Dyspepsia. *World Journal of Gastroenterology* 17, no. 1, 105—10.

Jacobsen, B. K., et al. (2014). Soy Isoflavone Intake and the Likelihood of Ever Becoming a Mother: The Adventist Health Study-2. *International Journal of Women's Health* 6, 377—84.

Jefferson, W. N. (2010). Adult Ovarian Function Can Be Affected by High Levels of Soy. *Journal of Nutrition* 140, no. 12, 2322S—25S.

Jessop, D. S., et al. (2004). Effects of Stress on Inflammatory Autoimmune Disease: Destructive or Protective? *Stress* 7, no. 4, 261—66.

Khalili, H., et al. (2016). Association Between Long-Term Oral Contraceptive Use and Risk of Crohn's Disease Complications in a Nationwide Study. *Gastroenterology* 150, no. 7, 1561—67.e1.https://www.gastrojournal.org/article/S00165085(16)002328/fulltext?code=ygast-site.

Khalili, H., et al. (2013). Oral Contraceptives, Reproductive Factors, and Risk of Inflammatory Bowel Disease. *Gut* 62, no. 8, 1153—59.

Khalili, H., et al. (2015). Sa1231 Oral Contraceptive Use and Risk of Surgery Among Crohn's Patients. *Gastroenterology* 148, no. 4, suppl. 1, S264—65.

Kwa, M., et al. (2016). The Intestinal Microbiome and Estrogen Receptor—Positive Female Breast Cancer. *Journal of the National Cancer Institute* 108, no. 8.

Long, M. D., et al. (2016). Shifting Away from Estrogen-Containing Oral Contraceptives in Crohn's Disease. *Gastroenterology* 150, no. 7, 1518—20.

Luborsky, J., et al. (2000). Ovarian Antibodies, FSH, and Inhibin B: Independent Markers Associated with Unexplained Infertility. *Human Reproduction* 15, no. 5, 1046—51.

Lyngsø, J., et al. (2017). Association Between Coffee or Caffeine Consumption and Fecundity and Fertility: A Systematic Review and Dose-Response Meta-Analysis. *Clinical Epidemiology* 9, 699—719.

McMichael-Phillips, D. F., et al. (1998). Effects of Soy-Protein Supplementation on Epithelial Proliferation in the Histologically Normal Human Breast. *American Journal of Clinical Nutrition* 68, suppl. 6, 1431S—35.

Mulak, A., et al. (2014). Sex Hormones in the Modulation of Irritable Bowel Syndrome. *World Journal of Gastroenterology* 20, no. 10, 2433—48.

Petrakis, N. L., et al. (1996). Stimulatory Influence of Soy Protein Isolate on Breast Secretion in Pre- and Postmenopausal Women. *Cancer Epidemiology, Biomarkers, and Prevention* 5, no. 10, 785—94.

Petri, M., et al. (1997). Oral Contraceptives and Systemic Lupus Erythematosus. *Arthritis and Rheumatism* 40, no. 5, 797—803.

Quah, S. Y., et al. (2012). N-Acetylcysteine Inhibits Growth and Eradicates Biofilm of Enterococcus Faecalis. *Journal of Endodontics* 38, no. 1, 81—85.

Rizzo, G., et al. (2018). Soy, Soy Foods, and Their Role in Vegetarian Diets. *Nutrients* 10, no. 1, 43.

Schliep, K. C., et al. (2012). Caffeinated Beverage Intake and Reproductive Hormones Among Premenopausal Women in the BioCycle Study. *American Journal of Clinical Nutrition* 95, no. 2, 488—97.

Scrimgeour, A. G., et al. (2009). Zinc and Micronutrient Combinations to Combat Gastrointestinal Inflammation. *Current Opinion in Clinical Nutrition and Metabolic Care* 12, no. 6, 653—60.

Sieron, D., et al. (2016). The Effect of Chronic Estrogen Application on Bile and Gallstone Composition in Women with Cholelithiasis. *Minerva Endocrinologica* 41, no. 1, 19—27.

Skrovanek, S., et al. (2014). Zinc and Gastrointestinal Disease. *World Journal of Gastrointestinal Pathophysiology* 5, no. 4, 496—513.

Stojanovich, L., et al. (2008). Stress as a Trigger of Autoimmune Disease. *Autoimmunity Reviews* 7, no. 3, 209—13.

Sun, C. L., et al. (2002). Dietary Soy and Increased Risk of Bladder Cancer: The Singapore Chinese Health Study. *Cancer Epidemiology, Biomarkers, and Prevention* 11, no. 12, 1674—77.

Tayyebi-Khosroshahi, H., et al. (2012). Effect of Treatment with Omega-3 Fatty Acids on C-Reactive Protein and Tumor Necrosis Factor-Alfa in Hemodialysis Patients. *Saudi Journal of Kidney Diseases and Transplantation* 23, no. 3, 500—6.

Thorne Research. (2002). Calcium-D-Glucarate. *Alternative Medicine Review* 7, no. 4, 336—39.

Tralau, T., et al. (2015). Insights on the Human Microbiome and Its Xenobiotic Metabolism: What Is Known About Its Effects on Human Physiology? *Expert Opinion on Drug Metabolism and Toxicology* 11, no. 3, 411—25.

Tung, K. S. K., et al. (1995). Mechanisms of Autoimmune Disease in the Testis and Ovary. *Human Reproduction Update* 1, no. 1, 35—50.

Vojdani, A., et al. (2013). Cross-Reaction Between Gliadin and Different Food and Tissue Antigens. *Food and Nutrition Sciences* 4, no. 1, 20—32.

Wang, B., et al. (2015). Glutamine and Intestinal Barrier Function. *Amino Acids* 47, no. 10, 2143—54.

Wang, B., et al. (2016). L-Glutamine Enhances Tight Junction Integrity by Activating CaMK Kinase 2-AMP-Activated Protein Kinase Signaling in Intestinal Porcine Epithelial Cells. *Journal of Nutrition* 146, no. 3, 501—8.

White, L., et al. (1996). Prevalence of Dementia in Older Japanese-American Men in Hawaii: The Honolulu-Asia Aging Study. *JAMA* 276, no. 12, 955—60.

Williams, W. V. (2017). Hormonal Contraception and the Development of Autoimmunity: A Review of the Literature. *Linacre Quarterly* 84, no. 3, 275—95.

Yan, Y., et al. (2013). Omega-3 Fatty Acids Prevent Inflammation and Metabolic Disorder Through Inhibition of NLRP3 Inflammasome Activation. *Immunity* 38, no. 6, 1154—63.

Yang, Q., et al. (2014). Added Sugar Intake and Cardiovascular Diseases Mortality Among US Adults. *JAMA Internal Medicine* 174, no. 4, 516—24. https://jamanetwork.com/journals/jamainternalmedicine/fullarticle/1819573.

Yates, C. M., et al. (2014). Pharmacology and Therapeutics of Omega-3 Polyunsaturated Fatty Acids in Chronic Inflammatory Disease. *Pharmacology and Therapeutics* 141, no. 3, 272—82.

Zhao, T., et al. (2010). N-Acetylcysteine Inhibit Biofilms Produced by Pseudomonas Aeruginosa. *BMC Microbiology* 10, 140.

Zitvogel, L. (2015). Cancer and the Gut Microbiota: An Unexpected Link. *Science Translational Medicine* 7, no. 271, 271ps1.

Capítulo 7: Revitaliza la tiroides y las suprarrenales

Ajjan, R., et al. (2015). The Pathogenesis of Hashimoto's Thyroiditis: Further Developments in Our Understanding. *Hormone and Metabolic Research* 47, no. 10, 702—10.

Alexander, E. K., et al. (2017). 2017 Guidelines of the American Thyroid Association for the Diagnosis and Management of Thyroid Disease During Pregnancy and the Postpartum. *Thyroid* 27, no. 3, 315—89. https://www.liebertpub.com/doi/pdfplus/10.1089/thy.2016.0457.

Ayhan, M. G., et al. (2014). The Prevalence of Depression and Anxiety Disorders in Patients with Euthyroid Hashimoto's Thyroiditis: A Comparative Study. *General Hospital Psychiatry* 36, no. 1, 95—98.

Bajaj, J. K., et al. (2016). Various Possible Toxicants Involved in Thyroid Dysfunction: A Review. *Journal of Clinical and Diagnostic Research* 10, no. 1, FE01—03.

Balázs, C., et al. (2012). Effect of Selenium on HLA-DR Expression of Thyrocytes. *Autoimmune Diseases*, article ID 374635.

Ban, Y., et al. (2003). The Contribution of Immune Regulatory and Thyroid Specific Genes to the Etiology of Graves' and Hashimoto's Diseases. *Autoimmunity* 36, nos. 6—7, 367—79.

Ban, Y., et al. (2005). Genetic Susceptibility in Thyroid Autoimmunity. *Pediatric Endocrinology Reviews* 3, no. 1, 20—32.

Blackwell, J. (2004). Evaluation and Treatment of Hyperthyroidism and Hypothyroidism. *Journal of the American Association of Nurse Practitioners* 16, no. 10, 422—25.

Bunevicius, A., et al. (2012). Hypothalamic-Pituitary-Thyroid Axis Function in Women with a Menstrually Related Mood Disorder. *Psychosomatic Medicine* 74, no. 8, 810—16.

Caturegli, P., et al. (2007). Autoimmune Thyroid Diseases. *Current Opinion in Rheumatology* 19, no. 1, 44—48.

Cauci, S., et al. (2008). Effects of Third-Generation Oral Contraceptives on High-Sensitivity C-Reactive Protein and Homocysteine in Young Women. *Obstetrics and Gynecology* 111, no. 4, 857—64.

Chandrasekhar, K., et al. (2012). A Prospective, Randomized Double-Blind, Placebo-Controlled Study of Safety and Efficacy of a High-Concentration Full-Spectrum Extract of *Ashwagandha* Root in Reducing Stress and Anxiety in Adults. *Indian Journal of Psychological Medicine* 34, no. 3, 255—62.

Checchi, S., et al. (2008). L-Thyroxine Requirement in Patients with Autoimmune Hypothyroidism and Parietal Cell Antibodies. *Journal of Clinical Endocrinology and Metabolism* 93, no. 2, 465—69.

Ch'ng, C. L., et al. (2007). Celiac Disease and Autoimmune Thyroid Disease. *Clinical Medicine and Research* 5, no. 3, 184—92.

Cojocaru, M., et al. (2010). Multiple Autoimmune Syndrome. *Maedica* 5, no. 2, 132—34.

Contempre, B., et al. (1991). Effect of Selenium Supplementation in Hypothyroid Subjects of an Iodine and Selenium Deficient Area: The Possible Danger of Indiscriminate Supplementation of Iodine-Deficient Subjects with Selenium. *Journal of Endocrinology and Metabolism* 73, no. 1, 213—15.

Daher, R., et al. (2009). Consequences of Dysthyroidism on the Digestive Tract and Viscera. *World Journal of Gastroenterology* 15, no. 23, 2834—38.

Dama, M., et al. (2016). Thyroid Peroxidase Autoantibodies and Perinatal Depression Risk: A Systematic Review. *Journal of Affective Disorders* 198, 108—21.

De Herder, W. W., et al. (1989). On the Enterohepatic Cycle of Triiodothyronine in Rats; Importance of the Intestinal Microflora. *Life Sciences* 45, no. 9, 849—56.

Divani, A. A., et al. (2015). Effect of Oral and Vaginal Hormonal Contraceptives on Inflammatory Blood Biomarkers. *Mediators of Inflammation*, article ID 379501.

Drutel, A., et al. (2013). Selenium and the Thyroid Gland: More Good News for Clinicians. *Clinical Endocrinology* 78, no. 2, 155—64.

Ebert, E. C. (2010). The Thyroid and the Gut. *Journal of Clinical Gastroenterology* 44, no. 6, 402—6.

Fan, Y., et al. (2014). Selenium Supplementation for Autoimmune Thyroiditis: A Systematic Review and Meta-Analysis. *International Journal of Endocrinology* 2014, no. 1, 904573.

Fisher, D. A. (1996). Physiological Variations in Thyroid Hormones: Physiological and Pathophysiological Considerations. *Clinical Chemistry* 42, no. 1, 135—39.

Foster, J. A., et al. (2017). Stress and the Gut-Brain Axis: Regulation by the Microbiome. *Neurobiology of Stress* 7, 124—36.

Gärtner, R., et al. (2002). Selenium Supplementation in Patients with Autoimmune Thyroiditis Decreases Thyroid Peroxidase Antibodies Concentrations. *Journal of Clinical Endocrinology and Metabolism* 87, no. 4, 1687—91.

Gerenova, J., et al. (2013). Clinical Significance of Autoantibodies to Parietal Cells in Patients with Autoimmune Thyroid Diseases. *Folia Medica* 55, no. 2, 26—32.

Gierach, M., et al. (2012). Hashimoto's Thyroiditis and Carbohydrate Metabolism Disorders in Patients Hospitalised in the Department of Endocrinology and Diabetology of Ludwik Rydygier Collegium Medicum in Bydgoszcz Between 2001 and 2010. *Endokrynologia Polska* 63, no. 1, 14—17.

Girdler, S. S., et al. (2004). Historical Sexual Abuse and Current Thyroid Axis Profiles in Women with Premenstrual Dysphoric Disorder. *Psychosomatic Medicine* 66, no. 3, 403—10.

Gorini, P., et al. (1988). The Stimulating Effect of a Cytosol Extract from Regenerating Liver on Isolated Hepatocytes and the Positive Role of Insulin. *Italian Journal of Surgical Sciences* 18, no. 3, 201—5.

Guggenheim, A. G., et al. (2014). Immune Modulation from Five Major Mushrooms: Application to Integrative Oncology. *Integrative Medicine* 13, no. 1, 32—44.

Guhad, F. A., et al. (1996). Salivary IgA as a Marker of Social Stress in Rats. *Neuroscience Letters* 216, no. 2, 137—40.

Haugen, B. R. (2009). Drugs that Suppress TSH or Cause Central Hypothyroidism. *Best Practice and Research. Clinical Endocrinology and Metabolism* 23, no. 6, 793—800.

Hays, M. T. (1988). Thyroid Hormone and the Gut. *Endocrine Research* 14, nos. 2—3, 203—24.

Houston, M. (2011). The Role of Magnesium in Hypertension and Cardiovascular Disease. *Journal of Clinical Hypertension* 13, no. 11, 843—47.

Hybenova, M., et al. (2010). The Role of Environmental Factors in Autoimmune Thyroiditis. *Neuro Endocrinology Letters* 31, no. 3, 283—89.

Kahaly, G. J., et al. (2005). Thyroid Hormone Action in the Heart. *Endocrine Reviews* 26, no. 5, 704—28. https://academic.oup.com/edrv/article/26/5/704/2355198.

Kakuno, Y., et al. (2010). Menstrual Disturbances in Various Thyroid Diseases. *Endocrine Journal* 57, no. 12, 1017—22.

Keely, E. J. (2011). Postpartum Thyroiditis: An Autoimmune Thyroid Disorder Which Predicts Future Thyroid Health. *Obstetric Medicine* 4, no. 1, 7—11.

Kimura, H., et al. (2007). Chemokine Orchestration of Autoimmune Thyroiditis. *Thyroid* 17, no. 10, 1005—11.

Kloosterboer, H. J., et al. (1987). Effects of Three Low-Dose Contraceptive Combinations on Sex Hormone—Binding Globulin, Corticosteroid Binding Globulin and Antithrombin III Activity in Healthy Women: Two Monophasic Desogestrel Combinations (Containing 0.020 or 0.030 mg Ethinylestradiol) and One Triphasic Levonorgestrel Combination. *Acta Obstetricia et Gynecologica Scandinavica* 66, suppl. 143, 41—44.

Koutras, D. A. (1997). Disturbances of Menstruation in Thyroid Disease. *Annals of the New York Academy of Sciences* 816, 280—84.

Krassas, G. E. (2000). Thyroid Disease and Female Reproduction. *Fertility and Sterility* 74, no. 6, 1063—70.

Lauritano, E., et al. (2007). Association Between Hypothyroidism and Small Intestinal Bacterial Overgrowth. *Journal of Clinical Endocrinology and Metabolism* 92, no. 11, 4180—84.

Mackawy, A. M. H., et al. (2013). Vitamin D Deficiency and Its Association with Thyroid Disease. *International Journal of Health Sciences* 7, no. 3, 267—75.

Mansournia, N., et al. (2014). The Association Between Serum 25OHD Levels and Hypothyroid Hashimoto's Thyroiditis. *Journal of Endocrinological Investigation* 37, no. 5, 473—76.

Olsson, E. M. G., et al. (2009). A Randomised, Double-Blind, Placebo-Controlled, Parallel-Group Study of the Standardised Extract SHR-5 of the Roots of *Rhodiola Rosea* in the Treatment of Subjects with Stress-Related Fatigue. *Planta Medica* 75, 105—12.

Ongphiphadhanakul, B., et al. (1994). Tumor Necrosis Factor-Alpha Decreases Thyrotropin-Induced 5'-Deiodinase Activity in FRTL-5 Thyroid Cells. *European Journal of Endocrinology* 130, no. 5, 502—7.

Palmery, M., et al. (2013). Oral Contraceptives and Changes in Nutritional Requirements. *European Review for Medical and Pharmacological Sciences* 17, no. 13, 1804—13.

Peterson, A. M., et al. (2005). The Anti-inflammatory Effect of Exercise. *Journal of Applied Physiology* 98, no. 4, 1154—62.

Ramya, M. R., et al. (2017). Menstrual Disorders Associated with Thyroid Dysfunction. *International Journal of Reproduction, Contraception, Obstetrics, and Gynecology* 6, no. 11, 5113—17. http://www.ijrcog.org/index.php/ijrcog/article/viewFile/3718/2946.

Rettori, V., et al. (1987). Central Action of Interleukin-1 in Altering the Release of TSH, Growth Hormone, and Prolactin in the Male Rat. *Journal of Neuroscience Research* 18, no. 1, 179—83.

Sapolsky, R. M., et al. (1986). The Neuroendocrinology of Stress and Aging: The Glucocorticoid Cascade Hypothesis. *Endocrine Reviews* 7, no. 3, 284—301.

Sørensen, C. J., et al. (2014). Combined Oral Contraception and Obesity Are Strong Predictors of Low Grade Inflammation in Healthy Individuals: Results from the Danish Blood Donor Study (DBDS). *PLoS One* 9, no. 2, e88196.

Stagnaro-Green, A. (2012). Approach to the Patient with Postpartum Thyroiditis. *Journal of Clinical Endocrinology and Metabolism* 97, no. 2, 334—42.

Steingold, K. A., (1991). Comparison of Transdermal to Oral Estradiol Administration on Hormonal Hepatic Parameters in Women with Premature Ovarian Failure. *Journal of Clinical Endocrinology and Metabolism* 73, no. 2, 275—80.

Stojanovich, L., et al. (2008). Stress as a Trigger of Autoimmune Disease. *Autoimmunity Reviews* 7, no. 3, 209—13.

Surks, M. I., et al. (1995). Drugs and Thyroid Function. *New England Journal of Medicine* 333, no. 25, 1688—94.

Thorp, V. J. (1980). Effect of Oral Contraceptive Agents on Vitamins and Mineral Requirements. *Journal of the American Dietetic Association* 76, no. 6, 581—84.

Verlarde-Mayol, C., et al. (2015). Pernicious Anemia and Autoimmune Thyroid Disease in Elderly People. [en español] *Revista Española de Geriatría y Gerontología* 50, no. 3, 126—28.

Walter, K. N., et al. (2012). Elevated Thyroid Stimulating Hormone Is Associated with Elevated Cortisol in Healthy Young Men and Women. *Thyroid Research* 5, 13.

Webb, J. L. (1980). Nutritional Effects of Oral Contraceptive Use: A Review. *Journal of Reproductive Medicine* 25, no. 4, 150—56.

Westhoff, C., et al. (2013). Using Changes in Binding Globulins to Assess Oral Contraceptive Compliance. *Contraception* 87, no. 2, 176—81.

Woodruff, S. C., et al. (2014). Mindfulness and Anxiety. In *The Wiley Blackwell Handbook of Mindfulness,* edited by A. Ie, C. T. Ngnoumen, and E. J. Langer, ch. 37. Nueva York: John Wiley.

Capítulo 8: Revierte el caos metabólico

Abdollahi, M., et al. (2003). Obesity: Risk of Venous Thrombosis and the Interaction with Coagulation Factor Levels and Oral Contraceptive Use. *Thrombosis and Haemostasis* 89, no. 3, 493—98.

Alvarez, J. A., et al. (2010). Role of Vitamin D in Insulin Secretion and Insulin Sensitivity for Glucose Homeostasis. *International Journal of Endocrinology*, 351385.

Bakir, R., et al. (1986). Lipids, Lipoproteins, Arterial Accidents, and Oral Contraceptives. [en francés] *Contraception, Fertilité, Sexualité* 14, no. 1, 81—87.

Bloemenkamp, K. W., et al. (1999). Risk of Venous Thrombosis with Use of Current Low-Dose Oral Contraceptives Is Not Explained by Diagnostic Suspicion and Referral Bias. *Archives of Internal Medicine* 159, no. 1, 65—70.

Bultman, S. J. (2014). Emerging Roles of the Microbiome in Cancer. *Carcinogenesis* 35, no. 2, 249—55.

Bushnell, C. D. (2008). Stroke in Women: Risk and Prevention Throughout the Lifespan. *Neurologic Clinics* 26, no. 4, 1161-xi.

Cauci, S., et al. (2008). Effects of Third-Generation Oral Contraceptives on High-Sensitivity C-Reactive Protein and Homocysteine in Young Women. *Obstetrics and Gynecology* 111, no. 4, 857—64.

Centers for Disease Control. (1983). Long-Term Oral Contraceptive Use and the Risk of Breast Cancer. The Centers for Disease Control Cancer and Steroid Hormone Study. *JAMA* 249, no. 12, 1591—95.

Chasan-Taber, L., et al. (1998). Epidemiology of Oral Contraceptives and Cardiovascular Disease. *Annals of Internal Medicine* 128, no. 6, 467—77.

Chen, L., et al. (2015). Mechanisms Linking Inflammation to Insulin Resistance. *International Journal of Endocrinology*, 508409.

Cummings, S. R., et al. (2009). Prevention of Breast Cancer in Postmenopausal Women: Approaches to Estimating and Reducing Risk. *Journal of the National Cancer Institute* 101, no. 6, 384—98.

De Bastos, M., et al. (2014). Combined Oral Contraceptives: Venous Thrombosis. *Cochrane Database of Systematic Reviews* 3, no. 3, CD010813.

De Bruijn, S. F., et al. (1998). Case-Control Study of Risk of Cerebral Sinus Thrombosis in Oral Contraceptive Users and in [Correction of Who Are] Carriers of Hereditary Prothrombotic Conditions. The Cerebral Venous Sinus Thrombosis Study Group. *British Medical Journal* 316, no. 7131, 589—92.

Diab, K. M., et al. (2000). Contraception in Diabetic Women: Comparative Metabolic Study of Norplant, Depot Medroxyprogesterone Acetate, Low Dose Oral Contraceptive Pill and CuT380A. *Journal of Obstetrics and Gynaecology Research* 26, no. 1, 17—26.

Dinger, J. C., et al. (2007). The Safety of a Drospirenone-Containing Oral Contraceptive: Final Results from the European Active Surveillance Study on Oral Contraceptives Based on 142,475 Women—Years of Observation. *Contraception* 75, no. 5, 344—54.

Duarte, C., et al. (2010). Oral Contraceptives and Systemic Lupus Erythematosus: What Should We Advise to Our Patients? *Acta Reumatológica Portuguesa* 35, no. 2, 133—40.

European Medicines Agency. (2012, enero). PhVWP Monthly Report on Safety Concerns, Guidelines, and General Matters. No. 1201. http://www.ema.europa.eu/docs/en_GB/document_library/Report/2012/01/WC500121387.pdf.

Fang, X., et al. (2016). Dose-Response Relationship Between Dietary Magnesium Intake and Cardiovascular Mortality: A Systemic Review and Dose-Based Meta-Regression Analysis of Prospective Studies. *Journal of Trace Elements in Medicine and Biology* 38, 64—73.

Glintborg, D. (2015). Increased Thrombin Generation in Women with Polycystic Ovary Syndrome: A Pilot Study on the Effect of Metformin and Oral Contraceptives. *Metabolism* 64, no. 10, 1272—78.

Greenlund, K. J., et al. (1997). Associations of Oral Contraceptive Use with Serum Lipids and Lipoproteins in Young Women: The Bogalusa Heart Study. *Annals of Epidemiology* 7, no. 8, 561.

Haarala, A., et al. (2009). Use of Combined Oral Contraceptives Alters Metabolic Determinants and Genetic Regulation of C-Reactive Protein. The Cardiovascular Risk in

Young Finns Study. *Scandinavian Journal of Clinical and Laboratory Investigation* 69, no. 2, 168—74.

Hankinson, S. E., et al. (1997). A Prospective Study of Oral Contraceptive Use and Risk of Breast Cancer (Nurses' Health Study, United States). *Cancer Causes and Control* 8, no. 1, 65—72.

Houston, M. (2011). The Role of Magnesium in Hypertension and Cardiovascular Disease. *Journal of Clinical Hypertension* 13, no. 11, 843—47.

Kalkhoff, R. K. (1972). Effects of Oral Contraceptive Agents and Sex Steroids on Carbohydrate Metabolism. *Annual Review of Medicine* 23, 429—38.

Kemmeren, J. M., et al. (2004). Effect of Second- and Third-Generation Oral Contraceptives on the Protein C System in the Absence or Presence of the Factor V Leiden Mutation: A Randomized Trial. *Blood* 103, no. 3, 927—33.

Kemmeren, J. M., et al. (2002). Effects of Second- and Third-Generation Oral Contraceptives and Their Respective Progestagens on the Coagulation System in the Absence or Presence of the Factor V Leiden Mutation. *Thrombosis and Haemostasis* 87, no. 2, 199—205.

Kim, Sung-Woo, et al. (2016). Long-Term Effects of Oral Contraceptives on the Prevalence of Diabetes in Post-menopausal Women: 2007—2012 KNHANES. *Endocrine* 53, no. 3, 816—22.

Kjos, S. L., et al. (1998). Contraception and the Risk of Type 2 Diabetes Mellitus in Latina Women with Prior Gestational Diabetes Mellitus. *JAMA* 280, no. 6, 533.

Krauss, R. M., et al. (1992). The Metabolic Impact of Oral Contraceptives. *American Journal of Obstetrics and Gynecology* 167, no. 4, pt. 2, 1177—84.

Kuhl, H. (1992). Hormonal Contraception and Substitution Therapy: The Importance of Progestogen for Cardiovascular Diseases. [en alemán.] *Geburtshilfe und Frauenheilkunde* 52, no. 11, 653—62.

Larivée, N., et al. (2017). Drospirenone-Containing Oral Contraceptive Pills and the Risk of Venous Thromboembolism: An Assessment of Risk in First-Time Users and Restarters. *Drug Safety* 40, no. 7, 583—96.

Lizarelli, P. M., et al. (2009). Both a Combined Oral Contraceptive and Depot Medroxyprogesterone Acetate Impair Endothelial Function in Young Women. *Contraception* 79, no. 1, 35—40.

Lobo, R. A., et al. (2000). The Importance of Diagnosing the Polycystic Ovary Syndrome. *Annals of Internal Medicine* 132, no. 12, 989—93.

Lydic, M. L., et al. (2006). Chromium Picolinate Improves Insulin Sensitivity in Obese Subjects with Polycystic Ovary Syndrome. *Fertility and Sterility* 86, no. 1, 243—46.

Macik, B. G., et al. (2001). Thrombophilia: What's a Practitioner to Do? *Hematology, American Society of Hematology Education Program*, 322—38. http://asheducationbook.hematologylibrary.org/content/2001/1/322.full.pdf.

Marchbanks, P. A., et al. (2002). Oral Contraceptives and the Risk of Breast Cancer. *New England Journal of Medicine* 346, 2025—32.

Martinelli, I., et al. (1998). High Risk of Cerebral-Vein Thrombosis in Carriers of a Prothrombin- Gene Mutation and in Users of Oral Contraceptives. *New England Journal of Medicine* 338, no. 25, 1793—97.

Martinelli, I., et al. (2003). Hyperhomocysteinemia in Cerebral Vein Thrombosis. *Blood* 102, no. 4, 1363—66.

Martinelli, I., et al. (1999). Interaction Between the G20210A Mutation of the Prothrombin Gene and Oral Contraceptive Use in Deep Vein Thrombosis. *Arteriosclerosis, Thrombosis, and Vascular Biology* 19, no. 3, 700—3.

Mavropoulos, J. C., et al. (2005). The Effects of a Low-Carbohydrate, Ketogenic Diet on the Polycystic Ovary Syndrome: A Pilot Study. *Nutrition and Metabolism* 2, 35.

Merki-Feld, G. S. (2009). Effect of Combined Hormonal Contraceptives on the Vascular Endothelium and New Cardiovascular Risk Parameters. [en alemán] *Therapeutische Umschau* 66, no. 2, 89—92.

Middeldorp, S., et al. (2000). Effects on Coagulation of Levonorgestrel- and Desogestrel-Containing Low Dose Oral Contraceptives: A Cross-Over Study. *Thrombosis and Haemostasis* 84, no. 1, 4—8.

Moghadam, A. M., et al. (2012). Efficacy of Omega-3 Fatty Acid Supplementation on Serum Levels of Tumour Necrosis Factor-Alpha, C-Reactive Protein and Interleukin-2 in Type 2 Diabetes Mellitus Patients. *Singapore Medical Journal* 53, no. 9, 615—19.

Mohllajee, A. P., et al. (2006). Does Use of Hormonal Contraceptives Among Women with Thrombogenic Mutations Increase Their Risk of Venous Thromboembolism? A Systematic Review. *Contraception* 73, no. 2, 166—78.

Moreno, V., et al. (2002). Effect of Oral Contraceptives on Risk of Cervical Cancer in Women with Human Papillomavirus Infection: The IARC Multicentric Case-Control Study. *Lancet* 359, no. 9312, 1085—92.

Murray, E. K. I., et al. (2015). Thromboelastography Identifies Cyclic Haemostatic Variations in Healthy Women Using Oral Contraceptives. *Thrombosis Research* 136, no. 5, 1022—26.

Nestler, J. E., et al. (1999). Ovulatory and Metabolic Effects of D-chiro-inositol in the Polycystic Ovary Syndrome. *New England Journal of Medicine* 340, no. 17, 1314—20.

Nightingale, A. L., et al. (2000). The Effects of Age, Body Mass Index, Smoking, and General Health on the Risk of Venous Thromboembolism in Users of Combined Oral Contraceptives. *European Journal of Contraception and Reproductive Health Care* 5, no. 4, 265—74.

Nordio, M., et al. (2012). The Combined Therapy with Myo-inositol and D-chiro-inositol Reduces the Risk of Metabolic Disease in PCOS Overweight Patients Compared to Myo-inositol Supplementation Alone. *European Review for Medical and Pharmacological Sciences* 16, no. 5, 575—81.

Oner, G., et al. (2011). Clinical, Endocrine, and Metabolic Effects of Metformin vs. N-Acteylcytseine in Women with Polycystic Ovary Syndrome. *European Journal of Obstetrics, Gynecology, and Reproductive Biology* 159, no. 1, 127—31.

Oral-Contraceptive Use and the Risk of Breast Cancer. The Cancer and Steroid Hormone Study of the Centers for Disease Control and the National Institute of Child Health and Human Development. *New England Journal of Medicine* 315, no. 7 (1986): 405—11.

Orio, F., et al. (2008). Metabolic and Cardiovascular Consequences of Polycystic Ovary Syndrome. *Minerva Ginecologica* 60, no. 1, 39—51.

Pelusi, B., et al. (2004). Type 2 Diabetes and the Polycystic Ovary Syndrome. *Minerva Ginecologica* 56, no. 1, 41—51.

Pomp, E. R., et al. (2007). Risk of Venous Thrombosis: Obesity and Its Joint Effect with Oral Contraceptive Use and Prothrombotic Mutations. *British Journal of Haematology* 139, no. 2, 289—96.

Raghuramulu, N., et al. (1992). Vitamin D Improves Oral Glucose Tolerance and Insulin Secretion in Human Diabetes. *Journal of Clinical Biochemistry and Nutrition* 13, no. 1, 45—51.

Raitakari, M., et al. (2005). Distribution and Determinants of Serum High-Sensitive C-Reactive Protein in a Population of Young Adults: The Cardiovascular Risk in Young Finns Study. *Journal of Internal Medicine* 258, no. 5, 428—34.

Roach, R. E., et al. (2015). Combined Oral Contraceptives: The Risk of Heart Attack and Stroke in Women Using Birth Control Pills. *Cochrane Database of Systematic Reviews* no. 8, CD011054.

Roberfroid, M., et al. (2010). Prebiotic Effects: Metabolic and Health Benefits. *British Journal of Nutrition* 104, suppl. 2, S1—63.

Rocha, S. L., et al. (2017). Heart Attack in a Young Woman—All About Genetics! *Journal of US- China Medical Science* 14, 28—30. https://www.davidpublisher.com/Public/uploads/Contribute/58b7979d5aba9.pdf.

Rosing, J., et al. (1999). Low-Dose Oral Contraceptives and Acquired Resistance to Activated Protein C: A Randomised Cross-over Study. *Lancet* 354, no. 9195, 2036—40.

Rosing, J., et al. (1997). Oral Contraceptives and Venous Thrombosis: Different Sensitivities to Activated Protein C in Women Using Second- and Third-Generation Oral Contraceptives. *British Journal of Haematology* 97, no. 1, 233—38.

Samsioe, G. (1994). Coagulation and Anticoagulation Effects of Contraceptive Steroids. *American Journal of Obstetrics and Gynecology* 170, no. 5, pt. 2, 1523—27.

Samsunnahar, Q. S. A., et al. (2014). Assessment of Coagulation Disorder in Women Taking Oral Contraceptives. *Journal of Bangladesh Society of Physiologist* 9, no. 1, 1—5.

Sasieni, P. (2007). Cervical Cancer Prevention and Hormonal Contraception. *Lancet* 370, no. 9599, 1591—92.

Seeger, J. D., et al. (2007). Risk of Thromboembolism in Women Taking Ethinylestradiol/Drospirenone and Other Oral Contraceptives. *Obstetrics and Gynecology* 110, no. 3, 587—93.

Shoelson, S. E., et al. (2006). Inflammation and Insulin Resistance. *Journal of Clinical Investigation* 116, no. 7, 1793—1801.

Sidney, S., et al. (2004). Venous Thromboembolic Disease in Users of Low-Estrogen Combined Estrogen-Progestin Oral Contraceptives. *Contraception* 70, no. 1, 3—10.

Singh, B., et al. (2014). Resveratrol Inhibits Estrogen-Induces Breast Carcinogenesis Through Induction of NRF2-Mediated Protective Pathways. *Carcinogenesis* 35, no. 8, 1872—80.

Skouby, S. O., et al. (1991). Contraception for Women with Diabetes: An Update. *Bailliére's Clinical Obstetrics and Gynaecology* 5, no. 2, 493—503.

Smith J. S., et al. (2003). Cervical Cancer and Use of Hormonal Contraceptives: A Systematic Review. *Lancet* 361, no. 9364, 1159—67.

Soares, G. M., et al. (2009). Metabolic and Cardiovascular Impact of Oral Contraceptives in Polycystic Ovary Syndrome. *International Journal of Clinical Practice* 63, no. 1, 160—69.

Sørensen, C. J., et al. (2014). Combined Oral Contraception and Obesity Are Strong Predictors of Low-Grade Inflammation in Healthy Individuals: Results from the Danish Blood Donor Study (DBDS). *PLoS One* 9, no. 2, e88196.

Tayyebi-Khosroshahi, H., et al. (2012). Effect of Treatment with Omega-3 Fatty Acids on C-Reactive Protein and Tumor Necrosis Factor-Alfa in Hemodialysis Patients. *Saudi Journal of Kidney Diseases and Transplantation* 23, no. 3, 500—6.

Thys-Jacobs, S., et al. (1999). Vitamin D and Calcium Dysregulation in the Polycystic Ovarian Syndrome. *Steroids* 64, no. 6, 430—35.

Vandenbroucke, J. P., et al. (1994). Increased Risk of Venous Thrombosis in Oral-Contraceptive Users Who Are Carriers of Factor V Leiden Mutation. *Lancet* 344, no. 8935, 1453—57.

Van Hylckama, V. A., et al. (2009). The Venous Thrombotic Risk of Oral Contraceptives, Effects of Oestrogen Dose and Progestogen Type: Results of the MEGA Case-Control Study. *British Medical Journal* 339, b2921.

Vasilakis, C., et al. (1999). Risk of Idiopathic Venous Thromboembolism in Users of Progestagens Alone. *Lancet* 354, no. 9190, 1610—11.

Vasilakis, C., et al. (1999). The Risk of Venous Thromboembolism in Users of Postcoital Contraceptive Pills. *Contraception* 52, no. 2, 79—83.

Vessey, M., et al. (2006). Oral Contraceptive Use and Cancer. Findings in a Large Cohort Study 1968—2004. *British Journal of Cancer* 95, no. 3, 385—89.

Vinogradova, Y., et al. (2015). Use of Combined Oral Contraceptives and Risk of Venous Thromboembolism: Nested Case-Control Studies Using the QResearch and CPRD Databases. *British Medical Journal* 350, h2135.

Wang, Q., et al. (2016). Effects of Hormonal Contraception on Systemic Metabolism: Cross-Sectional and Longitudinal Evidence. *International Journal of Epidemiology* 45, no. 5, 1445—57.

Westhoff, C. L., et al. (2016). Clotting Factor Changes During the First Cycle of Oral Contraceptive Use. *Contraception* 93, no. 1, 70—76.

Williams, M. J., et al. (2004). Association Between C-Reactive Protein, Metabolic Cardiovascular Risk Factors, Obesity, and Oral Contraceptive Use in Young Adults. *International Journal of Obesity and Related Metabolic Disorders* 28, no. 8, 998—1003.

Yan, Y., et al. (2013). Omega-3 Fatty Acids Prevent Inflammation and Metabolic Disorder Through Inhibition of NLRP3 Inflammasome Activation. *Immunity* 38, no. 6, 1154—63.

Capítulo 9: Controla los altibajos emocionales, la ansiedad y la depresión

Akhondzadeh, S., et al. (2001). Passionflower in the Treatment of Generalized Anxiety: A Pilot Double-Blind Randomized Controlled Trial with Oxazepam. *Journal of Clinical Pharmacy and Therapeutics* 26, no. 5, 363—67.

Almey, A., et al. (2015). Estrogen Receptors in the Central Nervous System and Their Implication for Dopamine-Dependent Cognition in Females. *Hormones and Behavior* 74, 125—38.

Anxiety and Depression Association of America. Facts & Statistics. https://adaa.org/about-adaa/press-room/facts-statistics#.

Arbo, B. D., et al. (2014). Effect of Low Doses of Progesterone in the Expression of the GABA(A) Receptor α4 Subunit and Procaspase-3 in the Hypothalamus of Female Rats. *Endocrine* 46, no. 3, 561—67.

Arevalo, M. A., et al. (2012). Selective Oestrogen Receptor Modulators Decrease the Inflammatory Response of Glial Cells. *Journal of Neuroendocrinology* 24, no. 1, 183—90.

Bay-Richter, C., et al. (2015). A Role for Inflammatory Metabolites as Modulators of the Glutamate N-Methyl-D-Aspartate Receptor in Depression and Suicidality. *Brain, Behavior, and Immunity* 43, 110—17.

Borrow, A. P., et al. (2014). Estrogenic Mediation of Serotonergic and Neurotrophic Systems: Implications for Female Mood Disorders. *Progress in Neuropsychopharmacology and Biological Psychiatry* 54, 13—25.

Bos, P. A., et al. (2012). Acute Effects of Steroid Hormones and Neuropeptides on Human Social—Emotional Behavior: A Review of Single Administration Studies. *Frontiers in Neuroendocrinology* 33, no. 1, 17—35.

Bouma, E. M. C., et al. (2009). Adolescents' Cortisol Responses to Awakening and Social Stress; Effects of Gender, Menstrual Phase, and Oral Contraceptives. The TRAILS Study. *Psychoneuroendocrinology* 34, no. 6, 884—93.

Brinton, R. D., et al. (2008). Progesterone Receptors: Form and Function in Brain. *Frontiers in Neuroendocrinology* 29, no. 2, 313—39.

Bunevicius, A., et al. (2012). Hypothalamic-Pituitary-Thyroid Axis Function in Women with a Menstrually Related Mood Disorder: Association with Histories of Sexual Abuse. *Psychosomatic Medicine* 74, no. 8, 810—16.

Carta, M. G., et al. (2004). The Link Between Thyroid Autoimmunity (Antithyroid Peroxidase Autoantibodies) with Anxiety and Mood Disorders in the Community: A Field of Interest or Public Health in the Future. *BMC Psychiatry* 4, no. 1, 25.

Catuzzi, J. E., et al. (2014). Anxiety Vulnerability in Women: A Two-Hit Hypothesis. *Experimental Neurology* 259, 75—80.

Daniel, K., et al. (2013). Contraceptive Methods Women Have Ever Used: United States, 1982—2010. *National Health Statistics Reports* 62, 1—15. https://www.cdc.gov/nchs/data/nhsr/nhsr062.pdf.

Deac, O. M., et al. (2015). Tryptophan Catabolism and Vitamin B-6 Status Are Affected by Gender and Lifestyle Factors in Healthy Young Adults. *Journal of Nutrition* 145, no. 4, 701—7.

Doufas, A. G., et al. (2000). The Hypothalamic-Pituitary-Thyroid Axis and the Female Reproductive System. *Annals of the New York Academy of Sciences* 900, 65—76.

Dreon, D. M., et al. (2003). Oral Contraceptive Use and Increased Plasma Concentration of C-reactive Protein. *Life Sciences* 73, no. 10, 1245—52.

Ervin, K. S., et al. (2015). Estrogen Involvement in Social Behavior in Rodents: Rapid and Long-Term Actions. *Hormones and Behavior* 74, 53—76.

Fröhlich, M., et al. (1999). Oral Contraceptive Use Is Associated with a Systemic Acute Phase Response. *Fibrinolysis and Proteolysis* 13, no. 6, 239—44.

Graham, B. M., et al. (2013). Blockade of Estrogen by Hormonal Contraceptives Impairs Fear Extinction in Female Rats and Women. *Biological Psychiatry* 73, no. 4, 371—78.

Kabat-Zinn, J., et al. (1992). Effectiveness of a Meditation-Based Stress Reduction Program in the Treatment of Anxiety Disorders. *American Journal of Psychiatry* 149, no. 7, 936—43.

Kessler, R. C. (2003). Epidemiology of Women and Depression. *Journal of Affective Disorders* 74, no. 1, 5—13.

Klein, S. L., et al. (2016). Sex Differences in Immune Responses. *Nature Reviews Immunology* 16, no. 10, 626—38.

Kovats, S. (2015). Estrogen Receptors Regulate Innate Immune Cells and Signaling Pathways. *Cellular Immunology* 294, no. 2, 63—69.

Lakhan, S. E., et al. (2010). Nutritional and Herbal Supplements for Anxiety and Anxiety-Related Disorders: A Systematic Review. *Nutrition Journal* 9, 42.

Liu, X., et al. (2015). Modulation of Gut Microbiota-Brain Axis by Probiotics, Prebiotics, and Diet. *Journal of Agricultural and Food Chemistry* 63, no. 36, 7885—95.

Maeng, L. Y., et al. (2015). Sex Differences in Anxiety Disorders: Interactions Between Fear, Stress, and Gonadal Hormones. *Hormones and Behavior* 76, 106—17.

Mao, J. J., et al. (2015). Rhodiola Rosea Versus Sertaline for Major Depressive Disorder: A Randomized Placebo-Controlled Trial. *Phytomedicine* 22, no. 3, 394—99.

Meier, T. B., et al. (2018). Kynurenic Acid Is Reduced in Females and Oral Contraceptive Users: Implications for Depression. *Brain, Behavior, and Immunity* 67, 59—64.

Miller, A. H., et al. (2015). The Role of Inflammation in Depression: From Evolutionary Imperative to Modern Treatment Target. *Nature Reviews: Immunology* 16, no. 1, 22—34.

Montoya, E. R., et al. (2017). How Oral Contraceptives Impact Social-Emotional Behavior and Brain Function. *Trends in Cognitive Sciences* 21, no. 2, 125—36.

Nehlig, A. (2016). Effects of Coffee/Caffeine on Brain Health and Disease: What Should I Tell My Patients? *Practical Neurology* 16, no. 2, 89—95.

Palmery, M., et al. (2013). Oral Contraceptives and Changes in Nutritional Requirements. *European Review for Medical and Pharmacological Sciences* 17, no. 13, 1804—13.

Pletzer, B. A., et al. (2014). 50 Years of Hormonal Contraception: Time to Find Out, What It Does to Our Brain. *Frontiers in Neuroscience* 8, no. 8, 256. https://www.frontiersin.org/articles/10.3389/fnins.2014.00256/full.

Quaranta, S., et al. (2007). Pilot Study of the Efficacy and Safety of a Modified-Release Magnesium 250 mg Tablet (Sincromag) for the Treatment of Premenstrual Syndrome. *Clinical Drug Investigation* 27, no. 1, 51—58.

Rifai, N., et al. (2003). Population Distributions of C-Reactive Protein in Apparently Healthy Men and Women in the United States: Implication for Clinical Interpretation. *Clinical Chemistry* 49, no. 4, 666—69.

Scheele, D., et al. (2016). Hormonal Contraceptives Suppress Oxytocin-Induced Brain Reward Responses to the Partner's Face. *Social Cognitive and Affective Neuroscience* 11, no. 5, 767—74.

Skovlund, C. W., et al. (2016). Association of Hormonal Contraception with Depression. *JAMA Psychiatry* 73, no. 11, 1154—62.

Skovlund, C. W., et al. (2018). Association of Hormonal Contraception with Suicide Attempts and Suicides. *American Journal of Psychiatry* 175, no. 4, 336—42.

Smith, C., et al. (2007). A Randomised Comparative Trial of Yoga and Relaxation to Reduce Stress and Anxiety. *Complementary Therapies in Medicine* 15, no. 2, 77—83.

Sorensen, C. J., et al. (2014). Combined Oral Contraception and Obesity Are Strong Predictors of Low-Grade Inflammation in Healthy Individuals: Results from the Danish Blood Donor Study (DBDS). *PLoS One* 9, no. 2, e88196.

Stomati, M., et al. (1998). Contraception as Prevention and Therapy: Sex Steroids and the Brain. *European Journal of Contraception and Reproductive Health Care* 3, no. 1, 21—28.

Ushiroyama, T., et al. (1992). A Case of Panic Disorder Induced by Oral Contraceptive. *Acta Obstetricia et Gynecologica Scandinavica* 71, no. 1, 78—80.

Van Wingen, G. A., et al. (2011). Gonadal Hormone Regulation of the Emotion Circuitry in Humans. *Neuroscience* 191, 38—45.

Worly, B. L., et al. (2018). The Relationship Between Progestin Hormonal Contraception and Depression: A Systematic Review. *Contraception* 97, no. 6, 478—89.

Yoto, A., et al. (2012). Effects of L-Theanine or Caffeine Intake on Changes in Blood Pressure Under Physical and Psychological Stresses. *Journal of Physiological Anthropology* 31, 28.

Capítulo 10: Aumenta el deseo sexual y la fertilidad

Badawy, A., et al. (2007). N-Acetylcysteine and Clomiphene Citrate for Induction of Ovulation in Polycystic Ovary Syndrome: A Cross-over Trial. *Acta Obstetricia et Gynecologica Scandinavica* 86, no. 2, 218—22.

Baker, F. C., et al. (2007). Circadian Rhythms, Sleep, and the Menstrual Cycle. *Sleep Medicine* 8, no. 6, 613—22.

Bentzen, J. G., et al. Ovarian Reserve Parameters: A Comparison Between Users and Non- users of Hormonal Contraception. *Reproductive BioMedicine Online* 25, no. 6, 612—19.

Blackwell. (2006, enero). Oral Contraceptive Pill May Prevent More than Pregnancy: Could Cause Long-Term Problems with Testosterone. *ScienceDaily*. www.sciencedaily .com/releases/2006/01/060104232338.htm.

Bonnyns, M., et al. (1982). Thyroid Gland and Female Sexual Function. I. Relation Outside of Pregnancy. [In French.] *Journal de Gynécologie, Obstétrique, et Biologie de la Reproduction* 11, no. 4, 457—69.

Cheraghi, E., et al. (2016). N-Acetylcysteine Improves Oocyte and Embryo Quality in Polycystic Ovary Syndrome Patients Undergoing Intracytoplasmic Sperm Injection: An Alternative to Metformin. *Reproduction, Fertility, and Development* 28, no. 6, 723—31.

Coulam, C. B., et al. (1994). Ultrasonographic Predictors of Implantation After Assisted Reproduction. *Fertility and Sterility* 62, no. 5, 1004—10.

Cutler, W. B., et al. (1985). Sexual Behavior Frequency and Biphasic Ovulatory Type Menstrual Cycles. *Physiology and Behavior* 34, no. 5, 805—10.

Cutler, W. B., et al. (1979). Sexual Behavior Frequency and Menstrual Cycle Length in Mature Premenopausal Women. *Psychoneuroendocrinology* 4, 297—309. https:// www.athenainstitute.com/sciencelinks/sexualbehaviorfrequency1979.html.

De Flora, S., et al. (1977). Attenuation of Influenza-like Symptomatology and Improvement of Cell- Mediated Immunity with Long-Term N-Acetylcysteine Treatment. *European Respiratory Journal* 10, no. 7, 1535—41.

Deligdisch, L. (2000). Hormonal Pathology of the Endometrium. *Modern Pathology* 13, no. 3, 285—94.

Dewailly, D., et al. (2014). The Physiology and Clinical Utility of Anti-Müllerian Hormone in Women. *Human Reproduction Update* 20, no. 3, 370—85.

Dording, C. M., et al. (2015). A Double-Blind Placebo-Controlled Trial of Maca Root as Treatment for Antidepressant-Induced Sexual Dysfunction in Women. *Evidence-Based Complementary and Alternative Medicine* 2015, 949036

Dorr, N. (1978). Fertility Awareness and the Ovulation Method: Natural Birth Control. *Well-Being* 35, 18—24.

Evans, J. L., et al. (2005). The Molecular Basis for Oxidative Stress-Induced Insulin Resistance. *Antioxidants and Redox Signaling* 7, nos. 7—8, 1040—52.

Fernando, S., et al. (2014). Melatonin: Shedding Light on Infertility?—A Review of the Recent Literature. *Journal of Ovarian Research* 7, 98.

Fouany, M. R., et al. (2013). Is There a Role for DHEA Supplementation in Women with Diminished Ovarian Reserve?. *Journal of Assisted Reproduction and Genetics* 30, no. 9, 1239—44.

Fulghesu, A. M., et al. (2002). N-Acetylcysteine Treatment Improves Insulin Sensitivity in Women with Polycystic Ovary Syndrome. *Fertility and Sterility* 77, no. 6, 1128—35.

Gingnell, M., et al. (2013). Oral Contraceptive Use Changes Brain Activity and Mood in Women with Previous Negative Affect on the Pill—A Double-Blinded, Placebo-Controlled Randomized Trial of a Levonorgestrel-Containing Combined Oral Contraceptive. *Psychoneuroendocrinology* 38, no. 7, 1133—44.

Grow, D. R., et al. (2006). Oral Contraceptives Maintain a Very Thin Endometrium Before Operative Hysteroscopy. *Fertility and Sterility* 85, no. 1, 204—7.

Harvey, S. M. (1987). Female Sexual Behavior: Fluctuations During the Menstrual Cycle. *Journal of Psychosomatic Research* 31, no. 1, 101—10.

Hvidman, H. W., et al. (2017). Anti-Müllerian Hormone Levels and Fecundability in Women with a Natural Conception. *European Journal of Obstetrics, Gynecology, and Reproductive Biology* 217, 44—52.

Johnson, L. N., et al. (2014). Antimüllerian Hormone and Antral Follicle Count Are Lower in Female Cancer Survivors and Healthy Women Taking Hormonal Contraception. *Fertility and Sterility* 102, no. 3, 774—81.e3.

Kallio, S., et al. (2013). Antimüllerian Hormone Levels Decrease in Women Using Combined Contraception Independently of Administration Route. *Fertility and Sterility* 99, no. 5, 1305—10.

Kovacs, P., et al. (2003). The Effect of Endometrial Thickness on IVF/ICSI Outcome. *Human Reproduction* 18, no. 11, 2337—41.

Legros, J. J. (2001). Inhibitory Effect of Oxytocin on Corticotrope Function in Humans: Are Vasopressin and Oxytocin Ying-Yang Neurohormones? *Psychoneuroendocrinology* 26, no. 7, 649—55.

Lisofsky, N. (2016). Hormonal Contraceptive Use Is Associated with Neural and Affective Changes in Healthy Young Women. *NeuroImage* 134, 597—606.

Lorenz, T. K., et al. (2015). Interaction of Menstrual Cycle Phase and Sexual Activity Predicts Mucosal and Systemic Humoral Immunity in Healthy Women. *Physiology and Behavior* 152, pt. A, 92—98.

Lorenz, T. K., et al. (2017). Partnered Sexual Activity Moderates Menstrual Cycle—Related Changes in Inflammation Markers in Healthy Women: An Exploratory Observational Study. *Fertility and Sterility* 107, no. 3, 763—73.e3.

Lorenz, T. K. A., et al. (2015). Sexual Activity Modulates Shifts in TH1/TH2 Cytokine Profile Across the Menstrual Cycle: An Observational Study. *Fertility and Sterility* 104, no. 6, 1513—21.e4.

Lorenz, T. K., et al. (2017). Testosterone and Immune-Reproductive Tradeoffs in Healthy Women. *Hormones and Behavior* 88, 122—130.

Magon, N., et al. (2011). The Orgasmic History of Oxytocin: Love, Lust, and Labor. *Indian Journal of Endocrinology and Metabolism* 15, suppl. 3, S156—61.

Masha, A., et al. (2009). Prolonged Treatment with N-Acetylcysteine and L-Arginine Restores Gonadal Function in Patients with Polycystic Ovary Syndrome. *Journal of Endocrinological Investigation* 32, no. 11, 870—72.

Montoya, E. R., et al. (2017). How Oral Contraceptives Impact Social-Emotional Behavior and Brain Function. *Trends in Cognitive Sciences* 21, no. 2, 125—36.

Nassaralla, C. L., et al. (2011). Characteristics of the Menstrual Cycle After Discontinuation of Oral Contraceptives. *Journal of Women's Health* 20, no. 2, 169—77.

Ohno, Y., et al. (1998). Endometrial Oestrogen and Progesterone Receptors and Their Relationship to Sonographic Appearance of the Endometrium. *Human Reproduction Update* 4, no. 5, 560—64.

Oner, G., et al. (2011). Clinical, Endocrine, and Metabolic Effects of Metformin vs. N-Acetylcysteine in Women with Polycystic Ovary Syndrome. *European Journal of Obstetrics and Gynecology and Reproductive Biology* 159, no. 1, 127—31.

Panjari, M., et al. (2010). DHEA for Postmenopausal Women: A Review of the Evidence. *Maturitas* 66, no. 2, 172—79.

Panzer, C., et al. (2006). Impact of Oral Contraceptives on Sex Hormone—Binding Globulin and Androgen Levels: A Retrospective Study in Women with Sexual Dysfunction. *Journal of Sexual Medicine* 3, no. 1, 104—13.

Parry, B. L., et al. (1996). Circadian Rhythms of Prolactin and Thyroid-Stimulating Hormone During the Menstrual Cycle and Early Versus Late Sleep Deprivation in Premenstrual Dysphoric Disorder. *Psychiatry Research* 62, no. 2, 147—60.

Parry, B. L., et al. (2006). Sleep, Rhythms, and Women's Mood. Part I. Menstrual Cycle, Pregnancy, and Postpartum. *Sleep Medicine Reviews* 10, no. 2, 129—44.

Petersen, K. B., et al. (2015). Ovarian Reserve Assessment in Users of Oral Contraception Seeking Fertility Advice on Their Reproductive Lifespan. *Human Reproduction* 30, no. 10, 2364—75.

Resnik, S. S. (1967). Melasma and Other Skin Manifestations or Oral Contraceptives. *Transactions of the New England Obstetrical and Gynecological Society* 21, 101—7.

Smith, G. D., et al. (1997). Sex and Death: Are They Related? Findings from the Caerphilly Cohort Study. *British Medical Journal* 315, no. 7123, 1641—44.

Soltan, M. H., et al. (1982). Outcome in Patients with Post-Pill Amenorrhoea. *British Journal of Obstetrics and Gynaecology* 89, no. 9, 745—48.

Talukdar, N., et al. (2012). Effect of Long-Term Combined Oral Contraceptive Pill Use on Endometrial Thickness. *Obstetrics and Gynecology* 120, no. 2, pt. 1, 348—54. https://journals.lww.com/greenjournal/Fulltext/2012/08000/Effect_of_Long _Term_Combined_Oral_Contraceptive.23.aspx.

Toffoletto, S., et al. (2014). Emotional and Cognitive Functional Imaging of Estrogen and Progesterone Effects in the Female Human Brain: A Systematic Review. *Psychoneuroendocrinology* 50, 28—52.

Wallwiener, C. W., et al. (2010). Prevalence of Sexual Dysfunction and Impact of Contraception in Female German Medical Students. *Journal of Sexual Medicine* 7, no. 6, 2139—48.

Zimmerman, Y., et al. (2014). The Effect of Combined Oral Contraception on Testosterone Levels in Healthy Women: A Systematic Review and Meta-Analysis. *Human Reproduction Update* 20, no. 1, 76—105.

Capítulo 13: Otros métodos anticonceptivos

American College of Obstetricians and Gynecologists. (2018, marzo). Barrier Methods of Birth Control. Recuperado el 28 de agosto de 2017, de https://www.acog.org/Patients/FAQs/Barrier-Methods-of-Birth-Control-Spermicide-Condom-Sponge-Diaphragm-and-Cervical-Cap.

Arévalo, M., et al. (1999). A Fixed Formula to Define the Fertile Window of the Menstrual Cycle as the Basis of a Simple Method of Natural Family Planning. *Contraception* 60, no. 6, 357—60.

Arévalo, M., et al. (2003). Application of Simple Fertility Awareness-Based Methods of Family Planning to Breastfeeding Women. *Fertility and Sterility* 80, no. 5, 1241—48.

Arévalo, M., et al. (2002). Efficacy of a New Method of Family Planning: The Standard Days Method. *Contraception* 65, no. 5, 333—38.

Cervical Barrier Advancement Society. Contraceptive Efficacy Rates for Cervical Barriers and Other Barriers. Recuperado el 28 de agosto de 2017 de, http://www.cervicalbarriers.org/information/efficacyRates.htm.

Curtis, K. M., et al. (2016). U.S. Selected Practice Recommendations for Contraceptive Use. *MMWR Recommendations and Reports* 65, no. 4, 1—66.

Duane, M., et al. (2016). The Performance of Fertility Awareness-Based Method Apps Marketed to Avoid Pregnancy. *Journal of the American Board of Family Medicine* 29, no. 4, 508—11.

Farley, T. M. M., et al. (1992). Intrauterine Devices and Pelvic Inflammatory Disease: An International Perspective. *Lancet* 339, no. 8796, 785—88.

Ferrell, R. J., et al. (2006). The Length of Perimenopausal Menstrual Cycles Increases Later and to a Greater Degree than Previously Reported. *Fertility and Sterility* 86, no. 3, 619—24.

Fihn, S. D., et al. (1996). Association Between Use of Spermicide-Coated Condoms and Escherichia Coli Urinary Tract Infection in Young Women. *American Journal of Epidemiology* 144, no. 5, 512—20.

Frank-Herrmann, P., et al. (2007). The Effectiveness of a Fertility Awareness Based Method to Avoid Pregnancy in Relation to a Couple's Sexual Behaviour During the Fertile Time: A Prospective Longitudinal Study. *Human Reproduction* 22, no. 5, 1310—19.

Gallo, M. F., et al. (2002). Cervical Cap Versus Diaphragm for Contraception. *Cochrane Database of Systematic Reviews* no. 4, CD003551.

Hatcher, R. A. (2011). *Contraceptive Technology.* 20th ed. Decatur, IL: Bridging the Gap Communications.

Mauck, C., et al. (1999). A Comparative Study of the Safety and Efficacy of FemCap, A New Vaginal Barrier Contraceptive, and the Ortho All-Flex Diaphragm. *Contraception* 60, no. 2, 71—80.

Sinai, I., et al. (1999). The TwoDay Algorithm: A New Algorithm to Identify the Fertile Time of the Menstrual Cycle. *Contraception* 60, no. 2, 65—70.

Teal, S. B., et al. (2015). Insertion Characteristics of Intrauterine Devices in Adolescents and Young Women: Success, Ancillary Measures, and Complications. *American Journal of Obstetrics and Gynecology* 213, no. 4, 515.e1—5.

Trussell, J. (2011). Contraceptive Failure in the United States. *Contraception* 83, no. 5, 397—404.

Trussell, J., et al. (2013). The Creeping Pearl: Why Has the Rate of Contraceptive Failure Increased in Clinical Trials of Combined Hormonal Contraceptive Pills?. *Contraception* 88, no. 5, 604—10.

Trussell, J., et al. (1991). Further Analysis of Contraceptive Failure of the Ovulation Method. *American Journal of Obstetrics and Gynecology* 165, no. 6, pt. 2, 2054—59.

Weschler, T. (2020, junio). *Tu fertilidad: el manual definitivo del control de natalidad, el éxito en el embarazo y la salud reproductiva natural* (J. C. Ruiz, Trad.; 1ra edición). Ediciones Obelisco.

World Health Organization. (1981). A Prospective Multicentre Trial of the Ovulation Method of Natural Family Planning. I. The Teaching Phase. *Fertility and Sterility* 36, no. 2, 152—58.

AGRADECIMIENTOS

Tengo una confesión. Esperé a estar ovulando para escribir estos agradecimientos. Cuando estoy ovulando los quiero tanto a todos y al mundo (y apuesto que tú también), que quería sentir ese flujo de energía al rendir homenaje a la tribu que hizo posible este libro. ¿O pensaste que podía hacer esto sola?

Quiero darles las gracias a las siguientes personas por su apoyo y esfuerzos extraordinarios para lograr que este libro llegara a ti.

Al brillante e increíblemente sexi Bryce Hamrick, mi marido, por amarme con pasión, darme espacio para escribir sin parar y ser mi compañero incondicional. Ambos podemos agradecer que dejé la píldora y finalmente me fijé en ti tras diez años de amistad. ¡Qué ridículo!

A Bensen (también conocido como el Portador de Luz): gracias por siempre creer en tu mamá y por enseñarme más sobre el mundo que ninguna otra persona. Tu insaciable deseo de saber todo sobre el cuerpo humano (incluyendo por qué tu mamá sangra) ilumina mi corazón de un modo que no se puede expresar con palabras. Estoy impaciente por ver lo que el futuro le depara a mi hijo, que crece en la era de lo femenino, conoce el cuerpo y tiene una actitud positiva hacia la menstruación. ¡Cuidado con este chico, porque será imparable!

A mis extraordinarios hermanos, Janeen Bidegain y Joseph Owens. Hemos pasado por cosas que otros ni siquiera pueden entender. Los amo. Gracias por siempre ser ustedes y por amarme.

A Kathy y Warren Hamrick, mis suegros. Gracias por su apoyo, por amarme como a su propia hija y por entender los momentos en que estuve encerrada sin poder jugar.

Bethany McKenna, en serio, ¿cómo funcionaría mi mundo sin ti? Eres una chef increíble, una inspiración y una esperanza de todo lo que está por venir. Nos amas a mí, a mi esposo y a mi hijo como si fuéramos familia, y nosotros te amamos a ti.

Steph Gaudreau. ¡Chica! Estuviste ahí en los momentos en que creí que me iba a romper y, fíjate, ¡cuánto nos hemos reído! Gracias por tu amistad y tu compromiso inquebrantable con decir tu verdad.

A Izabella y Michael Wentz, por ser agentes de cambio y siempre apoyarme en mi mensaje. Ustedes son amigos increíbles y una inspiración para el mundo.

A JJ Virgin, por no dejarme acobardar, ni siquiera por un instante. Eres una verdadera amiga. Me dices lo que no quiero oír cuando más necesito oírlo.

Gracias, Mallory Leone, Andrea Nakayama, Mariza Snyder, Fiona McCulloch, Amber Spears, Carrie Jones, Bree Argetsinger, Lara Briden, Lara Adler, Magdalena Wszelaki, Alex Carrasco, Joan Rosenberg, Kelly Brogan, Tyna Moore, Sara DeFrancesco, Amy Bader, Maya Shetreat, Katie Wells, Summer Bock, Gabrielle Young, Nicole Beurkens, Natasha Chérie, Trevor Cates, Teri Cochrane, Kellyann Petrucci, Diane Sanfilippo, Christine Schaffner, Robyn Openshaw, Jessica Drummond, Jen Iserloh, Doni Wilson, Christine Faler, Laura Schoenfeld, Nicole Jardim y Pamela Langenderfer por ser mi tribu y cambiar, para bien, la medicina de la mujer.

Gracias, Tami Lynn Kent, Liliana Barzola, Erika Fayina Marie Reiner y Kimberly Windstar por enseñarme los secretos de llevar la medicina de la mujer al próximo nivel y el poder de la energía femenina, y por ayudarme a sintonizar mi energía para crear todo lo que tengo en este mundo.

Amy, Ian, Liv... Los amo. Siempre.

A BZ Smith, por ver la luz en esta niñita y siempre alentarme a brillar más.

A Yvonne Macias, por enseñarles a sus hijos a usar los cinco sentidos para recordar los momentos más felices. Prescribo esto a mis pacientes todo el tiempo. La sabiduría de la madre en su máxima expresión.

A Rich Macias, por enseñarme cómo se practica la compasión y el amor en la medicina.

A Carli Webb y Erica Favela, por apoyar siempre mi trabajo clínico y ayudar a mis pacientes a lograr los mejores resultados. Erica, gracias por desarrollar recetas deliciosas para este libro y para mis clínicas Rubus Health.

A mis compañeros rebeldes que están alterando la medicina a lo grande: Dave Asprey, Sayer Ji, Vincent Pedre, Steve Wright, Jordan Reasoner, Joe Rignola, Jason Prall, Michael Roesslein, Kirk Gair, Marc Ryan, Anthony Youn, Jerry Bailey, Karl Krummenacher, Tim Organ, Alex Dunks, Alan Christianson, Shawn Tassone, Dallas Hartwig, Rangan Chatterjee, Rupy Aujla, Kevin Gianni, Pedram Shoji, Dickson Thom, Tom O'Bryan y Titus Chiu.

A mi increíble equipo editorial, Celeste Fine, Jaidree Braddix y John Maas, por su voto de confianza y su apoyo continuo durante todo este proceso. A mis editores en HarperOne, Gideon Weil y Sydney Rogers, por siempre cubrirme las espaldas, defender mi voz y creer en el mensaje de este libro. Lara Asher, eres una auténtica estrella. Te aseguraste de que mi gramática estuviera en regla y los puntos en su lugar, y añadiste los comentarios de inspiración que yo necesitaba para perseverar. Chica, me apoyaste desde el primer día y solo puedo decir, gracias al cielo que Dr. Joe Tatta nos presentó. Gracias, Joe. Tú eres una de las razones por las que este libro está aquí.

Gracias a mis pacientes y a la comunidad en línea por confiar en mí para desarrollar estos protocolos y por decidir sanarse a sí mismas. Aprecio su apoyo a la misión, y que sean parte del cambio en la medicina de la mujer.

A mi lectora: eres más grande que cualquier cosa que hayas imaginado y no puedo expresar mi agradecimiento por tu apoyo y confianza en mí. Juntas cambiaremos para bien la medicina de la mujer. Creo en ti.

Me disculpo si ha quedado fuera alguien que haya sido parte de mi crecimiento, mi inspiración o mi movimiento. Traté de incluirlos a todos. Sepan que los quiero y los aprecio.

SOBRE LA AUTORA

JOLENE BRIGHTEN, NMD es doctora en medicina funcional naturopática y fundadora de Rubus Health, una clínica de medicina de la mujer que se especializa en las hormonas femeninas. Es reconocida como una de las expertas internacionales más importantes en el síndrome posanticonceptivos y es pionera en la investigación del vasto impacto de los anticonceptivos hormonales y sus efectos secundarios a largo plazo. Después de muchos años de práctica clínica, ha desarrollado un programa único para ayudar a las mujeres a evitar y tratar el síndrome pos anticonceptivos, y a minimizar los riesgos que la píldora ha creado. La doctora Brighten ayuda a las mujeres que desean dejar la píldora y regular sus hormonas, y a las que quieren continuar usándola sin consecuencias a largo plazo. Ha asumido la misión de educar a las mujeres acerca de lo que esa dosis diaria de hormonas podría hacer en su cuerpo y cómo protegerse mientras toman la píldora y también cuando la dejan.

La doctora Brighten es autora *bestseller*, conferencista y colaboradora asidua de varias publicaciones en línea, entre ellas, *MindBodyGreen*. Ha aparecido en *New York Post, Forbes, Goop* y *Fitness*. Es la autora de *Healing Your Body Naturally After Childbirth*. Además, es asesora médica de una de las primeras aplicaciones basadas en datos que ofrece a las mujeres recomendaciones personalizadas sobre el control de la natalidad. La doctora Brighten reside en Portland, Oregón, con su familia.

Puede encontrarse en línea en:

www.drbrighten.com
https://www.facebook.com/drbrighten/
https://www.instagram.com/drjolenebrighten/
https://twitter.com/drbrighten